|北京针灸名家丛书|

针苑英杰

张士杰

主　　审　张少杰
主　　编　李　峥
副主编　蔡栋斌　王　照
编　　委　（按姓氏笔画排序）

　　　　　王　淘　刘家斌　刘家燕
　　　　　齐　乐　宋永江　宋壮壮
　　　　　范辛尧　谢少兵　魏学斌

全国百佳图书出版单位
中国中医药出版社
·北京·

图书在版编目（CIP）数据

针苑英杰：张士杰 / 李峥主编 . -- 北京：中国中医药出版社，2024.6（2025.3重印）
（北京针灸名家丛书）
ISBN 978-7-5132-8763-0

Ⅰ.①针… Ⅱ.①李… Ⅲ.①针灸疗法－临床应用－经验－中国－现代 Ⅳ.① R246

中国国家版本馆 CIP 数据核字 (2024) 第 084568 号

中国中医药出版社出版
北京经济技术开发区科创十三街 31 号院二区 8 号楼
邮政编码　100176
传真　010-64405721
山东临沂新华印刷物流集团有限责任公司印刷
各地新华书店经销

开本 880×1230　1/32　印张 8.5　彩插 0.5　字数 241 千字
2024 年 6 月第 1 版　2025 年 3 月第 2 次印刷
书号　ISBN 978-7-5132-8763-0

定价　36.00 元
网址　www.cptcm.com

服 务 热 线　010-64405510
购 书 热 线　010-89535836
维 权 打 假　010-64405753

微信服务号　zgzyycbs
微商城网址　https://kdt.im/LIdUGr
官 方 微 博　http://e.weibo.com/cptcm
天猫旗舰店网址　https://zgzyycbs.tmall.com

如有印装质量问题请与本社出版部联系（010-64405510）
版权专有　侵权必究

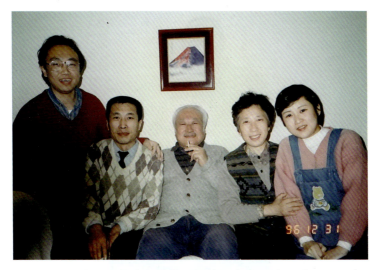

1996年12月张士杰（中）与夫人吴锦（右2）、长子张少杰（左2）及学生合影

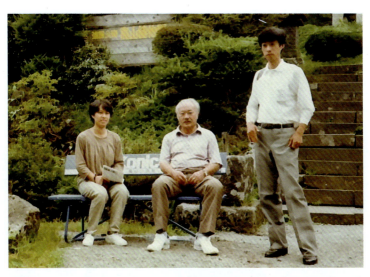

1990年10月张士杰（中）与长女张蓉秀（左）、次子张大友（右）合影

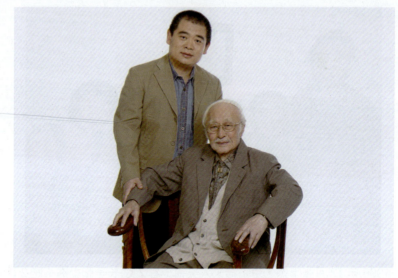

张士杰与学术继承人李峥合影

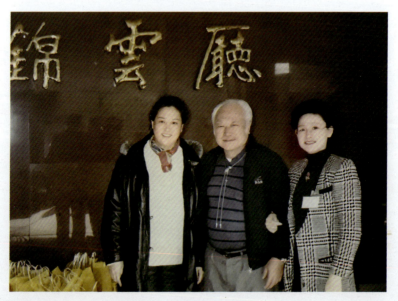

1998年张士杰与学生孙怡（右）在首都宾馆参加贺氏三通法大会

《北京针灸名家丛书》编委会

顾　　问　周德安

主　　编　王　凡

副 主 编　王桂玲　王朝阳　赵英凯

编　　委　（按姓氏笔画排序）

　　　　　于振中　王　石　何　巍

　　　　　张树源　陈　晟　钮雪松

　　　　　侯中伟

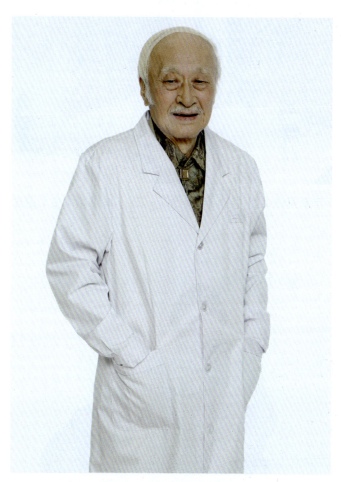

张士杰

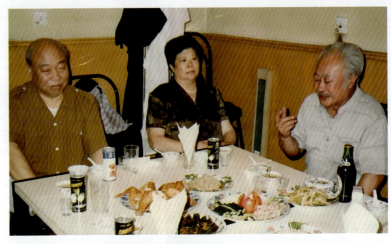

1994年6月张士杰(右)与贺普仁(左)、金伯华(中)教授合影

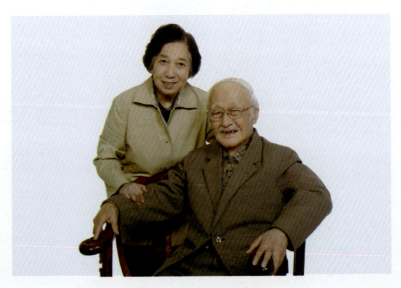

张士杰与夫人吴锦合影

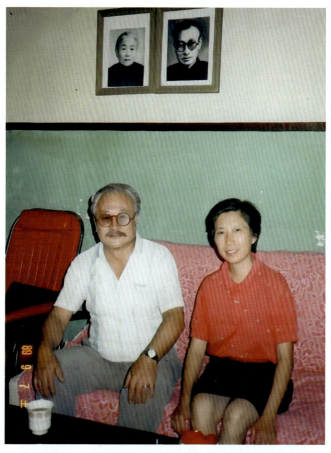

1989年9月张士杰与夫人吴锦合影
（墙上照片分别为张士杰的父亲张华民、母亲张坤）

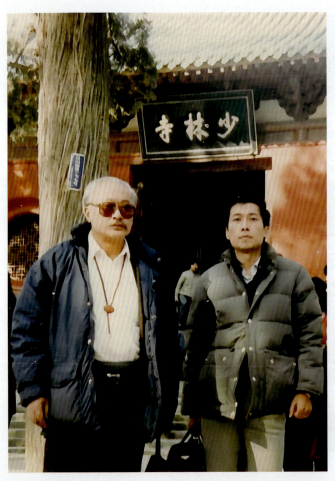

1987年张士杰（左）与长子张少杰（右）合影

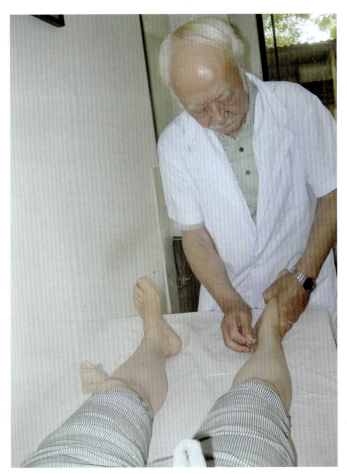

张士杰为患者针刺太溪穴

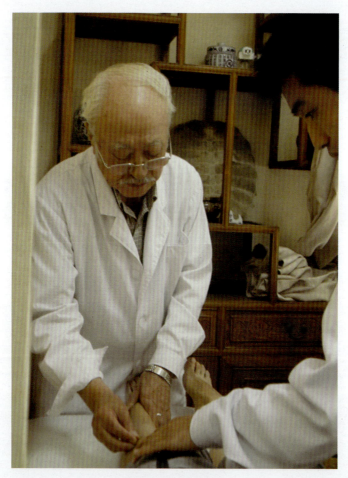

张士杰为患者治疗

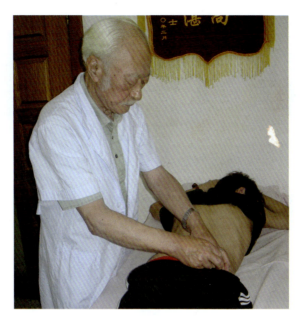

张士杰为患者针灸

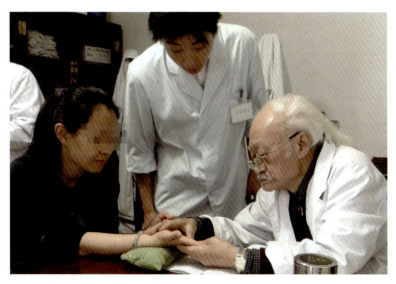

张士杰为患者诊病

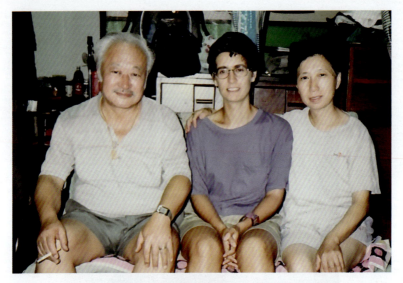

1994年6月张士杰（左）与夫人吴锦右、意大利留学生劳拉（中）合影

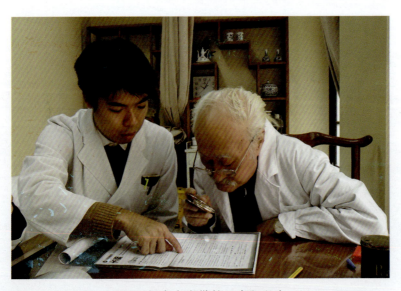

2016年张士杰带教日本留学生

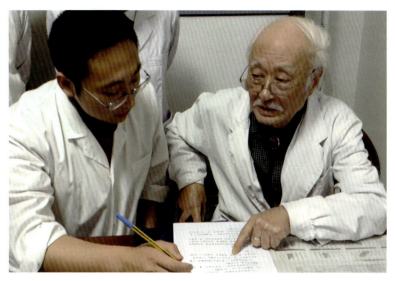

张士杰给留学生讲课

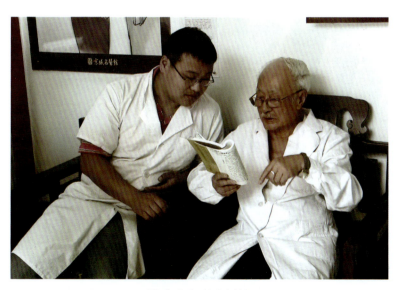

张士杰与学生讨论

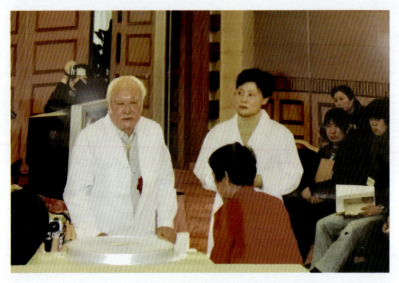

2007年3月20日张士杰给日本研修团讲课

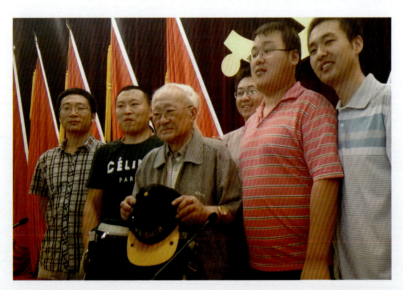

2013年张士杰（中）在古法针刺专题讲座时与听众合影

丛书前言

针灸疗法作为中医学中重要的组成部分，有着数千年的历史，其理论与技术的形成和发展离不开一代又一代的针灸人。黄帝与岐伯等的君臣问对，成就了以《灵枢》为代表的针灸理论体系；扁鹊著《难经》，阐发针灸经旨，丰富了针灸理论；皇甫谧删浮除复，论精聚义，撰成《甲乙经》，使针灸疗法自成体系；其后历朝历代，贤人辈出，涪翁、郭玉、葛洪、杨上善、孙思邈、窦默、徐凤、杨继洲、高武、李学川，直至民国的承淡安、黄石屏等，如璀璨群星，闪耀在针灸历史的天空。正是这些精英的薪火传承，才成就了针灸的繁盛大业。

北京有着800年的建都历史，特殊的历史地位和厚重的文化积淀，造就了众多针灸名家。王乐亭、胡荫培、牛泽华、高凤桐、叶心清、杨甲三、程莘农、贺普仁……这些德高望重的针灸前辈，成为北京近现代针灸学术的代表人物，他们的学术思想和精湛技艺推动了北京地区针灸学术的发展，在北京地区针灸史上留下了浓墨重彩的一笔。他们的道德情操、学术思想和临床技艺是针灸界的宝贵财富，应当深入挖掘、整理并发扬光大。

北京针灸名家学术经验继承工作委员会是在北京针灸学会领导下的一个学术研究组织，它的主要任务就是发掘和整理北京地区针灸名家的学术思想和临床技艺，凡在北京地区针灸界有一定影响力的、德高望重的、有独特学术思想和临床技艺的针灸专家,都是它研究的对象。我们本着客观、求实、慎重、细致的原则,力求全面展示针灸名家们的风采,展示他们的学术价值和影响力,为推动北京地区针灸学术的发展,为针灸疗法促进人民健康,提高生活质量做出自己的贡献。

  这套丛书对我们来说是工作成果的体现,对广大读者来说是走进针灸名家,向他们学习的有力工具。通过它,可以了解这些针灸名家的追求与情怀,可以感受到他们的喜怒哀乐,可以分享他们的临床所得,使自己得到受用无穷的精神食粮。这就是我们组织编写这套丛书的目的。

北京针灸名家学术经验继承工作委员会
《北京针灸名家丛书》编辑委员会
2017年8月

目录

第一章 医家自述 ·································· 1
一、医途小述 ···································· 3
二、针理小悟 ···································· 5
三、医术小言 ···································· 6
四、针情永续 ···································· 7

第二章 谈针论道 ·································· 11
一、针刺的有关问题 ······························ 13
（一）浅谈针刺补泻及手法 ···················· 13
（二）浅谈针刺手法"烧山火"与"透天凉" ······ 19
（三）浅谈"五门十变"针法 ···················· 21
（四）浅谈针刺得气 ·························· 23
二、谈谈腧穴 ···································· 25
（一）气穴浅识 ······························ 25
（二）略论阿是穴 ···························· 28
（三）体表经穴的定位浅识 ···················· 32
（四）针灸取穴贵在精少 ······················ 35
（五）援物比类说太溪 ························ 36
三、读《灵枢·九针十二原第一》札记 ·············· 38
（一）微针、小针、毫针、短针 ················ 39

（二）易陈难入 ·············· 41
　　（三）形、神、门、原 ·············· 41
　　（四）速、迟 ·············· 43
　　（五）关、机、空、逢、追、期 ·············· 44
　　（六）逆、顺、迎、随、和 ·············· 47
　　（七）虚、实、徐、疾、有无、先后、存亡、得失 ··· 50
　　（八）补泻、排阳、轻重、迎随、开阖 ·············· 53
　　（九）坚、神、悬阳、两卫 ·············· 56
　　（十）邪、浊、清、浅深 ·············· 59
　　（十一）气至、去、留 ·············· 63
　　（十二）二十七气 ·············· 64
　　（十三）节与穴 ·············· 66
　　（十四）诊与治 ·············· 67
　　（十五）先诊后治 ·············· 68
　　（十六）刺害 ·············· 70
　　（十七）十二原、四关 ·············· 71
　　（十八）阴阳虚实 ·············· 74
　　（十九）治与术 ·············· 75
　　（二十）寒热疾徐 ·············· 75
四、中国针灸新世纪发展之管见 ·············· 77
　　（一）关于针灸的临床疗效评价 ·············· 77
　　（二）关于辨病、辨证及中西病名对应 ·············· 78
　　（三）关于经穴定位 ·············· 80

第三章 "援物比类"古法针刺腧穴应用 ·············· 81
一、援物比类应用太溪穴 ·············· 83
　　（一）足少阴是动病 ·············· 83

（二）不得卧（失眠） ………………………… 85
（三）多卧（发作性睡病） …………………… 86
（四）耳无所闻（耳聋） ……………………… 88
（五）腹中㽲㽲，便溲难 ……………………… 90
（六）欠 ………………………………………… 91
（七）嚏 ………………………………………… 92
（八）哕（膈肌痉挛） ………………………… 93
（九）奔豚气 …………………………………… 95
（十）梅核气 …………………………………… 97
（十一）噫（嗳气） …………………………… 98
（十二）郁证 …………………………………… 99
（十三）喑（癔症性言语障碍） ……………… 102
（十四）厥证 …………………………………… 103
（十五）下肢痿软 ……………………………… 106
（十六）寒战 …………………………………… 107
（十七）原发性多汗症 ………………………… 108
（十八）不嗜食（神经性厌食） ……………… 110
（十九）腹胀 …………………………………… 111
（二十）便秘 …………………………………… 112
（二十一）溏泄 ………………………………… 114
（二十二）溲便变 ……………………………… 117
（二十三）遗尿 ………………………………… 118
（二十四）淋证（泌尿系感染） ……………… 119
（二十五）眩晕（晕动病） …………………… 121
（二十六）晕厥 ………………………………… 122
（二十七）眩晕（梅尼埃病） ………………… 123
（二十八）厥逆 ………………………………… 125

(二十九)颅痛(三叉神经痛) …… 126
(三十)偏头痛 …… 128
(三十一)痛经 …… 130
(三十二)局部抽搐症(多发性抽动症) …… 132
(三十三)短暂性脑缺血发作 …… 134
(三十四)椎基底动脉供血不足 …… 135
(三十五)呛(假性延髓性麻痹) …… 136
(三十六)脑性瘫痪 …… 139
(三十七)肌强直症 …… 141
(三十八)两侧性手足徐动症 …… 143
(三十九)肝豆状核变性 …… 144
(四十)痉挛性斜颈 …… 146
(四十一)面抽(面肌痉挛) …… 147
(四十二)心悸、怔忡 …… 149
(四十三)无脉症 …… 152
(四十四)青蛇毒(大隐静脉炎) …… 155
(四十五)甲状腺功能亢进 …… 157
(四十六)石淋(泌尿系结石) …… 159
(四十七)着痹 …… 161
(四十八)痛风 …… 163
(四十九)系统性硬皮病(肢端硬化型) …… 165
(五十)湿疹(湿疮) …… 166
(五十一)蔬菜日光性皮炎 …… 168
(五十二)黄褐斑 …… 170
(五十三)寻常性痤疮 …… 171
(五十四)抗精神病药物的锥体外不良反应 …… 173
(五十五)哮喘 …… 175

（五十六）咯血（支气管扩张） ……………………… 177
（五十七）呕血 …………………………………… 178
（五十八）急性一氧化碳中毒（中度） ……………… 179
（五十九）水合氯醛中毒 ………………………… 180
（六十）麻痹性斜视 ……………………………… 182
（六十一）舌咽神经痛 …………………………… 183
（六十二）胸痹心痛 ……………………………… 185
（六十三）噎膈 …………………………………… 187
（六十四）背肌筋膜炎 …………………………… 189
（六十五）腱鞘囊肿 ……………………………… 191
（六十六）髌下脂肪垫损伤 ……………………… 192
（六十七）股内收肌损伤 ………………………… 194
（六十八）踝关节扭伤 …………………………… 196
（六十九）丹毒 …………………………………… 197
（七十）讨论 ……………………………………… 199

二、援物比类应用"腕骨"和"昆仑" …………………… 200
（一）重症肌无力（眼肌型） …………………… 201
（二）外隐斜 ……………………………………… 202
（三）坐骨神经痛 ………………………………… 204
（四）颈椎病 ……………………………………… 206
（五）落枕 ………………………………………… 208
（六）肩部软组织损伤 …………………………… 210
（七）尺神经损伤 ………………………………… 211
（八）肱骨外上髁炎（网球肘） ………………… 212
（九）原发性肌筋膜综合征 ……………………… 213
（十）急性腰部损伤 ……………………………… 214
（十一）梨状肌综合征 …………………………… 215

（十二）腓总神经损伤 …………………… 216
（十三）腘窝囊肿 ………………………… 217
（十四）腕关节挫伤 ……………………… 218
（十五）桡骨茎突狭窄性腱鞘炎 ………… 219
（十六）指屈肌腱狭窄性腱鞘炎 ………… 220

第四章 "援物比类"古法针刺疾病论治 …… 223
一、援物比类论治中风 ……………………… 225
（一）概说 ………………………………… 225
（二）中风一词之起源及沿革 …………… 226
（三）《黄帝内经》有关中风病因之论述 … 227
（四）《黄帝内经》论风及其中人之途径 … 228
（五）机体条件、生物节律、时空与中风 … 229
二、援物比类治疗痿痹 ……………………… 234
（一）敌敌畏中毒 ………………………… 234
（二）煤气中毒 …………………………… 235
（三）多发性神经炎 ……………………… 236
（四）癔症性瘫痪 ………………………… 236
（五）外伤性截瘫 ………………………… 237
（六）周期性麻痹 ………………………… 238
（七）急性脊髓炎 ………………………… 239
（八）进行性肌营养不良症（假肥大型） … 240
（九）感染性多发性神经炎 ……………… 241
（十）重症肌无力 ………………………… 242
（十一）闭锁综合征（痱） ……………… 243
三、援物比类验案拾遗 ……………………… 249
（一）肾病综合征 ………………………… 250

（二）前列腺炎 …………………………………… 252
（三）带状疱疹 …………………………………… 253
（四）白塞病 ……………………………………… 254
（五）病毒性脑炎后遗失语及肢体障碍 ………… 256
（六）突发性耳聋 ………………………………… 257
（七）小脑橄榄萎缩 ……………………………… 258
（八）鱼鳞病 ……………………………………… 260
（九）多发性硬化（MS） ………………………… 260
（十）婴儿型进行性脊肌萎缩 …………………… 262

第一章
医家自述

张士杰于1931年5月出生于北京，病逝于2016年8月3日，享年85岁。北京鼓楼中医医院京城名医馆主任医师、博士研究生导师，第二、第三、第四批全国老中医药专家学术经验继承工作指导老师。从事针灸、中医临床工作近60载，救治疾患无数，桃李遍布中外。本章是张士杰自撰的从医感悟。

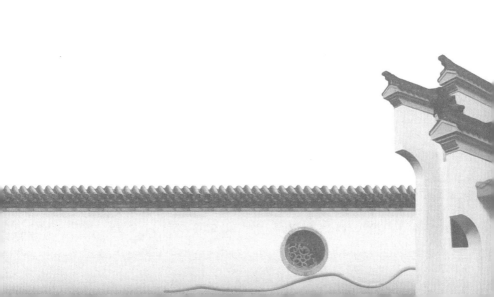

第一章
医家自述

一、医途小述

1931年5月我出生于北京一个较为殷实的工商业者之家。家父兼通文史和方技，设同春堂国药店，延揽诸多名医坐诊，并与之切磋医道。我自幼耳濡目染，对中国的文、史、哲、医，也由知而好。1948年完成国民高等学校学业后，在家父及诸医指引之下，我开始攻读《老子》《易经》《黄帝内经》《伤寒论》《金匮要略》等典籍。为了检验个人之学识，于1956年将个人编写之针灸学讲义，送北京市卫生局备案，申请开设针灸传习班，获得当时之主管方和谦先生口头准许，开办两期后，全市之私立传习班皆停办了。1957年经国家鉴定考核取得医师资格，并由北京市卫生局发给开业执照。1960年任职于北京市第二中医门诊部针灸科，1976年任职于北京建国门门诊部针灸科，1986年调至首都医科大学附属鼓楼中医医院针灸科，1994年退休，后返聘于鼓楼中医医院京城名医馆。迄今为止，我之医疗行为已近60年矣。回想起我的学医、行医、业医之途，漫漫而修远，实愿为诸位所分享的——非特定时期下我的个体化自我经历——却是那一段循古悟道的心路历程。

1. 诵经

"将登泰岱，舍径奚从；欲诣扶桑，非舟莫适。"我之今日针灸略有小心得、小成绩，几乎全赖于少年、青年时期诵读的经典医著。适我读书时期，虽兵荒马乱，未逢如今日这般太平和谐盛世，然彼时在家父严教之下，却分神甚少，无今之物欲之扰，浮华之困，香奢之恋，杂事之忧，一心只读圣贤之书。当时我虽不甚明其理，然诸典籍尤其是《黄帝内经》《伤寒论》全文，以及《易经》、诸子书等关键章节，却也烂熟于胸，每每闻之，见之，如逢老友。家父喜见我有此一乐，便鼓励我继续前行，适时邀请

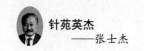

诸位名医好友对我指点一二，我竟也略有所悟。就今天我临证小有出彩之处所引、所用经典依据，与当时所下的"童子工夫"不无关系。正若清代李延昰所云："上古神农、黄帝、岐伯、鬼臾区等，神明天纵，何可几及。降至叔世，即有人焉才高识妙，可以仰窥圣域，亦须精求典籍，上发金匮玉函之藏，下集专家授受之旨；学以博而渐通，心以疑而启悟。如此则借证有资，力省功倍。"我诵经典乃通篇而读，用古人之思维去读，此是大要。

2. 开智

经典古籍，文义高古，寓意渊微，上极天文，下穷地纪，中悉人事，意欲融会贯通，则实非易事。但我却迎难而学，学而知，知而好，乃至力求能从容于其道，因之而乐，终可"力学穷理，则识益明。"苦研《易经》，我明悉"变易；不易；简易"宇宙之法；耕读《老子》，我了悟"人法地，地法天，天法道，道法自然"顺应之理；细诵《黄帝内经》，我挖掘"揽观杂学，及于比类……循法守度，援物比类，化之冥冥，循上及下，何必守经"及"治病必求于本，治之极于一"的针灸之道。又幸得家父及诸医时时点拨，启我之思；加之临证中大胆酌用古法，每获良效时，顿叹古人之智；初期临证若遇不效患者，我则深信《黄帝内经》"言不可治者，未得其术也"之训，以《易经》"磐桓，利居贞，利建侯"诫己，而"中行独复，以从道也"——再次回归经典，寻求解决之途。法自经典中来，而非旁技左术，如《易经》所谓"贲其趾，舍车而徒"。清代名医徐大椿有言："故为此道（医）者，必具个人之资，通人之识，又能摒去俗事，专心数年，更得师之传授，方能与古圣贤之心潜通默契。"

3. 证道

自诵诸典籍所论医道，并将其验之于临床后，我亦深信：古理不伪，古法不虚。对于《黄帝内经》的教导，知道很重要，"证"道更重要。这就需要我们在诵读它们时，以心验之，以临床验之，以疗效验之，以事实验之。比如我在1985年9月接诊一姚姓患者，其诉六年来晨起至日暮，双目不欲睁而如瞑状，整日胸闷，悬心，短气，脘痞，嘈杂，进食可稍缓解，少顷诸证又加剧，饥则恶心而不欲食，屡治罔效。诊：脉体浮弦，沉取微滑，舌质淡，苔白微厚。我立刻想到《灵枢·经脉第十》"肾足少阴之脉……是动则病饥不欲食……心如悬若饥状"之语。因而为之针刺肾原太溪，得气有如鱼吞钩状，诸症当即缓解。共针4次，病衰大半。这样的例子举不胜举。对于一些现代疾病，我则脱开西医之缚，依据其证、其症，恒用古法思维处之，每每取得"守正出奇"之效。不用古理，则永远无法了解其渊深；不试古法，则亦难体会其高妙。《黄帝内经》等书中的古典针灸之道，时时用之，时时有体悟，时时有提高。知"道"，则"从心所欲不逾矩"；证"道"，则"拨开云雾见洞天"。

二、针理小悟

针灸之理、之法、之道，既渊又博，我所领悟者，不过冰山一角。让我有较深体会的方面主要包括：针刺补泻及手法、"烧山火"与"透天凉"、"五门十变"针法、针刺得气、阿是穴、体表经穴定位，以及对《灵枢·九针十二原第一》的解读等。限于篇幅，本文仅将对"气穴"之理、之用的感悟提供给大家一些浅见，其他内容感兴趣者可参阅本人拙著《古法针刺灵方治验》。

"气穴"本是古法针灸理论中极为重要的一个概念，可惜今人多不重视。基于"用针之类，在于调气""凡刺之道，气调而止"，知气之所在而守其门户，即知诊三部九候之病脉处而治之的气穴中气至与否至关重要。若能使之气至，则与之相应之疾病即可奏效，效之信若风之吹云。如用"气至病所"形容三部九候病脉处的针下气至，与后世问其所病，索之于经，通过精专之

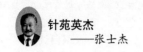

营使针感传导至某疼痛局部,而对诸如焦虑、抑郁等诸多恍惚来去、错综复杂之病候,又只得"慧然在前,按之不得,不知其情"(《素问·八正神明论篇第二十六》)之所谓"气至病所"截然不同。结合时空、机体条件等与气至与否之关系,并据经文提示,不能将针下气至与否作为判断疾病转机的唯一标志。

三、医术小言

自传说中的"伏羲制九针"至《黄帝内经》之成书,历经数千载,故展现在该书中有关针刺之独特理论亦势必更加完善,乃至迄今仍为人们所尊崇和效法。遗憾的是该书中"览观杂学,及于比类"之法则,却被今人所忽视。我根据《素问·示从容论篇第七十六》"援物比类,化之冥冥,循上及下,何必守经"等理论认为,针灸临床治疗所遵循的根本法则是难以单凭方脉辨证概括或取代的,应寓援物比类于其中,审视色脉予以分析,再加以综合,使类者比之,以尽格物致知之道。如是则可澄其源而流自清,灌其根而枝乃茂,做到补泻勿失,用针稀疏,避免"不知比类,足以自乱"(《素问·征四失论篇第七十八》)。在这一思想指导下并结合"人的肾脏中藏有元阴元阳,是生长发育的根本,五脏六腑、四肢百骸皆根于肾,肾之既病,百病皆生"的中医理论和自己的临床经验,我大胆地选取肾经之原穴"太溪"为突破点,仅用肾原太溪穴或佐以少数气穴,治愈顽固性失眠、发作性睡病、神经性厌食、三叉神经痛、秽语多动综合征、面肌痉挛、假性延髓麻痹、多发性大动脉炎、多发性硬化、神经性耳聋、支气管哮喘、泌尿系结石、强直性脊柱炎、痛风、硬皮病、重症肌无力、进行性肌营养不良、脑瘫、甲状腺功能亢进或减退、白塞综合征等百余种疑难杂病。

第一章 医家自述

四、针情永续

就个人小处而言,古法针灸给我带来了生活收入的保障,也成为我的立业之本,甚至在我年轻的时候,就用其养活着我的兄弟姐妹;古法针灸及古典著述也给我带来了很多精神上的力量,其甚至可以让我与古人对话,吸收古人的智慧。就大的方面来说,我个人也在有限的能力和条件下,用其解除了很多人的病痛之苦,又有机缘成为第二、第三、第四批全国老中医药专家学术经验继承工作指导老师,培养了一些中青年医师,也算是为传承古人智慧做了点小小的贡献。日本等国的一些学者和临床大夫,对传统针灸之道的挖掘下了一些工夫,不少机构和个人常力邀我前去讲学,或来华求教,古法针灸也因此传播至海外,惠及天下百姓。针理永恒,针情无限。我试从以下几个方面略做阐述。

1. 端本探源

饮水思源,业针以来,要说最深的情感,莫过于我对古人、前人的感恩,以及能将古人智慧保存妥善并流传至今的历代医家与学人,还包括我的父亲在内的各位前辈、明师的不厌指教的感恩。然关于中医之宗——《黄帝内经》的教导,后世医家却也有偏移其旨的解读与发挥。端本求正,探源求真,是我从事针灸古法以来的工作方针与依理归宿。如腧穴定位,我并未以肢体尺寸等死板比量取穴,而是以简验古法取之。试举 3 例探讨。①太溪:《灵枢·本输第二》"太溪,内踝之后,跟骨之上,陷者中也"之取法较之《针灸大成》"足内踝后五分"及教材"内踝高点与跟腱之间凹陷中"更易于中的。因此穴并不见得皆在足内踝后五分或内踝高点与跟腱之间,为数不少的人是在内踝高点稍上与跟腱之间才能触及凹陷,这也就是"气穴之处,游针之居"。②昆仑:《灵枢·本输第二》谓:"昆仑在外踝之后,跟骨之上。"此穴

《资生经》引《明堂》有上昆仑、下昆仑之说，今虽已不详，但可上可下似无异议。临床时通过循扪切按，大多是在外踝高点之上与跟腱之间才能触及凹陷，刺之也易于得气。可见《甲乙经》所描述的"细动脉应手"和《针灸大成》的"足外踝后五分"就难免有画蛇添足之嫌。③养老：《甲乙经》曰："养老，手太阳郄，在手踝骨上一空，腕后一寸陷者中。"《针灸腧穴图考》曰："以指按踝骨，令手腕内转，一空见矣。"此穴分明就在手踝骨上，转手骨开一空中，亦即尺骨茎突尺侧，转手骨开之隙中，却舍此于尺骨茎突桡侧缘凹缘中取穴，就不仅失手踝骨上一空之义，而且亦非手太阳之所过。《灵枢·经脉第十》云："经脉十二者，伏行分肉之间，深而不见……诸脉之浮而常见者，皆络脉也。""人经不同，络脉异所别也。"临床验之，诚如其言。

2. 承古继新

《易经》的教导告诉我们：在承古的前提下，还要"与时消息，与时偕行，与时俱进"。用传统针灸来解决现代难治疾病，就是我继新的动力与方法。但继新与承古的关系必须理论清晰，不能含混其意。如我在1986年7月接诊一30岁患白塞综合征（Behcet's syndrome）10余年的女性患者，诊其左颊黏膜、舌缘、齿龈及唇之右内侧，可见不规则或圆形溃疡多处，深浅不一，边缘清楚，基底红晕，底面中央有黄色坏死，伴剧痛；阴道及阴唇亦有类似之溃疡数处；眼科表现为复发性虹膜睫状体炎伴前房积液。当时我思考：足少阴肾乃先天之本，受五脏六腑之精而藏之，滋肝木复贯中土而上济心肺，假卫气以温分肉，充皮肤，肥腠理而司开阖。肾者主蛰，乃封藏之本，肾失所藏则固密无权，是以感邪而发是病，故为其针刺肾原太溪以治之，使"气至"，达"气调"，隔日一次，未及20次症征皆已。为巩固疗效，防止复发，每周1次，又为之针刺20次，随访二十余载，仍未复发。这里需要强调的是，有现代专家认为古病名"狐惑病"即白塞综合征，愚以为恐不恰当。《金匮要略·百合狐惑阴阳毒病证治第三》载："狐惑之为病，状如伤寒，默默欲眠，目不得闭，卧起不安，蚀于喉为惑，蚀于阴为狐，不欲饮食，恶闻食臭……初得之三四日，目赤如鸠眼。"如是，《中医病证诊断疗效标准》即将之类为"口－生殖器－眼三联征"黏膜病变的白塞综合征。权且不论"目赤如鸠眼"究属狐惑抑或阴阳毒，尚难定论。仅就狐惑之蚀喉而论就和白塞综合征有异，后者的溃疡是见于颊黏膜、舌、牙龈及唇而非蚀于喉。早在《黄帝内经》等典籍中对口腔咽喉就有详尽的解剖记载，因此，仲景也绝不会以喉概括口腔中的诸多部位和器官。此外，若将狐惑之"其面目乍赤、乍黑、乍白，蚀于上部则声喝（一作嘎）……蚀于下部则咽干……蚀于肛者"等与白塞综合征两相对照，就更加有别。由此，继新当知古、明古，万不可断章取义，牵强附会。

3. 同心传道

孔子曰："独学而无友，则孤陋而寡闻。"我作为针灸从业人员中年龄较长者，于后学之辈可谓"是以眷眷，勤求俊杰"，并与之交。在对传统针灸之学的传承与实践中，后来者不乏杰出之才。其中，他尊我为师、我恭其为友的山东中医药大学高树中教授，值得在此举荐。高树中写过一本书，叫《一针疗法灵枢诠用》，将《灵枢》古法理论诠解深刻，应用娴熟，书中多有独到见地和绝妙验案。如他所提出的"门"就是穴位，对四关本义的分析，对"荥输治外经""合治内府""病在阴之阴者，刺阴之荥输""病时间时甚者取之输"本义的诠解及应用，以及对大杼穴的考据等，莫不令人信服，有些解读甚至发自《灵枢》以来之未发。临证中，高教授常采用一针，或寥寥数针，治疗诸疾，也常获得立竿见影之神效，甚合"取穴贵在精少"之吾心，在对古法针灸的体会中，我与高教授可称"同声相应，同气相求"。庄子云："人生天地之间，若白驹之过隙，忽然而已。"岁月将我送到

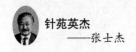
针苑英杰
——张士杰

了耄耋之年，但我对针灸、中医的感情与热情却丝毫不减，反而愈增，又常以"童蒙"自处，以童眼观世界，自足乐哉。我此一生付诸针灸、中医事业，一则希望有生之年能多为老百姓解决疾病之苦；二则喜见越来越多的志同道合之士能很好地传承针灸古法之道，不辱古人之训，不误后人之思，为治疗现代疑难杂症发挥我们"针灸人"自身的特长，实现针灸本有或应有的价值与优势，留住我们的根，并让其更加枝繁叶茂。

第二章
谈针论道

　　张士杰具有深厚的国学基础及中医学理论造诣，尤对中医经典研究颇深且自有心得。本章便是他多年研究针灸中医经典所得，其中对许多问题的研究都有真知灼见。

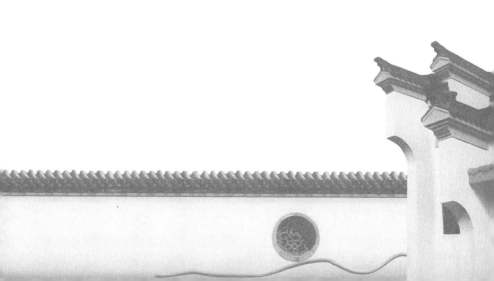

第二章
谈针论道

一、针刺的有关问题

（一）浅谈针刺补泻及手法

针刺补泻及手法，早在《黄帝内经》中已有颇多论述。奈何因该书殆非一时之言，而所撰述亦非出自一人之手，故难免多其说不一之处。而后世之针家又因所宗之不同，且为了追求经文中之某些针刺效应，如针下寒热等，致使有关补泻及手法之论述更加纷纭，乃至令人愈益莫衷一是。因之笔者不揣简陋，就个人之浅识结合临证，对之试探讨如下。

1. 针刺补泻及手法之沿革

《灵枢·九针十二原第一》曰："凡用针者，虚则实之，满则泄之……邪胜则虚之。《大要》曰：徐而疾则实，疾而徐则虚。"对此段文字，《灵枢·小针解第三》与《素问·针解篇第五十四》之释义就不一致。前者释为："所谓虚则实之者，气口虚而当补之也。满则泄之者，气口盛而当泻之也……邪胜则虚之者，言诸经有盛者，皆泻其邪也。徐而疾则实者，言徐内而疾出也。疾而徐则虚者，言疾内而徐出也。"而《素问·针解篇第五十四》却释为："刺虚则实之者，针下热也，气实乃热也。满而泄之者，针下寒也，气虚乃寒也……邪胜则虚之者，出针勿按。徐而疾则实者，徐出针而疾按之；疾而徐则虚者，疾出针而徐按之……刺实须其虚，留针阴气隆至，乃去针也。刺虚须其实者，阳气隆至，针下热乃去针也。"前者以气口之虚盛而论补泻，这是符合"凡将用针，必先诊脉，视气之剧易，乃可以治也"（《灵枢·九针十二原第一》）之经旨的。术式则以徐内疾出为补，疾内徐出为泻，并未要求针下寒热，而后者却以徐出疾按为补，疾出徐按为泻，并以针下之寒热为补泻标志，对邪胜则虚之者又主出针勿

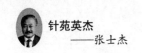

按,两者迥然有别。而《素问·刺志论篇第五十三》之"夫实者,气入也;虚者,气出也。气实者,热也;气虚者,寒也。入实者,左手开针空也,入虚者,左手闭针空也",则与前两者又各有异同。《素问·宝命全形论篇第二十五》曰:"刺实者须其虚,刺虚者须其实。"亦未提及寒热。于兹可见《素问·针解篇第五十四》用针疾徐及针下寒热之解释,并不能概括《黄帝内经》补泻及手法之全貌,因而在《难经》及《甲乙经》等医籍中,亦未对之加以阐发。只是到了金、元以降之宗于《素问·针解篇第五十四》者,为了追求针下寒热以分补泻之目的,遂组合了名目繁多的复式手法,众说虽各有所本,但终属纷纭。

2.《黄帝内经》针刺补泻及手法之归纳

《素问·八正神明论篇第二十六》曰:"法往古者,先知《针经》也。"故当以《灵枢·小针解第三》为是。若考诸《黄帝内经》之补泻及手法,除疾徐外,归纳起来大致不外下列数项。

(1)逆顺迎随:《灵枢·逆顺第五十五》曰:"气之逆顺者,所以应天地阴阳、四时五行也。脉之盛衰者,所以候血气之虚实有余不足。"《灵枢·终始第九》曰:"阳受气于四末,阴受气于五脏。故泻者迎之,补者随之,知迎知随,气可令和。"

(2)呼吸迎随合以天光:《素问·调经论篇第六十二》曰:"泻实者,气盛乃内针,针与气俱内,以开其门,如利其户,针与气俱出,精气不伤,邪气乃下,外门不闭,以出其疾,摇大其道,如利其路,是谓大泻,必切而出,大气乃屈……持针勿置,以定其意,候呼内针,气出针入,针空四塞,精无从去,方实而疾出针,气入针出,热不得还,闭塞其门,邪气布散,精气乃得存,动气候时,近气不失,远气乃来,是谓追之。"(动气者,气至为故也,候时者,如待所贵,不知日暮也,如是则已至之近气弗失,未至之远气可令其来。)《素问·离合真邪论篇第二十七》曰:"吸则内针,无令气忤,静以久留,无令邪布,吸则转针,以得气为故；候呼引针，呼尽乃去，大气皆出，故命曰泻……必先扪而循之，切而散之，推而按之，弹而怒之，抓而下之，通而取之，外引其门，以闭其神。呼尽内针，静以久留，以气至为故，如待所贵，不知日暮，其气以至，适而自护，候吸引针，气不得出，各在其处，推阖其门，令神气存，大气留止，故命曰补。"《素问·八正神明论篇第二十六》曰："泻必用方，方者，以气方盛也，以月方满也，以日方温也，以身方定也，以息方吸而内针，乃复候其方吸而转针，乃复候其方呼而徐引针，故曰泻必用方，其气乃行焉（方吸内针，气质来也，迎而夺之，恶得无虚）。补必用员，员者行也，行者移也，刺必中其荣，复以吸排针也（员，员活也；行，行其气；移者，导其滞；荣者，血脉也，盖正气不足则营卫不行，血气留滞，故必用员以行之补之），故员与方非针也。"

（3）轻重疾徐开阖：《灵枢·九针十二原第一》曰："泻曰必持内之，放而出之，排阳得针，邪气得泄……补曰随之，随之意，若妄之，若行若按，如蚊虻止，如留如还，去如弦绝，令左属右，其气故止，外门已闭，中气乃实。"前者重取、疾入、徐出，不闭其孔为泻；后者轻取、徐入、疾出且按闭其孔为补。

（4）浅深开阖：《灵枢·终始第九》曰："补（刺）须一方实，深取之，稀按其痏，以极出其邪气。一方虚，浅刺之，以养其脉，疾按其痏，无使邪气得入……脉实者深刺之，以泄其气，脉虚者浅刺之，使精气无得出，以养其脉，独出其邪气。"

（5）旋转开阖：《灵枢·官能第七十三》曰："泻必用员，切而转之，其气乃行，疾而徐出，邪气乃出，伸而迎之，摇大其穴，气出乃疾。补必用方，外引其皮，令当其门，左引其枢，右推其肤，微旋而徐推之，必端以正，安以静，坚心无解，欲微以留，气下而疾出之，推其皮，盖其外门，真气乃存。"此段文字中，泻必用员的员字和切而转之的切字为疾和剧之意，切而转之

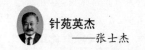

是员的方法,即疾入而重转;补必用方的方字作渐解,有徐的含义,方而微旋,即徐入而轻旋。员切和方微,一为疾而重,一为徐而轻。如若参合天地开阖之气则左旋而右转,左旋从子,九为子阳数,故左旋九阳数可外行诸阳;右转从午,六为午阴数,因而右转六阴数可内行诸阴。若论指法,则以拇指向前为上、为外、为左、为阳、为补;拇指向后为下、为内、为右、为阴、为泻。

3.《黄帝内经》针刺补泻及手法之组合

若将上列疾徐、逆顺及呼吸迎随、浅深、轻重、开阖、旋转等刺法予以分别组合,则可构成下列之补泻术式。

补法:因呼内针,轻而徐入(按天地人三部进针)刺浅,左旋行九阳数乃至老阳数,因吸而疾出针,疾闭其孔。

泻法:因吸内针,重而疾入(直插至地部)刺深,右转六阴数乃至老阴数,因呼而徐出针(按地人天三部出针),不闭其孔。

此外,在应用上列补法术式时,结合左旋而略插之,应用泻法术式时,结合右转而稍伸之,则可既易于旋转又易使气至,从而达到刺虚则实之者,针下热也,气实乃热也,满而泻之者,针下寒也,气虚乃寒也之效应。但不必拘泥于寒热,因为针下之寒热不只因手法,尚需结合其他条件,而且寒热也非气调与效之信的唯一标志。

4. 针刺补泻气调之标志

《灵枢·终始第九》曰:"凡刺之道,气调而止,补阴泻阳,音气益彰,耳目聪明,反此者,血气不行。所谓气至而有效者,泻则益虚,虚者脉大如其故而不坚也,大如故而益坚者,适虽言快,病未去也。补则益实,实者脉大如其故而益坚也,大如其故而不坚者,适虽言快,病未去也。故补则实,泻则虚,痛虽不随针减,病必衰去。"以及《灵枢·小针解第三》之"气至而去之者,言补泻气调而去之也""言补者怭然若有得也,泻则怳然若有失也"等均为补泻效应之标志,而必须予以考虑,故不能仅就寒热而论补泻,兹举例说明之。

病例 1

刘某,女,27 岁,农民。1982 年 7 月某日就诊。因悲愤而服未经稀释之敌敌畏 50 mL,经抢救复苏并住院治疗 2 周,继发末梢神经炎。查:四肢痿软,肌肉瞤动,双下肢腓肠肌部疼痛,两脉浮濡沉弱,舌淡红,苔白微腻,舌体震颤。双侧肘腱反射减弱,膝及跟腱反射消失。双手小鱼际肌轻度萎缩,双足下垂,背屈不能。按脾肾受损,宗筋失养,为之用上列补法及《针灸大成》之烧山火等补法。针刺双侧太溪及手足三里,以温补脾肾,调理阳明。在 20 次的治疗过程中,除有酸麻胀或鱼吞钩感之外,从未取得热感,但病亦痊愈。

病例 2

范某,女,28 岁,护士。时发荨麻疹 3 年。每逢发作时需服中西药物 1~2 周方愈,1982 年夏某日又作,风团遍及全身,色赤,遇热加剧。查:脉浮数,舌质红,苔薄。诊为风热郁于皮腠之瘾疹。肺主皮毛而根于肾,肾者充肌肉,生毫毛,主固密,故为之针太溪,用前列之复式泻法及透天凉等,针下虽未获凉感,而施术完毕,瘾疹立即消退,周身亦无灼热之感。寒者热之,使之不寒,热者寒之,使之不热,即是矣,又何必求针下之寒热。

病例 3

卢某,男,60 岁。患脑血栓形成及冠心病 3 年。因阵发性室上性心动过速发作,服药不已,而求针刺。查:两脉细数,舌质及两颧皆红,苔薄黄,心率 170 次/分。按阴虚火旺之怔忡,为之用巨刺法针右太溪,尚未及施行手法即已得气有如鱼吞钩,心率当即恢复 80 次/分。

于兹可见,针下寒热是有其特定条件的,如《灵枢·终始第九》曰:"刺热厥者,留针反为寒;刺寒厥者,留针反为热。"

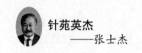

而不能将补泻之标志就认为是寒热,何况对于某些寒证或热证,即使取得针下寒热的反应而病不衰去者亦有之,故而"凡刺之属……谷气至而止,所谓谷气至者,已补而实,已泻而虚,故以知谷气至也。邪气独去者,阴与阳未能调,而病知愈也,故曰:补则实,泻则虚,痛虽不随针减,病必衰去矣"(《灵枢·终始第九》)等论述就较为中肯。

5. 针刺补泻气调之条件

针刺得气与否,除手法外,还必须结合时空观念,考虑年之所加,气之盛衰与虚实之所起,亦即"用针之服,必有法则,上视天光,下司八正"(《灵枢·官能第七十三》)之意。如《素问·八正神明论篇第二十六》曰"凡刺之法,必候日月星辰,四时八正之气,气定乃刺之,是故天温日明,则人血淖液而卫气浮,故血易泻、气易行;天寒日阴,则人血凝泣而卫气沉,月始生则血气始精,卫气始行,月郭满,则血气实,肌肉坚;月郭空,则肌肉减,经络虚,卫气去,形独居。是以因天时而调血气也"等精辟论述,不仅说明针刺之气至与否至关紧要,而且对现代时间医学也颇具启示。"今末世之刺也,虚者实之,满者泄之,此皆众工所共知也。若夫法天则地,随应而动,和之者若响,随之者若影,道无鬼神,独来独往"(《素问·宝命全形论篇第二十五》)诚可谓尽至其义矣。

另外,气血状况亦为针刺气至与否之重要条件。如《灵枢·行针第六十七》曰:"百姓之血气各不同形,或神动而气先针行,或气与针相逢,或针已出气独行,或数刺乃知,或发针而气逆,或数刺病益剧,凡此六者各不同形。"可见针刺之效应与气至之迟速,亦必因重阳之人、阳中有阴之人、阴阳和平之人、多阴之人、阴中有阳之人而异。阴阳和平之人,其血气淖泽滑利,故针入而气出疾而相逢,多阴少阳之人,其气沉,故数刺乃知。这些论断亦皆为临床所一再证明,因此也不可忽视。

综上所述，可见对针刺补泻之要求，应以气至为度，气调而止。而气至与气调亦并非一定要通过针下寒热来体现，有些疾病如晕厥、癔症性强直、过敏性休克等，往往是在患者尚未感觉之前，即已针到病除。因此，在临床治疗时就应注意避免为了追求针下寒热，而无问其数地一味施行手法，以致造成《灵枢·九针十二原第一》所云之"刺之害，中而不去则精泄……精泄则病益甚而恇"之弊。

此外，"用针之要，无忘其神"（《灵枢·官能第七十三》），亦为《黄帝内经》所一再强调，如《灵枢·本神第八》曰："凡刺之法，先必本于神。"《素问·宝命全形论篇第二十五》曰："故针有悬布天下者五……一曰治神……凡刺之真，必先治神……神无营于众物。"《素问·汤液醪醴论篇第十四》曰："形弊血尽，而功不立者何？……神不使也……针石，道也，精神不进，志意不治，故病不可愈。"《素问·八正神明论篇第二十六》曰："……神乎神，耳不闻，目明心开而志先，慧然独悟，口弗能言，俱视独见，适若昏，昭然独明，若风吹云，故曰神。"《灵枢·九针十二原第一》曰："粗守形，上守神……神在秋毫，属意病者。"《灵枢·终始第九》曰："……专意一神，精气不分……必一其神，令志在针。"

（二）浅谈针刺手法"烧山火"与"透天凉"

针刺补泻及手法，早在《黄帝内经》中已有论述，如《素问·调经论篇第六十二》曰："有余泻之，不足补之。"《灵枢·九针十二原第一》曰："凡用针者，虚则实之，满则泄之……徐而疾则实，疾而徐则虚。"《黄帝内经》各篇对补泻徐疾之释义不一。《灵枢·小针解第三》曰："所谓虚则实之者，气口虚而当补之也；满则泄之者，气口盛而当泻之也……徐而疾则实者，言徐内而疾出也；疾而徐则虚者，言疾内而徐出也。"而《素问·针解篇第

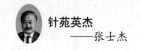

针苑英杰
——张士杰

五十四》却释为:"刺虚则实之者,针下热也,气实乃热也;满而泄之者,针下寒也,气虚乃寒也……徐而疾则实者,徐出针而疾按之;疾而徐则虚者,疾出针而徐按之。"两者显然有别,而《灵枢·官能第七十三》曰:"泻必用员……疾而徐出……补必用方……气下而疾出之"等论则均与《灵枢·小针解第三》同而异于《素问·针解篇第五十四》,且均未强调针下寒热为补泻之标志。只是到了金、元以降之宗于《针解》者,为了追求针下寒热以分补泻之目的,遂组合了名目繁多的复式手法,众说虽各有所本,但终属纷纭,如金元之际窦默所著《标幽赋》中之"动退空歇,迎夺右而泻凉;推内进搓,随济左而补暖"。到了明代徐凤在其《针灸大全》中,才首先提出了泉石老人所著《金针赋》之"考夫治病,其法有八,一曰烧山火,治顽麻冷痹,先浅后深,凡九阳而三进三退,慢提紧按,热至,紧闭插针,除寒之有准。二曰透天凉,治肌热骨蒸,先深后浅,用六阴而三出三入,紧提慢按,徐徐举针,退热之可凭,皆细细搓之,去病准绳。"此后明代李梴也于其《医学入门》中提出:"凡补针先浅入而后深入,泻针先深入而后浅。凡提插,急提慢按如冰冷,泻也;慢提急按火烧身,补也。如治久患瘫痪,顽麻冷痹,遍身走痛及癞风寒疟,一切冷疟,先浅入针而后渐深入针。俱补老阳数,气行针下紧满,其身觉热带补,慢提紧按老阳数或三九二十七数,即用通法,扳倒针头,令患人吸气五口,使气上行,阳回阴退,名曰进气法,又曰烧山火。治风痰壅盛、中风、喉风、癫狂、疟疾瘅热、一切热疟,先深入针,而后渐浅退针,俱泻老阴数,得气觉凉带泻,急提慢按初六数或三六一十八数,再泻再提,即用通法,徐徐提之,病除乃止,名曰透天凉。"继而高武和杨继洲也分别提出了类似之手法,其术式与前者亦皆有所异同。其中,不论用何种术式,验之于临床,均可在部分患者中取得凉或热的反应,而不是皆有该等反应。这要结合时空和机体条件来看待,如由于天温日明和天寒日阴及月之始生、月之盈虚，皆会影响机体的气血状况，故凡刺之法必候日月星辰、四时八正之气，气定乃刺之。再如《灵枢·行针第六十七》云"百姓之血气各不同形，或神动而气先针行，或气与针相逢，或针已出气独行，或数刺乃知"，也指出刺之反应也因人而异，不能强求一致。寒热并非判断效应之唯一标志，因此在临床中如不考虑上述诸项，单纯用手法追求针下寒热甚至无问其数，则易造成"刺之害，中而不去则精泄……精泄则病益甚而恇"之弊。

（三）浅谈"五门十变"针法

"五门十变"是子午流注针法中一种运用脏腑经络的夫妻、子母关系来开穴的治疗方法。它不但较诸单纯应用子午流注取穴之范围广泛、及时，而且也更加符合辨证观和《黄帝内经》之刺法，因此广为流传并被古人编入部分著名歌诀中。

根据中医理论，世间之一切事物，无不被阴阳五行所包括，因而人体脏腑经穴之阴阳五行，亦必与天地之阴阳五行相应，人体的生理病理也必然要受到以干支为代表的四时气候及昼夜晨昏之影响，所以《素问·五常政大论篇第七十》提出了"故治病者，必明天道地理，阴阳更胜，气之先后，人之寿夭，生化之期，乃可以知人之形气矣"之诊治要求，而此等要求也被现代生物钟学说所证实。

子午流注，是应用天人合一的观点来推算人体气血流注状况，再根据日时干支来开穴的一种方法，而"五门十变"则是按五行的生成数将十干中的阳干与阴干，逢五相合，刚柔相配，而演变成五种相合的方式，如甲是阳干，为天干的第一数，逢五相合，一加五为六，天干之第六数为己，己为阴干，将阳甲与阴己相合，阳干为夫，阴干为妻，如是，阳干与阴干所分别代表的穴位则可称为夫妻穴。其余，乙庚、丙辛、丁壬、戊癸以此类推。

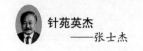

针苑英杰
——张士杰

兹再举数例歌诀中应用此种方法开穴者，以说明之。如《玉龙赋》曰："阴陵阳陵，除膝肿之难熬……商丘解溪丘墟，脚痛堪追。"其中阳陵、丘墟为甲木少阳胆经之穴位，少阳胆与厥阴肝相表里，《灵枢·经脉第十》曰："胆足少阳之脉……是主骨所生病者。"肝主风且主筋，阴陵与商丘皆为己土脾经之穴位，脾主湿主肉，因此这两组穴位就分别对膝部、踝部之风湿痹痛等症，有良好的疗效。而且也符合《灵枢·官针第七》曰"关刺者，直刺左右，尽筋上，以取筋痹，慎无出血"之论述。

乙庚相合之例，如《席弘赋》曰："手连肩脊痛难忍，合谷针时要太冲。"合谷为庚金阳明大肠经之原穴，阳明主肌，太冲为乙木厥阴肝经之俞穴，肝主筋，主疏泄，二穴相配既主筋肉又能疏风活血，所以对手连肩脊痛就很有效。同时符合《灵枢·官针第七》曰"病在上，取之下"的远道刺法。

丙辛相合之例，如《千金十一穴歌》曰："胸项如有痛，后溪并列缺。"后溪为丙火太阳小肠之俞穴，列缺为辛金太阴肺经之络穴，二穴相配，对火灼金等因引起之胸项痛无不奏效。因为此二穴一通任脉，一通督脉故耳。此法同时也符合《灵枢·官针第七》曰"输刺者，刺诸经荥输脏俞也"的要求。

丁壬相合之例，如《百症赋》曰："委阳天池，腋肿针而速散。"委阳为壬水，是手少阳三焦经的下合穴，天池为丁火，是厥阴心包经之穴，三焦可通调水道，天池能清火热，二穴相配，可清热祛湿，故对痰热凝结而致之马刀等证，皆可收效。而且符合远道刺法。

戊癸相合之例，如《百症赋》曰："中邪霍乱，寻阴谷三里之程。"三里为戊土阳明胃经之合穴，善治泄泻且能健脾，阴谷为癸水少阴肾经之合穴，补三里培脾土，泻阴谷以制水邪之泛滥，故可针到病除。此法既符合远道刺，又符合《灵枢·邪气脏腑病形第四》之"合治内府"之要求。

再如，若根据《素问·阴阳应象大论篇第五》"审其阴阳，以别柔刚，阳病治阴，阴病治阳，定其血气，各守其乡"之论断。则夫妻穴又可互用，即用甲经的穴可治己经的病患，用己经的穴可治甲经的病患。如甲木之阳陵可用来柔肝健脾，而己土的三阴交也可用来清泄肝胆之湿热，其余乙庚等皆可类推。

此外，"五门十变"也可用来说明井荥输经合的相生关系，阴经的井荥输经合，分别属于五行的木火土金水，阳经的井荥输经合分别属于五行的金水木火土。如将五门所分配的十干与十二经所属的天干相配，即可产生以五行相生关系表现出来的母子穴，然后根据病情虚实，而虚补其母，实泻其子。可于本经取穴，亦可异经取穴。

本经：在本经之五输穴中，根据五行相生的道理，选取母子穴，如是每经可有二穴，如心经属火，火生土，心经之神门为俞土，故神门为子穴；木能生火，心经的少冲属木，因此少冲即为母穴。于是，可根据本经病候的虚实而选用母子穴来虚补其母，实泻其子。

异经：任何一经的疾病，根据其虚实又可选取其子母经的穴位来进行补泻治疗，如肝木之实证，可选用心火之穴位，用泻法以实泻其子；肝木的虚证，则可选取肾经的穴位，用补法以虚补其母，余经类推。

综上所述，可见"五门十变"法既较为符合中医学的整体辨证，也符合《黄帝内经》之刺法。不但被古代医家所重视，而且也为现代临床家所应用，同时为一些歌诀中配方的解释提供了依据。

（四）浅谈针刺得气

中医学源远流长，其中之针刺疗法，自传说中之上古伏羲制九针至《黄帝内经》，至今虽已历数千年，非但不衰，而且几乎

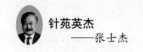

针苑英杰
——张士杰

流行于全球,一言以蔽之,是因针灸疗法有其独特的理论、方法和疗效,而其"效之信若风之吹云;明乎若见苍天"(《灵枢·九针十二原第一》)。至于针刺有效之根本原因显然是"刺之要,气至而有效",因此必须"刺之而气至乃去之,勿复针"(《灵枢·九针十二原第一》)。针刺何以能使气至,而气至之状又若何,古人虽有见其乌乌(如乌之群集),见其稷稷(如谷之繁茂)等关机之动,不离其空之论述,但又以从见其飞,不知其谁等空中之机,清静而微之论述而令人难以适从。

而今,虽有根据《针灸大成》曰"气到病所"之"显性感传"及"隐性感传"之见解,但皆不外守其形迹四肢,问其所病,索之于经,按之不得,不知其情之举而已。

唯金代窦默《标幽赋》对气至幽微之论述,如"气之至也,如鱼吞钩饵之沉浮",这一杂之毫毛,浑束为一之说,不仅较易为人所明瞭,而且将之验之于临床又莫不得心应手。如偏瘫之五指拘挛屈曲,刺腕骨得气有如鱼吞钩饵之沉浮,五指可立即伸展。疗硬瘫之下肢强直内收,足跖下垂内翻,刺太溪有如鱼吞钩,下肢可立即外展,足跖之下垂、内翻,亦可获暂时之矫正。因水合氯醛中毒而致之昏迷,就刺太溪有如鱼吞钩,能即刻使之暂时苏醒,并使缩小之瞳孔复原。此等反应和效果,就绝非调整精专之营,一息脉行几寸者所能比拟了。

针刺反应有如鱼吞钩饵之沉浮,实乃已补而实,已泻而虚,谷气已至之兆。

鱼吞钩饵之沉浮,就其状而言,乃如鱼吞钩时鱼漂或鱼竿之沉浮也,或使术者有如垂钓时鱼欲挣脱之感者是,倘能切身垂钓则易知沉浮之谓。

得气有如鱼吞钩饵之沉浮,诚可谓针刺得气之重要标志,已如前述,但因"百姓之血气各不同形",故针刺时又必因人而异,如阴阳和平之人,其血气淖泽滑利,故针入而气出疾而相逢,多阴少阳之人，其气沉而气往难，故数刺乃知者是。

此外，日月星辰，四时八正之气，亦必影响气至之迟速甚或有无，故刺必法天则地。

二、谈谈腧穴

（一）气穴浅识

基于"用针之类，在于调气""凡刺之道，气调而止"，知气之所在而守其门户，即知诊三部九候之病脉处而治之的气穴中气至与否就至关重要。若能使之气至，则与之相应之疾病即可奏效，效之信若风之吹云。如用"气至病所"形容三部九候病脉处的针下气至，与后世问其所病，索之于经，通过精专之营使针感传导至某疼痛局部，而对诸如焦虑、抑郁等诸多恍惚来去、错综复杂之病候，又只得"慧然在前，按之不得，不知其情"（《素问·八正神明论篇第二十六》）之所谓"气至病所"截然不同。

此外，笔者也探讨了时空、机体条件等与气至与否之关系，并据经文提示，不能将针下气至与否作为判断疾病转机的唯一标志。兹论述如下。

1. 论气穴

《灵枢·官能第七十三》曰："是故工之用针也，知气之所在，而守其门户，明于调气，补泻所在，徐疾之意，所取之处。"《素问·八正神明论篇第二十六》曰："知其所在者，知诊三部九候之病脉处而治之，故曰守其门户焉。"《灵枢·九针十二原第一》曰："节之交，三百六十五会，知其要者，一言而终，不知其要，流散无穷。所言节者，神气之所游行出入也，非皮肉筋骨也。"《类经·八卷》曰："神气之所游行出入者，以穴俞为言也。"《素问·气穴论篇第五十八》曰："三百六十五穴，针之所由行也……气穴之处，游针之居。"

上列文字说明气穴乃神气所游行出入之门户，三部九候之病脉处，正邪共会之所，是游针之居。因此，将气穴中的针下气纳入腧穴研究之中诚属必要，如是则不仅对诊治而且对腧穴之定位、定性，亦将大有裨益。

2. 论调气

《灵枢·九针十二原第一》曰："粗守形，上守神，神乎，神客在门，未睹其疾，恶知其原……粗守关，上守机，机之动，不离其空，空中之机，清静而微。"此段经文在《灵枢·小针解第三》中有较为详尽的解释。如"粗守形者，守刺法也。上守神者，守人之血气有余不足，可补泻也。神客者，正邪共会也。神者，正气也。客者，邪气也。在门者，邪循正气之所出入也……粗守关者，守四肢而不知血气正邪之往来也。上守机者，知守气也。机之动不离其空中者，知气之虚实，用针之徐疾也。空中之机清静以微者，针以得气，密意守气勿失也。"

唯其中"粗守关者，守四肢……"则令人难以理解，后世医家如马莳、张志聪等，均将之释为四肢关节。考《素问·骨空论篇第六十》曰："坐而膝痛治其机……夹髋为机。"又曰："坐而膝痛，如物隐者，治其关……腘上为关。"可见"四肢关节"之说欠妥。

"粗守关"之"关"亦非"十二原出于四关"之"关"。十二原所出之四关，非但手不过腕，足不过踝，而且还包括位于腹部的膏之原鸠尾和肓之原脖胦。如若将"粗守关者，守四肢而不知血气正邪之往来也"，诠释为徒守形身四肢门户之关，即气穴之门户，而不知关中血气正邪之往来，亦即不知守空中之机，似更妥帖。

3. 论气至

《灵枢·九针十二原第一》曰"刺之要，气至而有效"，然而气至之状却也易陈难入。除针下寒热外，如《素问·宝命全形论篇第二十五》之"见其乌乌，见其稷稷，从见其飞，不知其谁"即可证。张景岳将之注为："此形容用针之象，有如此者。乌乌言气至如乌之集也，稷稷言气盛如稷之繁也。从见其飞，言气之或往或来，如乌之飞也。然此皆无中之有，莫测其孰为之主，故曰不知其谁。"

直到金代窦默之《标幽赋》"气之至也，如鱼吞钩饵之沉浮"面世，才使人们对气至有了一个形象生动的概念，将之付诸临床也确实得心应手。然而将鱼吞钩释为针下紧涩则谬矣。紧而疾者邪气未去也，或"不中气穴，则气内闭；针不陷肓，则气不行"（《灵枢·胀论第三十五》）也。鱼吞钩饵之沉浮，就其状而言，乃如鱼吞钩时鱼竿或鱼漂之沉浮也，或施术者有鱼欲挣脱之感为是，如刺太溪治疗偏瘫或截瘫之足下垂时，伴随电击感，可使患者之足跖反复伸屈，腓肠肌及股四头肌等开、阖、枢相关之组织亦可呈现强烈伸缩。刺腕骨时，伴随电击样反应，开、阖、枢相关掣不可伸屈之五指可立即抖动并伸展，诚如鱼欲挣脱之状，倘能切身垂钓则易知沉浮之谓。

4. 论气调

此外，时空及机体条件也与气至与否有关，如天温日明则人血淖液而卫气浮，故血易泻，气易行；天寒日阴则血凝泣而卫气沉，气至亦难。

《灵枢·行针第六十七》曰："百姓之血气各不同形，或神动而气先针行，或气与针相逢，或针已出气独行，或数刺乃知……"如刺阴阳和平之人，其血气淖泽滑利，故针入而气出疾而相逢；多阴少阳之人，其气沉而气往难，故数刺乃知。针下紧而疾者，用动退空歇迎夺右而泻之之法调之，针下徐而和则去之，如闲处幽堂之深邃者，用推内进搓随济左而补之之法调之，针游于巷徐而和乃去之。迎之随之，术者亦尽可应用各自习惯之

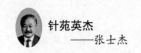

补泻术式调之，使之气调而止。唯不可仅拘泥于针下气，尤其对其阴气多而阳气少，阴气沉而阳气浮之针已出气独行者而言。故尚需参照其他有关气至之标志。如《灵枢·终始第九》曰"凡刺之道，气调而止，补阴泻阳，音气益彰，耳目聪明，反此者血气不行。所谓气至而有效者，泻则益虚，虚者脉大如其故而不坚也，坚如其故者，适虽言故，病未去也。补则益实，实者脉大如其故而益坚也，夫如其故而不坚者，适虽言快，病未去也，故补则实，泻则虚，痛虽不随针减，病必衰去……所谓谷气至者，已补而实，已泻而虚，故以知谷气至也。邪气独去者，阴与阳未能调，而病知愈也。故曰补则实，泻则虚，痛虽不随针减，病必衰去矣"者是。

5. 论无过其道

《素问·气穴论篇第五十八》曰"凡三百六十五穴，针之所由行也……孙络三百六十五穴会……见而泻之，无问所会……溪谷三百六十五穴会……其小痹淫溢，循脉往来，微针所及，与法相同"等，乃针刺取穴之要。此外，尚需考虑病有浮沉，刺有浅深，各至其理，无过其道。如"刺骨者无伤筋，刺筋者无伤肉，刺肉者无伤脉，刺脉者无伤皮，刺皮者无伤肉，刺肉者无伤筋，刺筋者无伤骨"（《素问·刺齐论篇第五十一》），以及"刺跗上，中大脉，血出不止，死。刺面中溜脉，不幸为盲，刺头，中脑户入脑，立死……刺缺盆中，内陷气泄，令人喘，咳逆……刺膝髌，出液为跛"（《素问·刺禁论篇第五十二》），皆"受术不通，人事不明"所致之"过其道"的流弊。

（二）略论阿是穴

1. 关于阿是穴、天应穴

读安徽中医学院、上海中医学院编著，上海科学技术出版社1987年出版的《针灸学辞典》曰：阿是穴指按压痛点取穴。《备急千金要方·灸例》曰："吴蜀多行灸法，有阿是之法。言人有病痛，即令捏其上，若里当其处，不问孔穴，即得便快成（《普济方》作'或'）痛处即云'阿是'。灸刺皆验。故曰阿是穴也。"意指按捏其病痛部位，患者感到舒适（快，或疼痛处）就可以作为针灸的穴位。"阿"，原指对痛感的惊叫声。此法与《灵枢·经筋第十三》曰"以痛为腧"及后人所称的"天应穴"同义。

天应穴同阿是穴。《玉龙经》注："不定穴，又名天应穴，但疼痛便针。参见不定穴条。"

不定穴与《灵枢》所说的"以痛为腧"和《备急千金要方》所称的"阿是穴"同义。

兹就上列文字讨论如下："阿"，原指对痛感的惊叫声，此说不妥。《备急千金要方·灸例》中已明示即得便快或痛处，两者皆云"阿是"，故不宜再单独将"阿"释为"原指对痛感的惊叫声"。

"不定穴，又名天应穴，但疼痛便针"和"即令捏其上，若里当其处，不问孔穴，即得便快"不同义，与《灵枢》治经筋病的"以痛为腧"更不同义。

《灵枢·四时气第十九》曰："灸刺之道，得气穴为定。"《灵枢·刺节真邪第七十五》曰："用针者，必先察其经络之实虚，切而循之，按而弹之，视其应动者，乃后取之而下之。"

唐·孙思邈为此不仅提出了指寸取穴法，绘制了《明堂经图》，考据了经外奇穴，而且发掘了当属"刺家不诊，听病者言"（《素问·长刺节论篇第五十五》）范畴的"阿是"取穴法。故其所取之"阿是穴"亦必为气穴之处，游针之居，或以溢奇邪，以通荣卫的三百六十五穴会，或以行荣卫，以会大气的肉分之间，溪谷之会，而绝非"但疼痛便针"之处。

《灵枢·背腧第五十一》曰："则欲得而验之，按其处，应在中而痛解，乃其俞也。"故可无问孔穴。

《素问·调经论篇第六十二》曰："血气与邪并客于分腠之

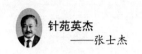

间,其脉坚大,故曰实,实者外坚充满,不可按之,按之则痛……寒湿之中人也,皮肤不收,肌肉坚紧,荣血泣,卫气去,故曰虚,虚者聂辟,气不足,按之则气足以温之,故快然而不痛。"此等"视其应动者,乃后取之而下之"及"按其处,应在中而痛解,乃其俞也"皆先于"阿是"之睹其应法。

"天应""不定"者,乃"荣卫稽留,卫散荣溢,气竭血著,外为发热,内为少气,疾泻无怠,以通荣卫,见而泻之,无问所会"(《素问·气穴论篇第五十八》)之事也。

2. 关于"以知为数,以痛为腧"

《灵枢·经筋第十三》曰:"其病……治在燔针劫刺,以知为数,以痛为腧……经筋之病,寒则筋急;热则筋弛纵不收,阴痿不用,阳急则反折,阴急则俯不伸。焠刺者,刺寒急也,热则筋纵不收,无用燔针。"

可见,燔针劫刺是治经筋寒急者之法,"以知为数,以痛为腧"是其取穴方法。而后世之注释却颇含混。如马莳曰:"知则准其刺之之数,其所取之俞穴,即痛处是也。"张介宾曰:"以知为数,知其气至为度也,以痛为输,即痛处是穴也。"张隐庵曰:"知者,血气和而知其伸舒也,以痛为输者,随其痛处而即为所取之输穴。"丹波元简等编(人民卫生出版社1984年出版)《灵枢识》曰:"方言云:南楚病愈谓之差,或谓之间,或谓之知。知,通语也。"河北医学院校释、人民卫生出版社1982年出版之《灵枢经校释》曰:"知,治病获效或病愈的意思;数,指针刺次数的限度。"诸说令人莫衷一是。

考《灵枢·禁服第四十八》曰:"凡刺之理,经脉为始,营其所行,知其度量,内次五脏,外别六腑,审察卫气,为百病母。"《灵枢·卫气第五十二》曰:"能别阴阳十二经者,知病之所生……知六腑之气街者,能知解结契绍于门户,能知虚石之坚软者,知补泻之所在。能知六经标本者,可以无惑于天下。"《灵枢·官能第七十三》曰:"用针之理,必知形气之所在,左右上下,阴阳表里,血气多少,行之逆顺,出入之合,谋伐有过,知解结,知补虚泻实……是故工之用针也,知气之所在,而守其门户。"《素问·宝命全形论篇第二十五》曰:"知腑脏血气之诊。"《素问·疏五过论篇第七十七》曰:"治病之道,气内为宝,循求其理,求之不得,过在表里,守数据治,无失俞理,能行此术,终身不殆。"《素问·缪刺论篇第六十三》曰:"凡刺之数,先视其经脉,切而从之,审其虚实而调之,不调者,经刺之,有痛而经不病者,缪刺之,因视其皮部有血络者,尽取之,此缪刺之数也。"通过上列经文可见,"以知为数"之"知"是"知其度量"之"知",是"能知虚石之坚软者,知补泻之所在"之"知",是"用针之理,必知形气之所在……知解结,知补虚泻实……知气之所在,而守其门户"之"知",是"知腑脏血气之诊"之"知",是医患皆知之"知",是"数刺乃知"之"知"。"数"是"守数据治,无失俞理"之"数",是"凡刺之数"之"数",是"数刺乃知"之"数"。

"以痛为腧"是根据痛处,再通过"审于调气,明于经隧,左右肢络,尽知其会……知气之所在,而守其门户",也就是通过"以知为数",来确定与痛相关的气穴或孙络、溪谷之会。《素问·调经论篇第六十二》曰:"病在筋,调之筋……燔针劫刺其下及与急者。"《灵枢·官针第七》曰:"焠刺者,刺燔针而取痹也……恢刺者,直刺旁之,举之前后,恢筋急,以治筋痹也……关刺者,直刺左右,尽筋上,以取筋痹。"《素问·长刺节论篇第五十五》曰:"病在筋,筋挛节痛,不可以行,名曰筋痹,刺筋上为故,刺分肉间,不可中骨也,病起筋炅,病已止。"《素问·五脏生成篇第十》曰:"诸筋者,皆属于节。""燔针劫刺其下","直刺旁之,举之前后,恢筋急","直刺左右,尽筋上","刺筋上为故，刺分肉间"，所刺者皆为游针之居，并非痛处。

3. 关于"但疼痛便针"

《灵枢·邪气脏腑病形第四》曰："刺此者，必中气穴，无中肉节，中气穴则针游于巷，中肉节即皮肤痛……中筋则筋缓。"《灵枢·胀论第三十五》曰："不中气穴则气内闭，针不陷肓则气不行，上越中肉则卫气相乱，阴阳相逐。"

此二则也当为"但疼痛便针"者戒，以免"受师不卒，妄作杂术，谬言为道，更名自功，妄用砭石，后遗身咎"（《素问·征四失论篇第七十八》）。

"阿是"乃取穴之法，故称"阿是之法"，用"阿是之法"所取之穴，称"阿是穴"，是神气游行出入之所，也是正邪相会之处。其实在《备急千金要方·灸例》"吴蜀多行灸法，有阿是之法"以前的《黄帝内经》中，对此类取穴方法即有详尽的论述。

后世的"不定穴，又名天应穴，但疼痛便针"和"阿是穴"不同义，与《灵枢·经筋第十三》的"以痛为腧"更不同义，"以痛为腧"是随痛处，通过"以知为数"而取得的焠刺的腧穴，不是"但疼痛便针"。

"阿是之法"之言人有病痛，即令捏其上，即得便快或痛处，说明已"里当其处"，其处即气穴及孙络溪谷之会，故无须再问孔穴。但"阿是穴"中也不能排除同为孙思邈所重视的某些源出"阿是之法"的经外奇穴。如《备急千金要方》曰"目卒生翳，灸大指节横纹三壮""卒淋，灸外踝尖七壮"等是。但多用灸法，"阿是"虽云"灸刺皆验"，却列于《备急千金要方·灸例》，可见某些非"里当其处"之"奇穴"或痛处是只宜灸而不宜针的。若皆"但疼痛便针"，还能称为针灸学吗？

（三）体表经穴的定位浅识

通过理论研讨，以使十四经之体表定位标准化、规范化，以

第二章
谈针论道

便教学口径上之统一,固属必要,而对所有穴位,皆能圆满其说,且能使之经受临床之检验则非易事,兹援部分古今医籍有关穴位之论述结合临床以探讨之。

《黄帝内经》中固属有《灵枢·禁服第四十八》曰"凡刺之理,经脉为始,营其所行,知其度量,内刺五脏,外刺六腑",以及《脉度》《骨度》等有关取穴之论述,然而由于"经脉十二者,伏行分肉之间,深而不见……诸脉之浮而常见者,皆络脉也",加之"人经不同,络脉异所别也"(《灵枢·经脉第十》)等因,致使难以仅通过度量使腧穴标准化。

穴者乃神客之门,故称气穴,《黄帝内经太素》气穴注:"三百六十五穴,十二经脉之气发会之处,故曰气穴也。"《灵枢集注》曰:"按《素问》有气府论、气穴论,总属手足三阴三阳之经脉,而分府与穴者,谓腑者藏也,压遏血气之藏于内也,穴者窟也,气从此而出入者也。窟,亦即空也。"《素问·气穴论篇第五十八》谓:"气穴之处,游针之居。(能于游针者,其处必空也)。"又曰:"气穴三百六十五,以应一岁……孙络三百六十五穴会,亦以应一岁,以溢奇邪,以通荣卫……肉分之间,溪谷之会,以行荣卫,以会大气。"《类经》曰:"孙络之云穴会,以络与穴为会也,穴深在内,络浅在外,内外为会,故曰穴会。肉之会依乎骨,骨之会在乎节,故大节小节之间,即大会小会之所,而溪谷出乎其中,凡分肉之间溪谷之会,皆所以行荣卫之大气者也。有骨节而后有溪谷,有溪谷而后有穴俞,人身骨节三百六十五,而溪谷穴俞应之,故曰穴会,亦应一岁之数。"这就更加说明腧穴之所在必为孙络穴会,骨之大节小节,分肉之间,溪谷之会等空处,亦即古人所谓之陷者中是也。因此,为腧穴定位切不可拘泥于分寸及某些解剖标志,而忽略"陷者中",否则反易失真,兹举例说明之。

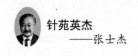

1. 太溪

《灵枢·本输第二》曰："太溪，内踝之后，跟骨之上，陷者中也。"此等定位虽貌似模糊，而实际要求则为以陷者中为是，故其实际较诸《针灸大成》之"足内踝后五分"及教材《针灸学》之"内踝高点与跟腱之间凹陷中"更为精确。因为太溪穴并不见得皆在内踝后五分或内踝高点与跟腱之间，而就是在内踝之后，跟骨之上，陷者中也，凹陷居于何处，何处即是穴，而此凹陷却又常常高于高点之上，从而刺之则可获得有如鱼吞钩饵之得气反应。

2. 昆仑

《灵枢·本输第二》曰："昆仑在外踝之后，跟骨之上。"此穴《资生经》引《明堂》有上昆仑、下昆仑之说，今虽已不详，但也可说明此穴可上可下，而实际临床时通过循扪切按恰于外踝高点之上与跟腱之间，才易找到凹陷，刺此凹陷处才能得气有如鱼吞钩饵之沉浮。至于《针灸甲乙经》描述此穴之"细动脉应手"及《针灸大成》之"足外踝后五分"诚属多余。

3. 小海

《灵枢·本输第二》曰："小海在肘内大骨之外，去端半寸，陷者中也，伸臂而得之。"其部位描述虽似模糊，但以之为参考，伸臂在尺骨鹰嘴与肱骨内踝之间，即可轻易触到陷者中，而且其麻应指，较《针灸甲乙经》《针灸大成》等之屈肘易取。

4. 养老

《针灸甲乙经》曰："养老，手太阳郄，在手踝骨上一空，腕后一寸陷者中。"《针灸腧穴图考》曰："以指按踝骨令表腕内转，一空见矣。"又法，屈肘，手掌向上，以指尖摸尺骨茎突有一骨缝即是，如转动手掌，其缝即闭（《针灸甲乙经校释》）。此穴分明在手踝骨上，转手骨开一空中，亦即尺骨茎突尺侧，转手骨开之隙中是也。而于尺骨茎突上方桡侧缘之凹陷中取穴，则不仅失手踝骨上一空之义，而且亦非手太阳之所过矣。

（四）针灸取穴贵在精少

远在二千年前成书的中国最早医学专著《黄帝内经》中，即有九针及灸焫之法的记载。史书《左传》则有秦医缓为晋侯诊疾，因病入膏肓而攻（灸）不可达，针之不及的描述。由此可见，中国针灸历史之悠久。而据报道，目前世界卫生组织仅将43种疾病列为针灸之适应证，看来有一些人士对这一独特疗法，尚缺乏深刻认识。事实上，针灸疗法可治疾病的范围十分广泛。治疗应取穴精少，不必一病，动辄十数针，甚至数十针之繁多，枉使患者因"苦以针"而视针灸为畏途，则针灸将更加普及。

如《黄帝内经》所列针灸治疗之疾病，大多只取一两个穴位，极少过多者。其他许多古典医学著作所载，莫不如是。

又如《史记》记述："扁鹊治虢太子尸厥，取外三阳五会，有间，太子苏。"可谓一针见效。

《三国志》曰："华佗，其疗疾……若当灸，不过一两处，每次不过七八壮，病亦当除；若当针，亦不过一两处，下针言当引某许，若至语人，病者言已到，应便拔针，病亦行差。"由此可见华佗认证之精，取穴之少，技术之高超。用针伊始，就能预示患者该有什么感觉。

古之用针精少，而今尤应如此。这就须"先得其道，稀而疏之"（《灵枢·官能第七十三》）。即在取穴用针之前先充分运用多种诊断知识，"以起百病之本"，使"治之极于一"。澄其源而流自清，灌其根而枝乃茂，如是，自可用针稀疏。

也诚如《素问·示从容论篇第七十六》所述："夫圣人治病，循法守度，援物比类，化之冥冥，循上及下，何必守经。"否则，"不知比类，足以自乱"。此说十分重要，今人亦需借重援物比类

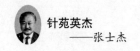

法，以达用针稀疏之诊治水准。

针灸学乃多学科之交叉而应用整体动态平衡观进行分析，而后综合以诊治疾病的一门科学。随着中医针灸辨证分型越来越细，高度的综合也就更加必须。如若不然，面对浩如烟海之证型而不比类，又如何能做到用针取穴精少稀疏呢？

（五）援物比类说太溪

盖中医自有方技以来，至仲景《伤寒杂病论》，以平脉辨证而格物致知；设六经及脏腑等病脉证并治，以论疾病，始见辨证一词，其法为中医之发展做出极大贡献而为后世之楷模。唯仲景为该书，虽撰用了《素问》《九卷》《八十一难》等方技，并运用了经络腧腧，但总属侧重方脉之著作，于针刺则较少论及，而针灸又毕竟有其"凡刺之理，经脉为始"及"凡刺之道，毕于终始"等法则，而终始又必以经脉为纪。因而《灵枢·终始第九》指出："必先通十二经脉之所生病，而后可得传于终始矣，故阴阳不相移，虚实不相倾，取之其经。"此等论述皆为针灸临床所必须遵循之根本法则。不然，像十二经"是动病"及六阳之手阳明"是主津"，足阳明"是主血"，手太阳"是主液"，足太阳"是主筋"，手少阳"是主气"，足少阳"是主骨"，以及开、阖、枢失司等，寓援物比类于其中之生理功能和病理变化，则难以方脉辨证概括或取代。因此，"援物比类，化之冥冥，循上及下，何必守经"等理论，亦皆为用针者所不可或缺之方法。兹援引《素问·示从容论篇第七十六》之例以说明之，"雷公曰：于此有人，头痛筋挛，骨重，怯然少气，哕噫腹满，时惊，不嗜卧，此何脏之发也？脉浮而弦，切之石坚，不知其解，复问所以三脏者，以知其比类也。"此例，若不触类引申，则易辨为：①厥阴根起于大敦，其经气督脉上会于颠顶而主筋，头痛筋挛，乃厥阴经气为病。②少阴根起于涌泉，为生气之原而主骨，骨重少气，乃少阴经气之为病。③太阴根起于隐白，与胃以膜相连，哕噫腹满，时惊，不嗜卧，乃太阴经气之为病，因此就三经而施治。而同篇中之黄帝曰却对雷公之问做了如下分析："今子所言，皆失八风菀热，五脏消烁，传邪相受，夫浮而弦者是肾不足也，沉而石者是肾气内着也，怯然少气者是水道不行，形气消索也，咳嗽烦冤者是肾气之逆也。一人之气，病在一脏也，若言三脏俱行，不在法也。"明代张介宾之《类经》将之注释为："头痛者，以水亏火炎也；筋挛者，肾水不能养筋也；骨重者，肾主骨也；哕噫者，肾脉上贯肝膈，阴气逆也；腹满者，水邪侮土也；时惊者，肾藏志，志失则惊也；不嗜卧者，阴虚目不瞑也；病本于肾，而言三脏俱行，故非法也。"这就更清楚地说明此例仅调肾以治即可。否则，若不比类，倘面临"若视深渊，若迎浮云"之疾，必将若迎浮云而莫知其际，而舍本逐末。因此，"善为脉者，必以比类奇恒，从容知之"。即审视色脉予以分析，再加以综合，使类者比之，以尽格物致知之道。"以起百病之本"而"治之极于一"。如是则可澄其源而流自清，灌其根而枝乃茂，做到补泻勿失，用针稀疏，不然，将"不知比类，足以自乱"。

"善言古者，必有合于今"。中医学乃多学科之交叉而应用整体动态平衡观，以辨证为基础，进而再"览观杂学，及于比类"的一门科学。而现代整个科学领域正在兴起的广泛涉及自然科学、人文科学和社会科学的新科学思潮，其整体论（系统论）的思维方式，以及现代全息模式与中医之诊治方法，均极为相似。认识论也给人以启示，即分析和综合是互为制约的，既要精密的分析，也要高度的综合。因此，随着中医辨证分型之越来越细，与其他学科一样，高度的综合也就更加必需，否则，浩如烟云之证型，必为处方配穴之不便。

《灵枢·九针十二原第一》曰："五脏有疾也，应出十二原，十二原各有所出，明知其原，睹其应，而知五脏之害也……阴中

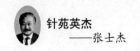

之太阴,肾也。其原出于太溪。"

《灵枢·本输第二》曰:"太溪,内踝之后,跟骨之上,陷者中也,为俞。"

《针灸大成》曰:"太溪(一名吕细),足内踝后五分,跟骨上动脉陷中。男子妇人病,有此脉则生,无则死。足少阴肾脉所注为腧土。主久疟咳逆,心痛如锥刺,心脉沉,手足寒至节,喘息,呕吐,痰实,口中如胶,善噫,寒疝,热病汗不出,默默嗜卧,溺黄,消瘅,大便难,咽肿唾血,疹癖寒热,咳嗽不嗜食,腹胁痛,瘦脊,伤寒手足厥冷。"

于兹可见十二原以及肾原太溪之功用,若援物比类,将"……夫冲脉者,五脏六腑之海也,五脏六腑皆禀焉。其上者,出于颃颡,渗诸阳,灌诸精,其下者,注少阴之大络,出于气街……其下者,并行少阴之经,渗三阴;其前者……渗诸络而温肌肉"(《灵枢·逆顺肥瘦第三十八》)等理论参合,则太溪之治疗范围,势必更加广泛。

三、读《灵枢·九针十二原第一》札记

由于"此书久经兵火,已亡失几尽,偶存于东夷"(江少虞《宋朝事实类苑》)至"哲宗纪元祐二十八年正月庚子,诏颁高丽所献《黄帝针经》于天下"(《宋史》),学者始得诵习。而见诸文字为之首先注释者为明·马莳。清·陈梦雷等编著之《古今图书集成医部全录医经注释》中之《灵枢注》,就是援引了马莳和清·张志聪的注解。《九针十二原第一》乃《灵枢》开宗明义之第一篇,首论"小针之要,易陈而难入",继而对形、神、关机、虚实、逆顺、迎随及持针之道与效之信等,皆有论述。由于该文言简意赅,寓意渊微,《灵枢·小针解第三》《素问·针解篇第五十四》及后世之医家虽加阐释,但唯对其中之"微针""小

针""粗守形，上守神""粗守关，上守机""机之动，不离其空""速迟""逆顺""迎随"等之释义，尚多令人莫衷一是之处。此札记即以马、张两家之注释为蓝本，并参照《类经》《灵枢识》《灵枢》《素问》之有关章节，对《九针十二原第一》做了进一步的探讨，妥当与否，尚待同道指正。

（一）微针、小针、毫针、短针

《灵枢·九针十二原第一》曰："黄帝问于岐伯曰：余子万民，养百姓，而收其租税，余哀其不给，而属有疾病，余欲勿使被毒药，无用砭石，欲以微针通其经脉，调其血气，营其逆顺出入之会，令可传于后世，必明为之法，令终而不灭，久而不绝，易用难忘，为之经纪，异其章，别其表里，为之终始，令各有形，先立针经，愿闻其情。岐伯答曰：臣请推而次之，令有纲纪，始于一，终于九焉。"

马莳曰："此帝欲立针经，而伯遂推而次之也。"又曰："《灵枢》者，《内经》篇名，盖《内经》为总名，中有《素问》八十一篇，《灵枢》八十一篇，《素问》曾经唐宝应年间启玄子王冰有注，其《灵枢》自古迄今，并无注释，晋·皇甫士安以《针经》名之。按《本经》首篇九针十二原中，有先立《针经》一语，又《素问·八正神明论篇第二十六》，亦岐伯云：法往古者，先知《针经》也，是《素问》之言，亦出自《灵枢经》首篇耳……内有九针之名，十二原穴，故名篇。自篇内小针之要以下，岐伯尽解于第三篇小针解内，故愚释此篇，即以小针解之义入之，不敢妄用臆说也。然《素问》有针解篇，亦与此二篇小同，当合三篇而观之，其义无蕴矣。"

张志聪曰："毒药所以外攻疾也，砭石所以泄邪也，二者皆攻泻之法。微针能通调血气者也。逆顺出入者，皮肤经脉之血气，有逆顺之行，有出入之会。盖人秉天地之气所生，阴阳血气参合

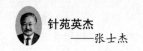

针苑英杰
　　——张士杰

天地之道，运行无息，少有留滞，则为疾病。故帝以天地之道而立九针，用九针之法，以顺人之阴阳血气，而合于天道焉。明其理则易用，持于心则难忘。按篇名九针，而帝曰微针，伯曰小针，是九针之外，又立小针也。"

《灵枢·九针十二原第一》曰："九针之名，各不同形……七曰毫针，长三寸六分……毫针者，尖如蚊虻喙，静以徐往，微以久留之而养，以取痛痹。"《灵枢·九针论第七十八》曰："七者星也。星者，人之七窍……七曰毫针。取法于毫毛，长一寸六分，主寒热痛痹在络者也。"

《灵枢·卫气第五十二》曰："胸气有街，腹气有街，头气有街，胫气有街。故气在头者，止之于脑。气在胸者，止之膺与背腧。气在腹者，止之背腧与冲脉于脐左右之动脉者。气在胫者，止之于气街与承山踝上以下。取此者，用毫针，必先按而在久，应于手，乃刺而予之。所治者，头痛眩仆，腹痛中满暴胀及有新积。痛可移者，易已也，积不痛，难已也。"

《灵枢·玉版第六十》曰："余以小针为细物也，夫子乃言上合之于天，下合之于地，中合之于人，余以为过针之意矣……夫大于针者，惟五兵者焉，五兵者，死之备也，非生之具……夫治民者，亦惟针焉，夫针之与五兵，其孰小乎？……以小治小者其功小，以大治大者多害。"

《素问·针解篇第五十四》曰："人齿面目应星……七针益精。"

《类经·十九卷》曰："七以法星，而合于人之七窍，举七窍之大者言，则通身空窍皆所主也。"

根据上列《黄帝内经》等论断，当以《灵枢识》曰"简按：微针、小针，盖谓九针中之毫针。下文曰尖如蚊虻喙，静以徐往，微以久留是也"之判断，更为贴切。

盖就砭石而言，九针莫不皆微，而毫针又系九针中尤为微小者也，故称"微"，称"小"，一如《素问·宝命全形论篇第二十五》之"毒药无治，短针无取"之"短针"亦非九针之外而又另立者也。不论三寸六分抑或一寸六分，皆毫针是也。

（二）易陈难入

《灵枢·九针十二原第一》曰："小针之要，易陈而难入。"

马莳曰："此详言小针之要，而针道之所以毕也。小针者，即上节微针也。小针之要，虽易陈而人实难入。"

张志聪曰："易陈难入者，易言而难著于人也。"

《灵枢·小针解第三》曰："所谓易陈者，易言也。难入者，难著于人也。"

《类经·十九卷》曰："易陈者，常法易言也。难入者，精微难及也。"

综合诸说，结合临证，似应理解为：常法易言，精微难及且难言传也。亦即"粗之所易，上之所难"（《灵枢·经别第十一》）是也。

（三）形、神、门、原

《灵枢·九针十二原第一》曰："粗守形，上守神。神乎神，客在门，未睹其疾，恶知其原？"

马莳曰："粗工者，下工也。下工泥于形迹，徒守刺法，上工则守人之神，凡人之血气虚实可补可泻，一以其神为主，不但用此针法而已也。所谓神者，人之正气也，神乎哉，此正气不可不守也。邪气之所感，有时如客之往来有期，名之曰客。客在门者，邪客于各经之门户也。若未能先睹何经之疾，则恶知其病源所在，自有所治之处哉。"

张志聪曰："粗守形者，守皮脉肉筋骨之刺，上守神者，守血气之虚实而行补泻也。神乎神，甚赞其得神之妙，门者，正气出入之门。客在门者，邪循正气出入之所也。未睹其何经之疾，恶知其受病之原？言当先察其邪之所在而取之也。"

《灵枢·小针解第三》曰："粗守形者，守刺法也。上守神者，守人之血气有余不足，可补泻也。神客者，正邪共会也，神者，正气也。客者，邪气也。在门者，邪循正气之所出入也。未睹其疾者，先知邪正何经之疾也。恶知其原者，先知何经之病，所取之处也。"

《类经·十九卷》曰："粗工守形迹之见在也……上工察神气于冥冥也……神，正气也。客，邪气也……客在门，言邪之往来，当识其出入也。设未睹其疾之所在，又恶知其当治之原哉。"

《灵枢识》曰："简按：《小针解》曰神客者，正邪共会也。神者，正气也。客者，邪气也。在门者，邪循正气之所出入也。据此，则神乎二字句。神客，谓神与客也。"此论亦可供参考。

上列"形为形迹，神乃正气"之注释似无可非议，而以《类经》之"上工察神气于冥冥"尤为独到，下列经文可证。

《灵枢·终始第九》曰："深居静处，占神往来，闭户塞牖，魂魄不散，专意一神，精气之分，毋闻人声，以收其精，必一其神，令志在针，浅而留之，微而浮之，以移其神，气至乃休。"

《素问·八正神明论篇第二十六》曰："凡刺之法，必候日月星辰，四时八正之气，气定乃刺之……观其冥冥者，言形气荣卫之不形于外，而工独知之，以日之寒温，月之虚盛，四时气之浮沉，参伍相合而调之，工常先见之，然而不形于外，故曰观其冥冥焉。通于无穷者，可以传于后世也，是故工之所以异也。然而不形见于外，故俱不能见也。视之无形，尝之无味，故谓冥冥，若神仿佛……上工救其萌芽，必先见三部九候之气，尽调不败而救之，故曰上工。下工救其已成，救其已败。救其已成者，言不知三部九候之相失，因病而败之也。知其所在者，知诊三部九候之病脉处而治之，故曰守其门户焉，莫知其情，而见邪形也……请言形，形乎形，目冥冥，问其所病，索之于经，慧然在前，按之不得，不知其情，故曰形……请言神，神乎神，耳不闻，目明心开而志先，慧然独悟，口弗能言，俱视独见，适若昏，昭然独明，若风吹云，故曰神。"

于兹可见，凡刺，必先知三部九候之病脉处，神气所游行出入之节之交，而守其门户；必候日月星辰，四时八正之气，气定乃刺之。故医者必神在秋毫，属意病者，观其色，察其目，一其形，听其动静，深居静处，占神往来，必一其神，令志在针，以正患者之神，令气易行也。于此恍惚窈冥之中，取象、格物、求精、存信，此乃凡刺之真，必先治神，五脏已定，九候已备，后乃存针者也。

（四）速、迟

《灵枢·九针十二原第一》曰："刺之微，在速迟。"

马莳："然既知病原，可行刺法，但刺之微妙，在于速迟，速迟者，即针有疾徐之意也。"

《灵枢·小针解第三》曰："刺之微在数迟者，徐疾之意也。"

《类经·十九卷》曰："微，精微也。速迟，知疾徐之宜也。"

《灵枢·邪客第七十一》曰："持针之道，欲端以正，安以静，先知虚实而行疾徐。"

《灵枢·九针十二原第一》曰："凡用针者，虚则实之，满则泄之，宛陈则除之，邪胜则虚之。大要曰徐而疾则实，疾而徐则虚。"

《灵枢·小针解第三》曰："徐而疾则实者，言徐内而疾出也。疾而徐则虚者，言疾内而徐出也。"

《灵枢·终始第九》曰："补须一方实，深取之，稀按其痏，以极出其邪气。一方虚，浅刺之，以养其脉，疾按其痏，无使

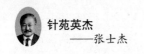

邪气得入。"（按："补须一方实"之"补"，当依据《类经》读为"刺"。）

《灵枢·官能第七十三》曰："疾而徐出，邪气乃出，伸而迎之，摇大其穴，气出乃疾……气下而疾出之，推其皮，盖其外门，真气乃存。"此等皆速迟之意也。

（五）关、机、空、逢、追、期

《灵枢·九针十二原第一》曰："粗守关，上守机，机之动，不离其空，空中之机，清静而微，其来不可逢，其往不可追，知机之道者，不可挂以发，不知机道，叩之不发，知其往来，要与之期，粗之暗乎，妙哉！工独有之。"

马莳曰："粗工则徒守四肢之关节，而不知血气正邪之往来，上工则能守其机，即知此气之往来也。然此机之动，不离于骨空之中，骨空为各经之穴，其间，气有虚实，而用针有疾徐，故空中之机，至清至静至微。针下既已得气，当密意守之勿失也。如气盛则不可补，故其来不可逢也。如气虚则不可泻，故其往不可追也。知机之道者，唯此一气而已，犹不可挂一发以间之，故守此气而勿失也。不知机之道者，虽叩之亦不能发，以其不知虚实，不能补泻，则血气以尽，而气故不下耳。由此观之，必能知其往来有逆顺盛虚之机，然后要与之期，乘气有可取之时。彼粗工冥冥，不知气之微密，其诚暗乎。妙哉，工独有之，真上工尽知针意也。"

张志聪曰："粗守关者，守四肢之关节。上守机者，守其空而当刺之时，如发弩机之速也。不离其空者，乘空而发也。夫邪正之气，各有盛衰之时，宜补宜泻，当静守其空中之微，不可差之毫发，如其气方来，乃邪气正盛，邪气盛则正气大虚，不可乘其气来即迎而补之，当避其邪气之来锐。其气已往，则邪气已衰，而正气将复，不可乘其气往，追而泻之，恐伤其正气，在于方来方去之微,而发其机也。离合真邪论曰:俟邪不审,大气已过,泻之则真气脱,脱则不复,邪气复至而病益蓄,故曰,其往不可追,此之谓也。是以其来不可逢,其往不可追,静守于来往之间而补泻之,少差毫发之间则失矣。粗工不知机道,叩之不发,补泻失时,则血气尽伤,而邪气不下。"

《灵枢·小针解第三》曰:"粗守关者,守四肢而不知血气正邪之往来也。上守机者,知守气也。机之动不离其空中者,知气之虚实,用针之徐疾也。空中之机,清静以微者,针以得气,密意守气勿失也。其来不可逢者,气盛不可补也。其往不可追者,气虚不可泻也。不可挂以发者,言气易失也。叩之不发者,言不知补泻之意也,血气已尽而气不下也。知其往来者,知气之逆顺盛虚也。要与之期者,知气之可取之时也。粗之暗者,冥冥不知气之微密也。妙哉!工独有之者,尽知针意也。"

《类经·十九卷》曰:"粗守关,守四肢之关节也。上守机,察气至之动静也。机之动,不离其空,气机之至,随经皆有其处,可因之而知虚实也。空,孔同。空中之机,清静而微,言察宜详慎也。其来不可逢,其往不可追,来不可逢,勿补其实也。往不可追,勿泻其虚也。知机之道者,不可挂以发,不知机道,叩之不发,机之道者,一气而已,不可挂以发,极言其精不可乱也。叩之不发,用失其道,则气不至也。知其往来,要与之期,知气之往来,有逆顺衰盛之机,而取舍弗失其时也。"

《素问·骨空论篇第六十》曰:"坐而膝痛治其机……侠髋为机。"又曰:"坐而膝痛,如物隐者,治其关……腘上为关。"

于兹可见,粗之与上,绝非仅守此二骨空所处之关与机。骨空者,周身骨节之穴孔,乃神气所游行出入之门户,并非皮肉脉筋骨,即使粗工,亦当知之,因之不能把"粗守关"之关,理解为四肢或四肢关节,而应将之视为上文"粗守形"之"节之交三百六十五会之门户"。粗工不知其要,仅守门户之关,上工

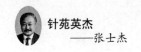

知其要,并守空中之机。《灵枢·九针十二原第一》曰:"节之交三百六十五会,知其要者,一言而终,不知其要,流散无穷,所言节者,神气之所游行出入也,非皮肉脉筋骨也。"以及《素问·玉版论要篇第十五》曰:"五色脉变,揆度奇恒,道在于一,神转不回,回则不转,乃失其机。"皆可证。

《灵枢·官能第七十三》曰:"是故工之用针也,知气之所在,而守其门户,明于调气,补泻所在,徐疾之意,所取之处。"《素问·八正神明论篇第二十六》曰:"知其所在者,知诊三部九候之病脉处而治之,故曰守其门户焉,莫知其情,而见邪形也。"此皆"上守机"也。

《素问·离合真邪论篇第二十七》曰:"故曰刺不知三部九候病脉之处,虽有大过且至,工不能禁也。诛罚无过,命曰大惑,反乱大经,真不可复,用实为虚,以邪为真,用针无义,反为气贼,夺人正气,以从为逆,荣卫散乱,真气已失,邪独内着,绝人长命,予人夭殃。不知三部九候,故不能久长,因不知合之四时五行,因加相胜,释邪攻正,绝人长命。"此"粗守关"者之弊也。

《素问·宝命全形论篇第二十五》曰:"今末世之刺也,虚者实之,满者泄之,此皆众工所共知也。若夫法天则地,随应而动,和之者若响,随之者若影,道无鬼神,独来独往……可玩往来,乃施于人,人有虚实,五虚勿近,五实勿远,至其当发,间不容瞚,手动若务,针耀而匀,静意视义,观适之变,是谓冥冥,莫知其形。见其乌乌,见其稷稷,从见其飞,不知其谁,伏如横弩,起如发机……刺虚者须其实,刺实者须其虚,经气已至,慎守勿失,深浅在志,远近若一,如临深渊,手如握虎,神无营于众物。"

《素问·离合真邪论篇第二十七》曰:"夫邪之入于脉也,寒则血凝泣,暑则气淖泽,虚邪因而入客,亦如经水之得风也,经之动脉,其至也,亦时陇起,其行于脉中,循循然,其至寸口中手也,时大时小,大则邪至,小则平,其行无常处,在阴与阳,不可为度,从而察之,三部九候,卒然逢之,早遏其路……夫邪去络入于经也,舍于血脉之中,其寒温未相得,如涌波之起也,时来时去,故不常在。故曰方其来也,必按而止之,止而取之,无逢其冲而泻之,真气者,经气也,经气太虚,故曰其来不可逢,此之谓也。故曰候邪不审,大气已过,泻之则真气脱,脱则不复,邪气复至,而病益蓄。故曰其往不可追,此之谓也。不可挂以发者,待邪之至时,而发针泻矣。若先若后者,血气已尽,其病不可下,故曰知其可取,如发机,不知其取,如扣椎。故曰知机道者,不可挂以发,不知机道,扣之不发,此之谓也。"此段文字尽赅其来不可逢,其往不可追之意也,乃"工独有之"者是也。

(六)逆、顺、迎、随、和

《灵枢·九针十二原第一》曰:"往者为逆,来者为顺,明知逆顺,正行无问,逆而夺之,恶得无虚,追而济之,恶得无实,迎之随之,以意和之,针道毕矣。"

马莳曰:"所谓往来逆顺者,何哉? 往者其气虚小即为逆,故追而济之,以行补法,恶得无实? 来者形气将平即为顺,故迎而夺之,以行泻法,恶得无虚? 此所以明知逆顺乃正行之道,而不必复问于人,惟以追之随之,而以吾意和之,此针道之所以毕也。按《素问·至真要大论》,亦有明知逆顺,正行无问二语,但彼论标本,而此论针法,辞同而义异也。"

张志聪曰:"知其往来者,知邪正之盛衰,要与之可取之期而取之也。粗工之暗,而良工独知之,是故工之所以异也。若气往则邪正之气虚小,而补泻之为逆,气来则形气邪气相平,而行补泻为顺。是以明知逆顺,正行无问,知往来所处之时而取之也。

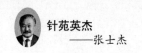

迎而夺之者，泻也，故恶得无虚？追而济之者，补也，故恶得无实？迎之随之，以意和之，针道毕矣。"

《灵枢·小针解第三》曰："往者为逆者，言气之虚而小，小者逆也。来者为顺者，言形气之平，平者顺也。明知逆顺，正行无问者，言知所取之处也。迎而夺之者，泻也。追而济之者，补也。"

《类经·十九卷》曰："往，气之去也，故为之逆。来，气之至也，故为之顺。知往来之逆顺，则正法行之，不必疑而更问也。迎而夺之，恶得无虚，追而济之，恶得无实，逆其气至而夺之，泻其实也，恶得无虚，随其气去而济之，补其虚也，恶得无实。故泻必因吸内针，补必因呼内针，此即迎来随去之义。迎之随之，以意和之，针道毕矣。用针之法，补泻而已，补泻之法，迎随而已，必得其和，则针道毕于是矣。"

《灵枢识》曰："正行无问，志本问作间非。逆而夺之，恶得无虚，追而济之，恶得无实。甲乙，逆，作迎……高武云：迎者逢其气之方来，如寅时气来注于肺，卯时气来注大肠。此时，肺，大肠，气方盛而夺泻之也。随者，随其气之方去，如卯时气去注大肠，辰时气去注于胃，肺与大肠，此时正虚而补济之也。余仿此。"

上列马、张之注，皆源于《小针解》，而《类经》又列举了呼吸迎随补泻之法，《灵枢识》也引证了高武精专之营之补泻法。然而，考《灵枢·逆顺第五十五》曰："气之逆顺者，所以应天地阴阳，四时五行也。脉之盛衰者，所以候血气之虚实有余不足。刺之大约者，必明知病之可刺，与其未可刺，与其已不可刺也……兵法曰无迎逢逢之气，无击堂堂之阵。刺法曰无刺熇熇之热，无刺漉漉之汗，无刺浑浑之脉，无刺病与脉相逆者……上工刺其未生者也，其次刺其未盛者也，其次刺其已衰者也。下工刺其方袭者也，与其形之盛者也，与其病之与脉相逆者也。故曰方其盛也,勿敢毁伤,刺其已衰,事必大昌。故曰上工治未病,不治已病,此之谓也。"此段文字不但说明了往来逆顺,而且有助于理解"其来不可逢"之意。

《灵枢·根结第五》曰:"形气不足,病气不足,此阴阳气俱不足也,不可刺之,刺之则重不足,重不足则阴阳俱竭。血气皆尽,五脏空虚,筋骨髓枯,老者绝灭,壮者不复矣。形气有余,病气有余,此谓阴阳俱有余也,急泻其邪,调其虚实。故曰有余者泻之,不足者补之,此之谓也。故曰刺不知逆顺,真邪相搏,满而补之,则阴阳四溢,肠胃充郭,肝肺内䐜,阴阳相错。虚而泻之,则经脉空虚,血气竭枯,肠胃㒩辟,皮肤薄着,毛腠夭膲,予之死期。故曰用针之要,在于知调阴与阳,调阴与阳,精气乃光,合形与气,使神内藏。故曰上工平气,中工乱脉,下工绝气危生。故曰下工不可不慎也。必审五脏变化之病,五脉之应,经络之实虚,皮之柔脆而后取之也。"

《灵枢·终始第九》曰:"凡刺之道,毕于终始,明知终始,五脏为纪,阴阳定矣。阴者主脏,阳者主腑,阳受气于四末,阴受气于五脏,故泻者迎之,补者随之,知迎知随,气可令和,和气之方,必通阴阳。五脏为阴,六腑为阳,传之后世,以血为盟,敬之者昌,慢之者亡,无道行私,必得夭殃……凡刺之属,三刺至谷气,邪僻妄合,阴阳易居,逆顺相反,沉浮异处,四时不得,稽留淫泆,须针而去,故一刺则阳邪出,再刺则阴邪出,三刺则谷气至,谷气至而止。所谓谷气至者,已补而实,已泻而虚,故以知谷气至也。邪气独去者,阴与阳未能调而病知愈也。故曰补则实,泻则虚,痛虽不随针,病必衰去矣。阴盛而阳虚,先补其阳,后泻其阴而和之,阴虚而阳盛,先补其阴,后泻其阳而和之……久病者,邪气入深,刺此病者,深内而久留之,间日而复刺之,必先调其左右,去其血脉,刺道毕矣。"此尽赅逆顺、迎随、补虚、泻实、以意和之之意也。和者,上工平也。

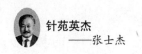

（七）虚、实、徐、疾、有无、先后、存亡、得失

《灵枢·九针十二原第一》曰："凡用针者，虚则实之，满则泄之，宛陈则除之，邪盛则虚之，大要曰：徐而疾则实，疾而徐则虚。言实与虚，若有若无，察后与先，若存若亡，为虚为实，若得若失。虚实之要，九针最妙。"

马莳曰："此承上文而言用针之要，全凭虚实以为补泻也。凡用针者，其气口虚则当补之，故曰虚则实之也。其气口盛则当泻之，故曰满则泄之也。气口为百脉所朝，故候此以知盛虚。《素问·阴阳别论》云：气口成寸，以决死生。血脉相结，则当去之，故曰宛陈则除之也。诸经邪盛，则当泻之，故曰邪胜则虚之也。大要有曰凡欲补者，徐纳其针而疾出之则为补，故曰徐而疾则实也。凡欲泻者，疾纳其针而徐出之则为泻，故曰疾而徐则虚也。然言实与虚，其若有而若无者，盖实者止于有气，虚者止于无气，气本无形，似在有无之间耳……为虚为实，其若得而若失者，盖泻之而虚，怳然若有所失，补之而实，怭然若有所得，亦以虚实本于一气，似在得失之间耳。由此观之，则虚实二字，实为用针之要，其九针之最妙者乎！"

张志聪曰："所谓虚则实之者，气口虚而当补之也。满则泄之者，气口盛而当泻之也，宛陈则除之者，去脉中之蓄血也。邪胜则虚之者，言诸经有盛者，皆泻其邪也。徐而疾则实者，徐内而疾出也。疾而徐则虚者，疾内而徐出也。言实与虚，若有若无者，实者有气，虚者无气也。察后与先，若亡若存者，言气之虚实，补泻之先后也，察其气之以下与常存也。为虚为实，若得若失者，言补者怭然若有得也，泻则怳然若有失也。此以上论小针之法，后此则论九针之法也。虚实之要，九针最妙，为其各有所宜也。"

《灵枢·小针解第三》曰："所谓虚则实之者，气口虚而当补之也。满则泄之者，气口盛而当泻之也。宛陈则除之者，去血脉也。邪胜则虚之者，言诸经有盛者皆泻其邪也。徐而疾则实者，言徐内而疾出也。疾而徐则虚者，言疾内而徐出也。言实与虚若有若无者，言实者有气，虚者无气也。察后与先若亡若存者，言气之虚实，补泻之先后也，察其气之已下与常存也。为虚为实，若得若失者，言补者佖然若有得也，泻则怳然若有所失也。"

《素问·针解篇第五十四》曰："刺虚则实之者，针下热也，气实乃热也。满而泄之者，针下寒也，气虚乃寒。宛陈则除之者，出恶血也。邪胜则虚之者，出针勿按。徐而疾则实者，徐出针而疾按之。疾而徐则虚者，疾出针而徐按之。言实与虚者，寒温气多少也，若无若有者，疾不可知也。察后与先者，知病先后也。为虚与实者，工勿失其法。若得若失者，离其法也。虚实之要，九针最妙者，为其各有所宜也。"

《类经·十九卷》曰："用针之要，全凭虚实以为补泻，实即补也。泄即泻也。宛，郁同。陈，积也。除之，去其滞。虚之，泄其邪也。徐出针而疾按之为补，故虚者可实。疾出针而徐按之为泻，故实者可虚。实之与虚，在有气无气耳，气本无形，故若有若无，善察之者，神悟于有无之间。察后与先，求病所急而治分先后也。若存若亡，察气之行与不行，以为针之去留也。欲虚而虚，欲实而实，是得法也。粗工妄为，则失之矣。虚实之要，九针最妙。各有所宜之要也。"

《灵枢识》曰："大要。简案，盖古经篇名……小针解云，为虚为实，若得若失者，言补者佖然若有得也。泻则怳然若有失也。知张注失经旨矣。"

上列注释，当以《小针解》、马莳及张志聪论为是。

《素问·宝命全形论篇第二十五》曰："天覆地载，万物悉备，莫贵于人，人以天地之气生，四时之法成……夫人生于地，悬命于天，天地合气，命之曰人。人能应四时者，天地为之父

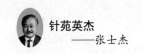
针苑英杰
——张士杰

母,知万物者,谓之天子。天有阴阳,人有十二节,天有寒暑,人有虚实。能经天地阴阳之化者,不失四时,知十二节之理者,圣智不能欺也,能存八动之变,五胜更立,能达虚实之数者,独出独入,胠吟至微,秋毫在目……何如而虚,何如而实?……刺实者须其虚,刺虚者须其实。经气已至,慎守勿失,深浅在志,远近若一,如临深渊,手如握虎,神无营于众物。"

《灵枢·邪客第七十一》曰:"故本输者,皆因其气之虚实疾徐以取之,是谓因冲而泻,因衰而补,如是者,邪气得去,真气坚固,是谓因天之序……持针之道,欲端以正,安以静,先知虚实,而行疾徐,左手执骨,右手循之,无与肉果,泻欲端以正,补必闭肤,辅针导气,邪得淫泆,真气得居。"

《素问·调经论篇第六十二》曰:"余闻《刺法》言,有余泻之,不足补之。何谓有余,何谓不足?……神有余有不足,气有余有不足,血有余有不足,形有余有不足,志有余有不足,凡此十者,其气不等也……人有精气津液,四支九窍,五脏十六部,三百六十五节,乃生百病,百病之生,皆有虚实。今夫子乃言有余有五,不足亦有五,何以生之乎?……皆生于五脏也。夫心藏神,肺藏气,肝藏血,脾藏肉,肾藏志,而此成形。志意通,内连骨髓,而成身形、五脏。五脏之道,皆出于经隧,以行血气,血气不和,百病乃变化而生,是故守经隧焉。"

《素问·通评虚实论篇第二十八》曰:"邪气盛则实,精气夺则虚。"

《素问·刺志论篇第五十三》曰:"气实形实,气虚形虚,此其常也,反此者病。谷盛气盛,谷虚气虚,此其常也,反此者病。脉实血实,脉虚血虚,此其常也,反此者病……夫实者气入也,虚者气出也。气实者热也,气虚者寒也。入实者,左手开针空也,入虚者,左手闭针空也。"

《素问·八正神明论篇第二十六》曰:"虚邪者,八正之虚邪气也。正邪者，身形若用力，汗出腠理开，逢虚风，其中人也微，故莫知其情，莫见其形。"

《灵枢·官能第七十三》曰："邪气之中人也，洒淅动形。正邪之中人也微，先见于色，不知于其身，若有若无，若亡若存，有形无形，莫知其情，是故上工之取气，乃救其萌芽，下工守其已成，因败其形。是故工之用针也，知气之所在，而守其门户，明于调气，补泻所在，徐疾之意，所取之处。泻必用员，切而转之，其气乃行，疾而徐出，邪气乃出，伸而迎之，遥大其穴，气出乃疾。补必用方，外引其皮，令当其门，左引其枢，右推其肤，微旋而徐推之，必端以正，安以静，坚心无解，欲微以留，气下而疾出之，推其皮，盖其外门，真气乃存，用针之要，无忘其神。"

《素问·离合真邪论篇第二十七》曰："若先若后者，血气已尽，其病不可下……然真邪以合，波陇不起，候之奈何？……循三部九候之盛虚而调之，察其左右上下相失及相减者，审其病脉以期之。"

此皆虚实、补泻、徐疾、有无、后先、存亡、得失也。

（八）补泻、排阳、轻重、迎随、开阖

《灵枢·九针十二原第一》曰："补泻之时，以针为之，泻曰必持内之，放而出之，排阳得针，邪气得泄。按而引针，是谓内温，血不得散，气不得出也。补曰随之，随之意，若妄之，若行若按，如蚊虻止，如留如还，去如弦绝，令左属右，其气故止，外门已闭，中气乃实，必无留血，急取诛之。"

马莳曰："其泻者，始必持针以纳之，终必放针以出之，排阳气以得针，则邪气自得泄矣。其补者按而引针以入之，是谓内温，使血不得散，气不得出，此则所以补之也。补之者，随之也。随之之意，若人之意，妄有所之，若人之出，妄有所行，若

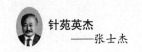

针苑英杰
——张士杰

人之指,妄有所按,如蚊虻止于其中,如有所留而复有所还,及针将去时,如弦之绝,即始徐而终疾者也。右手出针而左手闭其外门,乃令左属右之法,其正气已止于其中,门户已闭于其外,中气乃实,必无留血,如有留血,当急取以责之。但此补法,必无留血者也。按此节明解于小针解篇,彼《素问》针解篇,所解与此稍异。"

张志聪曰:"排阳得针者,排针而得阳气也。得其正气则邪气去矣。内温者,针下热也,谓邪气去而正气不出也。此论泻邪而养其正也。随之者,追而济之也,之,往也。若妄之者,虽追之而若无有所往。若行若按,如蚊虻止,如留而还也。去如弦绝者,疾出其针也。令左手按痏,右手出针,其正气故得止于内,外门已闭,中气乃实矣。此补正运邪之法,故必无留血,设有留血,急取而诛之,庶无后患也。"

《素问·针解篇第五十四》曰:"补泻之时者,与气开阖相合也。九针之名各不同形者,针穷其所当补泻也。刺实须其虚者,留针,阴气隆至,乃去针也。刺虚须其实者,阳气隆至,针下热乃去针也。经气已至,慎守勿失者,勿变更也。"

《类经·十九卷》曰:"当补当泻,用有其时,在气会之顷……凡用泻者,必持内之,谓持之坚而入之锐也。放而出之,谓因其气来,出之疾而按之徐也。故可排开阳道,以泄邪气……凡用补者,必按其穴而引退其针,是谓内温,故血不散气不出而虚者实矣……随者,因其气去,追而济之也。妄,虚妄也。意若妄之,言意会于有无之间也。若行若按,言行其气按其处也。如蚊虻止,言当轻巧无迹而用得其精也。如留如还,去如弦绝。留,留针也。还,出针也。去如弦绝,轻且捷也,故无损而能补。令左属右,其气故止,外门已闭,中气乃实。右手出针,左手随而按扪之,是令左属右也,故门户闭于外,中气实于内。必无留血,急取诛之,凡取血络者,不可使有留血,宜急去之也。"

第二章
谈针论道

《灵枢识》曰:"泻曰:必持内之,放而出之,排阳得针。《甲乙》作迎之,迎之意,必持而内之,放而出之,排阳出针……简案,据下文补曰,《甲乙》近是。按而引针,是谓内温。简案,连下二句言补法。若病当用泻法,而反按而引针以补之,是谓内温。引针谓退其针。温,蕴同。乃《素问》温血之温,谓血气蕴蓄于内,而不得散泄也。诸注并接下文补曰为释。恐误……妄,《甲乙》作忘……还,《甲乙》作环……以理推之。此间恐有遗脱。"

上列注释中之"始徐而终疾""左手按痏,右手出针……外门已闭,中气乃实""必持内之,谓持之坚而入之锐""意若妄之,言意会于有无之间""如蚊虻止,言当轻巧无迹而用得其精也""凡取血络者,不可使有留血,宜急去之也",以及《灵枢识》与《针解篇》之释文均资借鉴,唯对排阳得针等释意却较含混。

《灵枢·九针论第七十八》曰:"一者,天也。天者,阳也。五脏之应天者肺也。肺者五脏六腑之盖也。皮者,肺之合也,人之阳也。"据此可明"排阳"之意。

《灵枢·终始第九》曰:"一方实,深取之,稀按其痏,以极出其邪气。一方虚,浅刺之,以养其脉,疾按其痏,无使邪气得入。邪气来也紧而疾,谷气来也徐而和。脉实者,深刺之,以泄其气;脉虚者,浅刺之,使精气无得出,以养其脉,独出其邪气。"

《灵枢·官针第七》曰:"疾浅针深,内伤良肉,皮肤为痈。病深针浅,病气不泻,支为大脓。病小针大,气泻太甚,疾必为害。病大针小,气不泄泻,亦复为败。失针之宜,大者泻,小者大移。"

《素问·调经论篇第六十二》曰:"泻实者,气盛乃内针,针与气俱内,以开其门,如利其户,针与气俱出,精气不伤,邪气乃下,外门不闭,以出其疾,摇大其道,如利其路,是谓大泻,

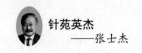

必切而出，大气乃屈……持针勿置，以定其意，候呼内针，气出针入，针空四塞，精无从去，方实而疾出针，气入针出，热不得还，闭塞其门，邪气布散，精气乃得存，动气候时，近气不失，远气乃来，是谓追之。"

此尽释必持内之，放而出之，排阳得针，邪气得泄及若行若按如留如还之义矣。而"按而引针，是谓内温，血不得散，气不得出也"者，乃告诫泻法时切勿按而引针也。

（九）坚、神、悬阳、两卫

《灵枢·九针十二原第一》曰："持针之道，坚者为宝，正指直刺，无针左右，神在秋毫，属意病者，审视血脉，刺之无殆。方刺之时，必在悬阳，及与两卫，神属勿去，知病存亡。血脉者，在腧横居，视之独澄，切之独坚。"

马莳曰："此言持针之道，在守医者之神气，以视病者之血脉也。持针之道，贵于至坚，故坚者为宝，既以坚持其针，乃正指而直刺之，无得轻针左右，当自守神气，不可眩惑，其妙在于秋毫之间而已。上文言上守神者，病者之神气，而此曰神在秋毫，神属勿去，乃医工之神气也。所谓神在秋毫者，何哉？须知属意于病者，审视其血脉之虚实而刺之，则无危殆矣。方刺之时，又在扬吾之卫气为阳气者，精爽不昧。而病人之卫气亦阳气也，当彼此皆扬，使吾之神气，属意于病者而勿去，则病之存亡可得而知也。然血脉何以验之？在于各经腧穴而横居其中者是也。视之独澄，切之独坚，此其为血脉耳。然必先自守其神，而后可以视病人之血脉，其乃要之要乎？"

张志聪曰："坚者，手如握虎也。正指直刺者，义无邪下，欲端以正也。神在秋毫，审视病者，静志观病患，无左右视也。悬阳，心也。心藏神，方刺之时，得之于心，则神属于病者。而知病之存亡矣。经云：取血于荣，取气于卫。卫气行阳行阴者也，故于两卫间以取阴阳之气。卫气行篇曰，是故谨候气之所在而刺之，是谓逢时。病在于三阳必候其气在阳分而刺之，病在于三阴，必候其气在阴分而刺之。腧，经腧也。刺节真邪篇曰，六经调者，谓之不病。一经上实下虚而不通者，此必有横络，盛加于大经，令之不通，视而泻之，此所谓解结也。故有血络横在于经腧者，当视之独清，切之独确而去之也。"

《素问·针解篇第五十四》曰："如临深渊者，不敢堕也。手如握虎者，欲其壮也。神无营于众物者，静志观病人，无左右视也。义无邪下者，欲端以正也。必正其神者，欲瞻病人目，制其神，令气易行也。"

《类经·十九卷》曰："持针之道，坚者为宝，正指直刺，无针左右，坚而有力，则直达病所，正而不斜，则必中气穴。神在秋毫，属意病者，审视血脉者，刺之无殆。医之神见，在悉秋毫，必精必确，加意病者，详审血脉，然后刺之，庶无危殆。方刺之时，必在悬阳，及与两卫。悬，犹言举也。阳，神气也。凡刺之时，必先举神气为主，故曰悬阳。两卫者，卫气在阳，肌表之卫也，脾气在阴，脏腑之卫也，二者皆神气所居，不可伤犯。凡用针者，首宜顾此，故曰两卫。师传篇曰，脾者主为卫……血脉者，在腧横居，视之独澄，切之独坚，上文言神气之所居，此言血脉之所在也，视之独澄者，必欲索其隐。切之独坚者，必欲拔其本也。"

《灵枢识》曰："坚者为宝。《甲乙》宝作实。王注《素问》针解篇，手如握虎者，欲其壮也。云壮，谓持针坚定也。《针经》曰，持针之道，坚者为实，则其义也。《新校正》云，按《甲乙经》，实字作宝，乃与今本异……王注正指直刺，针无左右，神在秋毫……目绝妄视，心专一务，则用之必中，无或误也……必在悬阳，及与两卫。《甲乙》必作心。卫作衡。注云，一作冲……简案，马，阳为扬。志，以悬阳为心。并义难通，姑仍张

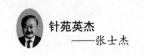

注。血脉者,《甲乙》,血上有取字,是。在腧横居,视之独澄,切之独坚。《甲乙》,澄作满。"

上列注释中之"此言持针之道,为守医者之神气,以视病者之血脉也""坚者,手如握虎也。正指直刺者,义无邪下,欲端以正也""卫气行阳行阴者也,故于两卫间以取阴阳之气""悬,犹言举也。阳,神气也。凡刺之时,必先举神气为主,故曰悬阳"。当属无疑。《灵枢识》所引文字亦可供参考。兹再就此段文字中之悬阳、两卫等引证有关经文,以详明之。

《灵枢·邪气脏腑病形第四》曰:"刺之有道乎?……刺此者,必中气穴,无中肉节,中气穴则针游于巷,中肉节即皮肤痛,补泻反则病益笃。"

《灵枢·刺节真邪第七十五》曰:"用针者,必先察其经络之实虚,切而循之,按而弹之,视其应动者,乃后取之而下之。六经调者,谓之不病,虽病,谓之自已也。一经上实下虚而不通者,此必有横络,盛加于大经,令之不通,视而泻之,此所谓解结也。"

《素问·三部九候论篇第二十》曰:"上实下虚,切而从之,索其结络脉,刺出其血,以见通之。"

《灵枢·官针第七》曰:"脉之所居深不见者,刺之,微内针而久留之,以致其空脉气也。脉浅者勿刺,按绝其脉乃刺之,无令精出,独出其邪气耳。所谓三刺则谷气出者,先浅刺绝皮以出阳邪,再刺则阴邪出者,少益深,绝皮至肌肉,未入分肉间也,已入分肉之间,则谷气出。故《刺法》曰,始刺浅之,以逐邪气而来血气,后刺深之,以致阴气之邪,最后刺极深之,以下谷气,此之谓也。"

《灵枢·卫气第五十二》曰:"其浮气之不循经者为卫气,其精气之行于经者为营气,阴阳相随,外内相贯,如环之无端。"

《灵枢·师传第二十九》曰:"脾者主为卫。"

《灵枢·营卫生会第十八》曰:"卫气行于阴二十五度,行于阳二十五度,分为昼夜,故气至阳而起,至阴而止……营出于中焦,卫出于下焦……夫血之与气,异名同类……营卫者,精气也。血者,神气也。故血之与气,异名同类焉。"

《灵枢·卫气行第七十六》曰:"卫气之在于身也,上下往来不以期,候气而刺之,奈何?……常以平旦为纪,以夜尽为始……日入而止,随日之长短,各以为纪而刺之,谨候其时,病可与期,失时反候者,百病不治,故曰刺实者,刺其来也。刺虚者,刺其去也。此言气存亡之时,以候虚实而刺之。是故,谨候气之所在而刺之,是谓逢时,病在于三阳,必候其气在于阳而刺之,病在于三阴,必候其气在阴分而刺之。"

《灵枢·禁服第四十八》曰:"凡刺之理,经脉为始,营其所行,知其度量,内刺五脏,外刺六腑,审察卫气,为百病母,调其虚实,虚实乃止,泻其血络,血尽不殆矣。"

悬阳、两卫之意据此可明。

(十)邪、浊、清、浅深

《灵枢·九针十二原第一》曰:"夫气之在脉也,邪气在上,浊气在中,清气在下。故针陷脉则邪气出,针中脉则浊气出,针太深则邪气反沉,病益。故曰,皮肉筋脉,各有所处,病各有所宜,各不同形,各以任其所宜,无实无虚。损不足而益有余,是谓甚病,病益甚。取五脉者死,取三脉者恇,夺阴者死,夺阳者狂,针害毕矣。"

马莳曰:"此言三气之当刺,而又举针害以为戒也。邪之中人也高,凡风寒暑雨之邪,由风府风门而入,故曰邪气在上也。水谷皆入于胃,其精微之气,上注于肺,而寒温不适,饮食不节,则浊气留于肠胃而病生,故曰浊气在中也。清湿之地气中人也,必从足始,故曰清气在下也。治之者必针于上,以攻其陷脉,则

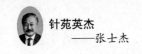

上之邪气可出。针其中脉，以取足阳明胃经之合，即三里穴，则中之浊气可出。然针之勿宜太深。正心浅浮之病，不欲深刺，若刺之深，则邪气从之反沉而病益也。故曰皮肉筋脉经络，各有所处，九针各不同形，各当任其所宜，无实其实而益其有余，无虚其虚而损其不足，若实实虚虚，是谓甚人之病，彼病反益甚也。凡病在中气不足，用针以大泻其诸经之脉，则五脏皆虚，故曰取五脉者死。手足各有三阳，若尽泻三阳之气，则病人恇然而形体难复，故曰取三脉者恇。《本经》玉版篇云，追之五里，中道而止，五至而已，五往而脏之气尽。言五里系手阳明大肠经穴，乃禁刺者也。追之五里以泻之，中道以出针，又复刺之者五，则五次泻之，而脏之气已尽。所谓脏者，手太阴肺经也。肺为百脉之宗，故曰夺阴者死也。取三阳之脉而夺之已尽，故曰夺阳者狂也。"

张志聪曰："此复论小针刺邪之法，而并论其要害焉，风雨寒暑之中人也高，故邪气在上也，水谷入胃，其精气上注于肺，浊留于肠胃，寒温不适，饮食不节，病生于肠胃，故浊气在中也。清湿地气之中人也，必从足始，故清气在下也。陷脉，额颅之脉，显陷于骨中，故针陷脉则阳之表邪去矣。中脉，足阳明之合，三里穴也，针太深则邪气反沉者，言浮浅之病，不欲深刺也，深则邪气从之入，故曰反沉。皮肉筋骨，各有所处者，言经络各有所主也。故病各有浅深之所宜，形有皮肉筋脉之不同，各随任其所宜而刺之。无实实，无虚虚，若损不足而益有余，则病益甚矣。五脉，五脏诸阴之脉也。如中气不足，则血脉之生原已虚，再大泻其诸阴之脉，是虚于中而脱于外也。三脉，三阳之脉。恇，怯也，言尽泻三阳之气，令病患怯然不复也。夺阴者死，言取人之五里五往者也。玉版篇曰，迎之五里，中道而止，五至而已，五往而脏之气尽矣。夺阳者狂，正言取之五里而或夺其阳也。此论针之为害毕矣。张开之曰：取尺之五里，取皮肤阳分之气血也。而曰夺阴者，谓阳分之气血，生于五脏之阴也，病在中气不足，而大泻诸阴之脉者死，谓诸阴之脉，生于中焦之阳明，阳生于阴而阴生于阳也。"

《灵枢·小针解第三》曰："夫气之在脉也，邪气在上者，言邪气之中人也高，故邪气在上也。浊气在中者，言水谷皆入于胃，其精气上注于肺，浊留于肠胃，言寒温不适，饮食不节，而病生于肠胃，故命曰浊气在中也。清气在下者，言清湿地气之中人也，必从足始，故曰清气在下也。针陷脉，则邪气出者，取之上，针中脉则浊气出者，取之阳明合也。针太深则邪气反沉者，言浅浮之病，不欲深刺也。深则邪气从之入，故曰反沉也。皮肉筋脉各有所处者，言经络各有所主也。取五脉者死，言病在中，气不足，但用针尽大泻其诸阴之脉也。取三阳之脉者，唯言尽泻三阳之气，令病人恇然不复也，夺阴者死，言取尺之五里五往者也。夺阳者狂，正言也。"

《素问·针解篇第五十四》曰："深浅在志者，知病之内外也。近远如一者，深浅其候等也。"

《类经·二十二卷》曰："邪气在上者，贼风邪气也。浊气在中者，水谷之气也。清气在下者，寒湿之气也……经络疾病，各有所处，九针各不同形，故其任用亦各有所宜也。无实者，无实实也。无虚者，无虚虚也。反而为之，不惟不治病，适所以增病。"余皆引《小针解》之释义。

《灵枢识》曰："病各有所宜。《甲乙》宜，作舍，是。无实无虚，《甲乙》作无实实虚虚，是。"余同诸家注释。

上列注释均出《小针解》，当以《小针解》为是，唯"夺阴者死，言取尺之五里五往者也"一句，当视为此"夺阴者死"，乃刺五里五往之所致，故当刺禁。可参照《灵枢·玉版第六十》原文。

《灵枢·本输第二》曰："阴尺动脉在五里，五腧之禁也。"

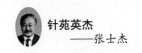
针苑英杰
——张士杰

《素问·刺要论篇第五十》曰："病有浮沉，刺有浅深，各至其理，无过其道，过之则内伤，不及则生外壅，壅则邪从之，浅深不得，反为大贼，内动五脏，后生大病。"据此可明此段文字之意也。"针太深则邪气反沉，病益"者，过谷气至而止之刺也。"清气在下"若系指"清湿地气之中人也，必从足始"则可借鉴"上热下寒"，用"引而下之"之法，"视其虚脉而陷之于经络者取之，气下乃止"。

《灵枢·五乱第三十四》曰："气在于肠胃者，取之足太阴、阳明，不下者，取之三里，气在于头者，取之天柱、大杼，不知，取足太阳荥俞……徐入徐出，谓之导气，补泻无形，谓之同精，是非有余不足也，乱气之相逆也。"

《灵枢·刺节真邪第七十五》曰："上寒下热，先刺其项太阳，久留之。已刺则熨项与肩胛，令热下合乃止，此所谓推而上之者也。上热下寒，视其虚脉而陷之于经络者取之，气下乃止，此所谓引而下之者也。"

《灵枢·终始第九》曰："凡刺之属，三刺至谷气……故一刺则阳邪出，再刺则阴邪出，三刺则谷气至，谷气至而止。所谓谷气至者，已补而实，已泻而虚，故以知谷气至也。"

《灵枢·官针第七》曰："所谓三刺则谷气出者，先浅刺绝皮，以出阳邪，再刺则阴邪出者，少益深，绝皮至肌肉，未入分肉间也，已入分肉之间，则谷气出。故《刺法》曰，始刺浅之，以逐邪气，而来血气，后刺深之，以致阴气之邪，最后刺极深之，以下谷气，此之谓也。"

《灵枢·卫生失常第五十九》曰："色起两眉薄泽者，病在皮。唇色青黄赤白黑者，病在肌肉。营气濡然者，病在血气。目色青黄赤白黑者，病在筋。耳焦枯受尘垢，病在骨……夫病变化，浮沉深浅，不可胜穷，各在其处，病间者浅之，甚者深之，间者小之，甚者众之，随变而调气，故曰上工。"

《灵枢·官针第七》曰："直针刺者，引皮乃刺之，以治寒气之浅者也。"

《灵枢·寿夭刚柔第六》曰："阴中有阴，阳中有阳，审知阴阳，刺之有方，得病所始，刺之有理，谨度病端，与时相应，内合于五脏六腑，外合于筋骨皮肤，是故内有阴阳，外亦有阴阳，在内者五脏为阴，六腑为阳；在外者筋骨为阴，皮肤为阳。"

《灵枢·邪气脏腑病形第四》曰："荥输治外经，合治内腑。"

《灵枢·玉版第六十》曰："人之所受气者谷也，谷之所注者胃也，胃者水谷气血之海也，海之所行云气者天下也。胃之所出气血者经隧也，经隧者，五脏六腑之大络也，迎而夺之而已矣……迎之五里，中道而止，五至而已，五往而脏之气尽矣。故五五二十五而竭其输矣，此所谓夺其天气者也，非能绝其命，而倾其寿者也……善乎方，明哉道，请著之玉版，以为重宝，传之后世，以为刺禁，令民勿敢犯也。"此明针之能杀生人者也，不可不戒。

（十一）气至、去、留

《灵枢·九针十二原第一》曰："刺之而气不至，无问其数。刺之而气至，乃去之，勿复针。针各有所宜，各不同形，各任其所为。刺之要，气至而有效，效之信，若风之吹云，明乎若见苍天，刺之道毕矣。"

马莳曰："此又言刺道之要，以气之至与不至为度也。凡刺之而气尚未至，当无问其数以守之，所谓如待贵人不知日暮者是也，若刺之而气已至，则乃去其针耳。上文曰，皮肉筋脉，各有所处，病各有所宜，各不同形，各以任其所宜，而此又重言针各有所宜，各不同形，各任其所为者，叮咛之意也。所谓刺之而气至，乃去之勿复针者，何也？正以刺之为要，既以气至而有效，则信哉有效之时，若风吹云，明乎若见苍天，此为有效之验也。"

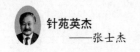

张志聪曰:"此言刺之效,以得气为要也。上文言病各有所宜,此言针各有宜,而有大小长短之形不同,各任其所宜而用之也。若风之吹云,明乎若见青天,邪散而正气光明也。"

《灵枢·小针解第三》曰:"为虚与实若得若失者,言补者佖然若有得也,泻则怳然若有失也……气至而去之者,言补泻气调而去之也。"

《类经·十九卷》曰:"无问其数者,必以气至为度也,即如待贵人,不知日暮之谓。气至勿复针,恐其真气脱也。皮肉筋骨,病各有处,用针各有所宜也。刺以气为要,以效为信,得其要则效,故如风之吹云,邪气去则正气见,故明乎若见苍天也。"

《灵枢识》曰:"明乎若见苍天。《甲乙》作昭然于天。"

《灵枢·终始第九》曰:"凡刺之道,气调而止,补阴泻阳,音气益彰,耳目聪明,反此者血气不行,所谓气至而有效者,泻则益虚,虚者脉大如其故而不坚也,坚如其故者,适虽言故,病未去也。补则益实,实者脉大如其故而益坚也,夫如其故而不坚者,适虽言快,病未去也。故补则实,泻则虚,痛虽不随针减,病必衰去。"

《灵枢·官针第七》曰:"九针之宜,各有所为,长短大小,各有所施也。不得其用,病弗能移。"

此尽赅"刺之要,气至而有效,效之信,若风之吹云"之意矣。

(十二)二十七气

《灵枢·九针十二原第一》曰:"黄帝曰,愿闻五脏六腑所出之处。岐伯曰,五脏五腧,五五二十五腧,六腑六腧,六六三十六腧。经脉十二,络脉十五,凡二十七气以上下。所出为井,所溜为荥,所注为输,所行为经,所入为合,二十七气所行,皆在五腧也。"

第二章
谈针论道

马莳曰："此言脏腑有井荥输原经合之穴，皆经络之脉所游行也。五脏者，心肝脾肺肾也。每脉有井荥输经合之五腧，则五五二十五腧也。六腑者，胆胃大肠小肠三焦膀胱也，每腑有井荥输原经合之六腧，则六六三十六腧也。夫脏有五，腑有六，而又加心包络一经，则经脉计有十二，十二经有十二络穴，又加以督之长强，任之尾翳及脾又有大包，则络脉计有十五，以十二而加十五，凡有二十七气也。以此井荥输原经合之腧，而行上行下，其始所出之穴，名为井穴，如水之所出，从山下之井始也，如肺经少商之类，水从此而流，则为荥穴，荥者，释文为小水也，如肺经鱼际之类，又从此而注，则为输穴，输者，注此而输运之也，如肺经太渊之类，又从而经过之，则为经穴，如肺经经渠之类，又从而水有所会则为合穴，如肺经尺泽之类。是二十七气所行，皆在此井荥输经合之五腧耳。言五腧而不言原穴者，以阴经有腧而无原，而阳经之原以腧并之也。此十五络穴，据《本经》经脉篇而言。《难经》不言长强尾翳，而言阳跷阴跷者，非经旨也。又据《素问》平人气象论则胃有二络，乃丰隆虚里，观脾有二络，公孙大包，则胃宜有二络也。"

张志聪曰："此言用针者，当知脏腑经脉之血气生始出入。夫荣卫气血，皆生于胃腑水谷之精。荣行脉中，卫行脉外。血行脉中，气行脉外。然脉内之血气，从络脉而渗灌于脉外，脉外之气血，从络脉而溜注于脉中。外内出入相通也。五脏内合五行，故其腧五。六腑外合六气，故其腧六。盖六气生于五行，而有二火也。经脉十二，六脏六腑之经脉也。络脉十五，脏腑之十二大络及督脉之长强，任脉之尾翳，脾之大包，凡二十七脉之血气，出入于上下手足之间，所出为井，所溜为荥，所注为输，所行为经，所入为合。此二十七气之所行，皆在于五腧。盖十二经脉之血气，本于五脏五行之所生，而脉外皮肤之气血，出于五脏之大络，溜注于荥输，而与脉内之血气，相合于肘膝之间，此论脏腑

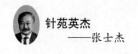

经脉之血气出入。"

《类经·八卷》曰:"言脉气所出之处也,五腧,即各经井荥输经合穴,皆谓之腧。六腑复多一原穴,故各有六腧。脏有五,腑有六,而复有手厥阴心主一经,是为十二经。十二经各有络脉,如手太阴别络在列缺之类是也。此外又有任脉之络曰尾翳,督脉之络曰长强,脾之大络曰大包,共为十五络,十二、十五,总二十七气,以通周身上下也。脉气由此而出,如井泉之发,其气正深也。急流曰溜,小水曰荥,脉出于井而溜于荥,其气尚微也。注,灌注也,输,输运也。脉注于此而输于彼,其气渐盛也。脉气大行,经营于此,其气正盛也。脉气至此,渐为收藏,而入合于内也。二十七经络所行之气,皆在五腧之间也。"

《灵枢识》曰:"六十三难杨注云:凡脏腑皆以井为始,井者谓谷井尔,非谓掘作之井,山谷之中,泉水初出之处,名之曰井,井者主出之义也。泉水既生,留停于近荥,迂未成大流,故名之曰荥。荥,小水之状也。此溜读为留也。经行既达,合会于海,故名之曰合,合者会也。"按此段文字当以张志聪"盖十二经脉之血气,本于五脏五行之所生,而脉外皮肤之气血,出于五脏之大络。溜注于荥俞,而与脉内之血气,相合于肘膝之间,此论脏腑经脉之血气出入"之阐述为然。

(十三)节与穴

《灵枢·九针十二原第一》曰:"节之交,三百六十五会,知其要者,一言而终,不知其要,流散无穷,所言节者,神气之所游行出入也,非皮肉筋骨也。"

马莳曰:"此言节之所交,正神之所出入,此其为要之当知也。凡节之所交,计三百六十五会,实经络渗灌诸节者也。此节者,乃要之所在,故能知其要,可一言而终,不知其要,则流散无穷矣。且节者,即神气之所游行出入也,非皮肉筋骨之谓也。

由此观之，则欲行针者，当守其神，而欲守其神，当知其节，学者可不于三百六十五会而求之哉？"

张志聪曰："此言刺节者，当知神气之所出入也。神气者，真气也。所受于天，与谷气并而充身者也。故知其要，一言而终，不知其要，流散无穷，此络脉之渗灌诸节，非皮肉筋骨也。"

《类经·八卷》曰："人身气节之交，虽有三百六十五俞，而其要则在乎五腧而已，故知其要，则可一言而终，否则流散无穷而莫得其绪矣。神气之所游行出入者，以穴俞为言也。故非皮肉筋骨之谓。知邪正之虚实而取之弗失，即所谓知要也。小针解曰，节之交，三百六十五会者，络脉之渗灌诸节者也。即此神气之义。"

此段文字以《类经》之"人身气节之交，虽有三百六十五会，而其要则在乎五腧而已……神气之所游行出入者，以穴俞为言也"最为确切。节即穴也，经文可证。

（十四）诊与治

《灵枢·九针十二原第一》曰："睹其色，察其目，知其散复。一其形，听其动静，知其邪正。右主推之，左持而御之，气至而去之。"

马莳曰："此又言用针之法，察色辨形，以详审之，然后可以行针也。人之五色，皆见于目，故上工睹其色，必察其目，知其正气之散复。又必一其形，听其动静，凡尺之小大缓急滑涩，无不知之。遂以言其所病，然后能知虚邪正邪之风。由是右手主于推，所以入此针也。左手则持针而御之，然后可以出针也。正以候其补泻已调，气之已至，始去其针也。"

张志聪曰："此言上工观五色于目，知色之散复，即知病之散复矣。知其邪正者，知论虚邪与正邪之风也。右主推之，左持而御之者，言持针而出入也。气至而去之者，言补泻气调而去

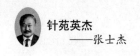

之也。"

《灵枢·小针解第三》曰:"睹其色,察其目,知其散复,一其形,听其动静者,言上工知相五色于目,有知调尺寸小大缓急滑涩,以言所病也。知其邪正者,知论虚邪与正邪之风也。右主推之,左持而御之者,言持针而出入也。气至而去之者,言补泻气调而去之也。调气在于终始,一者,持心也……所以察其目者,五脏使五色循明,循明则声章,声章者,则言声与平生异也。"

《类经·十九卷》曰:"右主推之,所以入针也。左持而御之,所以护持也。邪气去而谷气至,然后可以出针。察形色于外,可以知其散复,察脉于内,可以知其动静。补不足,泻有余,必得其平,是气调也,方可去针。终始,《本经》篇名,见下文,一者,持心也,释前文一其形,听其动静,知其邪正者,皆主持于心也。"

《灵枢·四时气第十九》曰:"睹其色,察其目,知其散复者,视其目色,以知病之存亡也。一其形,听其动静者,持气口人迎以视其脉,坚且盛且滑者病日进,脉软者病将下,诸经实者病三日已。气口候阴,人迎候阳也。"睹其色,察其目,当为面之五色及目之五轮,亦即五脏上注于目之精神也。

(十五)先诊后治

《灵枢·九针十二原第一》曰:"凡将用针,必先诊脉,视气之剧易,乃可以治也。五脏之气,已绝于内,而用针者反实其外,是谓重竭,重竭必死,其死也静,治之者,辄反其气,取腋与膺;五脏之气已绝于外,而用针者反实其内,则谓逆厥,逆厥则必死,其死也躁,治之者,反取四末。"

马莳曰:"此又言用针之要,必先诊脉,而误治者所以害人也。凡将用针,必先诊脉,视脉气之剧易,乃可以治之。五脏之气,已绝于内,则脉口气内绝不至,内绝不至,谓重按之而脉不至,当实其内焉可也,而用针者,反取其外之病处,与阳经之合穴,有留针以至阳气,阳气至则内重竭,重竭则死,其死也,无气以动,故静。所谓反实其外者,即辄反其气,取腋与膺,腋与膺者,诸脏穴之标也,外也。五脏之脉,已绝于外,则脉口之气外绝不至,外绝不至,谓轻举之而脉不至,当实其外焉可也,而用针者,反实其内,取其四末之穴,即井荥输经合诸脏穴之本也,内也。乃留针以致其阴气,则阳气入,阳气入则厥逆,厥逆则必死,气死也,阴气为阳搏而有余,故躁。夫阳气内入,而阴气有余故阳入则躁也。按此节以脉口气内绝不至为阴虚,理当补阴,即补脏。脉口气外绝不至,理当补阳,即补腑。《难经》以寸口之心肺为外为阳,尺之肾肝为内为阴,臆说也。"

张志聪曰:"此言用针者,必先诊脉,视五脏之气剧易,乃可以治也。所谓五脏之气,已绝于内者,脉口气内绝不至,反取其外之病处,与阳经之合,有留针以致阳气,阳气至则内重竭,重竭则死矣。无气以动,故静。此言五脏之阴,生于中焦之阳,故外致其阳则内重竭矣。五脏之气,已绝于外者,脉口气外绝不至,反取其四末之输,有留针以致其阴气,阴气至则阳气反入,入则逆,逆则死矣。其死也,阴气有余,故躁。此言阴内而阳外,阳气内入则为逆矣。"

《灵枢·小针解第三》曰:"所谓五脏之气,已绝于内者,脉口气内绝不至,反取其外之病处与阳经之合,有留针以致阳气,阳气至则内重竭,重竭则死矣,其死也,无气以动,故静。所谓五脏之气已绝于外者,脉口气外绝不至,反取其四末之腧,有留针以致其阴气,阴气至则阳气反入,入则逆,逆则死矣,其死也,阴气有余,故躁。所以察其目者,五脏使五色循明,循明则声章,声章者,则言声与平生异也。"

《类经·二十二卷》曰:"病之虚实,不易识也。必察于脉,

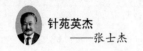

乃可知之，故凡将用针，必先诊脉，察之重轻，方可施治，否则未有不误而杀人者矣。脏气已绝于内，阴虚也。反实其外，误益阳也。益阳则愈损其阴，是重竭也。阴竭必死，死则静也。腋与膺皆脏脉所出，气绝于内，而复取之，则致气于外而阴愈竭矣。脏气已绝于外，阳虚也。反实其内，误补阴也。助阴则阳气愈竭，故致四逆而厥，逆厥必死，死必躁也。四末为诸阳之本，气绝于外而取其本，则阴气至而阳愈陷矣……脉口浮虚，按之则无，是谓内绝不至，脏气之虚。外者阳之分，阴气既虚，复留针于外以致阳气，则阴愈虚而气竭于内，无气以动，故其死也静。脉口沉微，轻取则无，是谓外绝不至，阳之虚也。阳气既虚，复留针四末以致阴气，则阳气愈竭，必病逆厥而死，阳并于阴，则阴气有余，故其死也躁。"

以上注释，当以《类经》之"脏气已绝于内，阴虚也。反实其外，误益阳也。益阳则愈损其阴，是重竭也。阴竭必死，死则静也……脏气已绝于外，阳虚也。反实其内，误补阴也。助阴则阳气愈竭，故致四逆而厥，逆厥必死，死必躁也……阳并于阴，则阴气有余，故其死也躁"更为详明。

（十六）刺害

《灵枢·九针十二原第一》曰："刺之害中而不去，则精泄，害中而去，则致气，精泄则病益甚而恇，致气则生为痈疡。"

马莳曰："此承上文而言行针之误也。凡刺者泻实，既中其害，则当去其针，而久之不去，则精气反泄，所以病益甚而恇也。凡刺者补虚，既中其害，则当留针，而遂乃去之，则邪气仍至，所以生为痈疡也。彼寒热病篇乃曰：不中而去则致气，是亦本泻实者而言也，盖言不中其害，而疾去其针，则邪气仍在，所以生为痈疽也。痈疽与痈疡无异。"

张志聪曰："此言取气之太过不及，而皆能为害也。夫气生于精，故刺之害，中病而不去其针，则过伤其气，而致泄其生原，故病益甚而恇。刺之害中而即去其针，邪未尽而正气未复，则致气留聚而为痈疡。痈疽篇曰，经脉流行不止，与天同度，与地合纪，天宿失度，日月薄蚀，地经失纪，水道流溢，血脉荣卫，周流不休，气血不通，故为痈肿。盖荣卫气血营运于外内上下之不息也。是以首篇与第八十一篇，始终论精气之生始出入，若阴阳不调，血气留滞，则为痈疡矣。"

《类经·二十二卷》曰："言中而不去，去针太迟也，不中而去，去针太早也。均足为害。此节与寒热病篇文同，但彼云不中而去则致气者是。此云害中者误也。"当以《灵枢·寒热病第二十一》及《类经》之论断为是。

（十七）十二原、四关

《灵枢·九针十二原第一》曰："五脏有六腑，六腑有十二原，十二原出于四关，四关主治五脏，五脏有疾，当取之十二原，十二原者，五脏之所以禀三百六十五节气味也。五脏有疾也，应出十二原，而原各有所出，明知其原，睹其应，而知五脏之害矣。阳中之少阴肺也，其原出于太渊，太渊二。阳中之太阳，心也，其原出于大陵，大陵二。阴中之少阳，肝也，其原出于太冲，太冲二。阴中之至阴，脾也，其原出于太白，太白二。阴中之太阴，肾也，其原出于太溪，太溪二。膏之原，出于鸠尾，鸠尾一。肓之原，出于脖胦，脖胦一。凡此十二原者，主治五脏六腑之有疾者也。"

马莳曰："此言五脏六腑之有疾者，当取之十二原穴也。内有五脏，外有六腑，以为之表里，脏腑有十二原穴，十二原穴出于四关，四关者，即手肘足膝之所，乃关节之所系也。故凡井荥输经合之穴，皆手不过肘而足不过膝也。此四关者，主治五脏，凡五脏有疾，当取之十二原，正以十二原者，五脏之所以禀

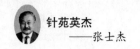
针苑英杰
　　——张士杰

三百六十五节气味也。故五脏有疾，应出于十二原，十二原各有所出，必明知其原，睹其应，而知五脏之为害矣。故心肺居于膈上，皆为阳，阳中之少阴，肺也，其原出于太渊，左右各一，在掌后陷中，肺脉所注为俞土，针二分，留二呼，灸三壮。阴经无原，输穴代之，余仿此。阳中之太阳，心也，其原出于大陵，左右各一，系手厥阴心包络经穴所注为俞土，此经代心经以行事，故不曰本经之神门，而曰包络经之大陵，在掌后骨下两筋间，针六分，留七呼，灸三壮。肾肝居于膈下，而脾居中州，皆为阴。阴中之少阳，肝也，其原出于太冲，左右各一，在足大趾本节后二寸动脉应手陷中，肝脉所注为俞土，针三分，留七呼，灸三壮。阴中之至阴，脾也，其原出于太白，左右各一，在足大趾内侧内踝前核骨下陷中，脾脉所注为俞土，针三分，留七呼，灸三壮。阴中之太阴，肾也，其原出于太溪，左右各一，在足内踝后跟骨上，动脉陷中，男子妇人病，有此脉则生，无则死，肾脉所注为俞土，针三分，留七呼，灸三壮。膏之原，出于鸠尾，其穴一，一名尾翳，一名𩩲骬，在臆前蔽骨下五分，人无蔽骨者，从岐骨下一寸即是，曰鸠尾者，言其骨垂下如鸠尾形也，禁灸，大妙手方可针也。肓之原出于脖胦，其穴一，一名下气海，一名下肓，在脐下一寸半宛宛中，男子生气之海，针八分，得气泻后宜补之，灸七壮。按本篇止言五脏之原，而不言六腑，乃以鸠尾脖胦足之。《难经》六十六难，则五脏之外，言少阴之原，出于兑骨，胆之原出于丘墟，胃之原出于冲阳，三焦之原出于阳池，膀胱之原出于京骨，大肠之原出于合谷，小肠之原出于腕骨，则始于十二原为悉耳。"

张志聪曰："此论气味所生之津液，从脏腑之膏肓，外渗于皮肤络脉，化赤为血，荣于经俞，注于脏腑，外内出入之相应也。津液者，水谷气味之所生也。中焦之气，蒸津液，化其精微，发泄于腠理，淖泽注于骨，补益脑髓，润泽皮肤，是津液注于三百六十五节，而渗灌于皮肤肌腠者也。溢于外，则皮肉膏肥；余于内，则膏肓丰满。盖膏者脏腑之膏膜，肓者肠胃之募原也。气味所生之津液，从内之膏肓，而淖泽于外，是以膏肥之人，其肉淖而皮纵缓，故能纵腹垂腴，外内之相应也。痈疽章曰，中焦出气如露，上注溪谷而渗孙脉，津液，和调，变化而赤为血，血和则孙脉先满溢，乃注于络脉皆盈，乃注于经脉，阴阳已张，因息乃行，行有经纪，周有道理，与天协议，不得休止。夫溪谷者，皮肤之分肉，是津液外注于皮肤，从孙络化赤，而注于脏腑之原经，故曰，十二原者，五脏之所以禀三百六十五节气味也。四关者，两肘两腋两髀两腘皆机关之室，真气之所过，血络之所游行者也。十二原出于四关，四关主治五脏者，谓脏合腑，而腑有原，原有关，而关应脏，脏腑阴阳相合，外内出入之相通也。故曰，明知其原，睹其应，而知五脏之害矣。肝心脾肺肾，内之五脏也。阳中之少阴，阴中之少阳，五脏之气也。故脏腑有病，取之经脉之原。"

《类经·八卷》曰："脏腑之气，表里相通。故五脏之表有六腑，六腑之外有十二原，十二原出于四关，四关者，即两肘两膝，乃周身骨节之大关也。故凡井荥输原经合穴，皆手不过肘，足不过膝，而此十二原者，故可以治五脏之疾。此十二原者，乃五脏之气所注，三百六十五节气味之所出也。故五脏有疾者，其气必应于十二原而各有所出，知其原，睹其应，则可知五脏之疾为害矣。心肺居于膈上，皆为阳脏，而肺则阳中之阴，故曰少阴，其原出于太渊二穴，即寸口也。心为阳中之阳，故曰太阳，其原出于大陵。按大陵系手厥阴心主腧穴也。邪客篇：帝曰，手少阴之脉独无腧何也？岐伯曰，少阴心脉也，心者，五脏六腑之大主也，精神之所舍也，其脏坚固，邪弗能容也，容之则心伤，心伤则神去，神去则死矣，故诸邪之在于心者，皆在于心之包络，包络者心主之脉，故此言大陵也，大陵二穴，在掌后骨下

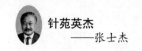

两筋间。肝脾肾居于膈下,皆为阴脏,而肝则阴中之阳,故曰少阳,其原出于太冲二穴,在足大趾本节后二寸,动脉陷中。脾属土而象地,故为阴中之至阴,其原出于太白二穴,在足大趾后内侧核骨下陷中。肾在下而属水,故为阴中之太阴,其原出于太溪二穴,在足内踝后跟骨上动脉陷中。鸠尾,任脉穴,在膺前蔽骨下五分。脖胦即下气海,一名下肓,在脐下一寸半,任脉穴。上文五脏之原各二,并膏肓之原,共为十二,而脏腑表里之气,皆通于此,故可以治五脏六腑之有疾者也。"

《灵枢识》曰:"简按,本篇止言五脏之原,而不言六腑,乃以鸠尾、脖胦足之。马氏因引六十六难六腑之原以为悉,然而此本于经文别发一义者,乃不可以彼律此。"

综上当以张志聪及《类经》之"此十二原者,乃五脏之气所注,三百六十五节气味之所出也,故五脏有疾者,其气必应于十二原而各有所出,知其原,睹其应,则可知五脏之疾为害矣"为妥。

(十八)阴阳虚实

《灵枢·九针十二原第一》曰:"胀取三阳,飧泄取三阴。"

马莳曰:"此言胀与飧泄,各有所取之经也。凡病胀者,当取足三阳经,即胃胆膀胱也。凡飧泄者,当取足三阴经,即脾肝肾也。"

张志聪曰:"胀取三阳,飧泄取三阴,此病在三阴三阳之气而取之气也。此节论血气生始出入之原,故篇名九针十二原,谓九针之道,与阴阳血气之相合也。"

《灵枢识》曰:"《甲乙》飧泄作滞。张云,胀,腹胀也。飧泄,完谷不化也。病胀者,当取足之三阳,即胃胆膀胱三经也。飧泄者,当取足之三阴,即脾肝肾三经也。简按,《甲乙》滞盖谓滞下。"

飧泄者，完谷不化也。《甲乙》谬矣。当以张注为是。

（十九）治与术

《灵枢·九针十二原第一》曰："今夫五脏之有疾也，譬犹刺也，犹污也，犹结也，犹闭也。刺虽久，犹可拔也；污虽久，犹可雪也；结虽久，犹可解也；闭虽久，犹可决也。或言久疾之不可取者，非其说也。夫善用针者，取其疾也，犹拔刺也，犹雪污也，犹解结也，犹决闭也，疾虽久，犹可毕也。言不可治者，未得其术也。"

马莳曰："此详喻久疾，犹可治也。"

张开之曰："百病之始生也。皆生于风雨寒暑，阴阳喜怒，饮食居处。大惊卒恐，则血气分离，阴阳破散，经络厥绝，脉道不通。夫风雨寒暑，大惊卒恐，犹刺犹污，病从外入者也。阴阳喜怒，饮食居处，犹结犹闭，病由内生者也。千般疢难不出外内二因，是以拔之雪之，仍从外解，解之决之，从内解也。知斯二者，病虽久犹可毕也。言不可治者，不得其因也。张玉师曰，污在皮毛，刺在肤肉，结在血脉，闭在筋骨。"

《类经·二十二卷》曰："此详言疾虽久而血气未败者，犹可以针治之。故善用针者，犹拔刺也，去刺于肤，贵轻捷也。犹雪污也，污染营卫，贵净涤也。犹解结也，结留关节，贵释散也。犹决闭也，闭塞道路，贵开通也。四者之用，各有精妙，要在轻摘其邪，而勿使略伤其正气耳。故特举此为谕，若能效而用之，则疾虽久，未有不愈者也。"

当以《类经》之注最为精辟。

（二十）寒热疾徐

《灵枢·九针十二原第一》曰："刺诸热者，如以手探汤，刺寒清者，如人不欲行。阴有阳疾者，取之下陵三里，正往无殆，气下乃止，不下复始也。疾高而内者，取之阴之陵泉。疾高而外者，取之阳之陵泉也。"

马莳曰："此言诸病各有当治之穴也。凡刺诸热者，如以手探汤，其热可畏也。刺寒冷者，如人不欲行，其寒可畏也。阴经有阳病者，当取之下陵三里，系足阳明胃经穴，用针以正往者，则无殆，候其气至乃止，针如不下，当复始也。疾高而在内者，当取之下，故阴陵泉在膝下内廉，系足太阴脾经穴，必取此而刺之，所以应其上之内也。疾高而在外者，亦当取之下，故阳陵泉在膝外廉，系足少阳胆经穴，必取此而刺之，所以应其上之外也。下陵三里，即三里穴，义见本输篇。"

张志聪："寒热风雨，寒暑外袭也，故刺诸热者，如以手探汤，谓热在皮肤，所当浅取之也。寒清者，内因之虚寒，宜深取之，静以守气，故如人不欲行也。阴有阳疾者，阳邪而入于内也，下陵三里，在膝下三寸，足阳明之经，阳明之主阖也，正往无殆，气下乃止，使即从下解也。疾高而内者，里阴之病见于上也，阴陵泉乃太阴之经，太阴之主开也，使在内之病，从开而上出也。盖言阳病之入于内者，即从下解，阴病之出于上者，即从外解也。疾高而外者，外邪高而病在外之下也。阳陵泉乃少阳之经，少阳之主枢也。盖邪在高而欲下入于内，故使从枢外出，勿使之内入也。张玉师曰，疾高而取阴之陵泉，阳之陵泉，应司天在泉，上下相通，从气而上出也。"

《类经·二十二卷》曰："此以下皆言刺治诸病之法也，如以手探汤者，用在轻扬，热属阳，阳主于外，故治宜如此。如人不欲行者，有留恋之意也，阴寒凝滞，得气不易，故宜留针若此。阴有阳疾者，热在阴分也，下陵即三里，足阳明经穴。殆，怠同。气下，邪气退也。如不退，当复刺之。疾高者，在上者也，当下取之，然高而内者属脏，故当取足太阴之阴陵泉。高而外者属腑，故当取足少阳之阳陵泉也。"

当以张志聪及张介宾之注为是,"以手探汤者,热则疾之也;如人不欲行,寒则留之也"。

四、中国针灸新世纪发展之管见

(一)关于针灸的临床疗效评价

发展针灸学术,临床研究思路至关重要。通过研究评价为传统经验和理论提供新的科学依据固属必要,但当务之急应是评价针灸临床疗效之研究,而且不能仅用现代医学的方法来评论,更何况有些中医的症、征用现有的检测手段尚不能检测或难以检测。如《中医病证诊断疗效标准》中所列的非器质性因素导致的不寐、郁病、癫病、阳痿、遗精、心悸、自汗、盗汗、便秘、中暑、月经先后无定期、月经过少、闭经、经行身痛、经行泄泻、经行口糜、妊娠恶阻、产后大便难、产后缺乳、阴挺、狐惑等用针灸治疗有良好疗效的疾病。

早在公元前,中医就制定了诊治疾病的方法和准则。如《周礼·天官冢宰》曰:"岁终则稽其医事,以制其食:十全为上,十失一次之,十失二次之,十失三次之,十失四为下。"

《史记·扁鹊仓公列传》曰:"病名多相类,不可知,故古圣人为之脉法,以起度量,立规矩,具权衡,案绳墨,调阴阳,别人之脉各名之,与天地相应,参合于人,故乃别百病以异之。有数者能异之,无数者同之。然脉法不可胜验,诊疾人以度异之,乃可别同名,命病主在所居,今臣意所诊者,皆有诊籍。所以别之者,臣意所受师方适成,师死,以故表籍所诊,期决死生,观所失所得者合脉法,以故至今知之。"

至东汉末,仲景进一步提出了"平脉辨证",以证断病,辨证施治,而令辨证审因更加完善。既然能用辨证的方法诊断就该

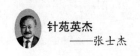

用辨证的方法评价。

《针灸临床研究方法指南》曰:"针灸是在东方哲学的基础上发展成为中医的一个分支,这种哲学主张整体方法来调整身体的平衡……研究人员应充分地表达出针灸的传统知识与经验……一个好的针灸临床项目,应当在理解并结合传统与现代医学知识的过程中实施完成,传统与现代医学的诊断标准都可以使用。"此外,在其附件中也提到了"临床研究上的提高并不意味着针灸的疗效只能按照现代医学的方法来评价。这些观点都是难能可贵的。然而,应该明了此分支乃三世之一,故称针道。道之为物,惟恍惟惚,惚兮恍兮,其中有象;恍兮惚兮,其中有物。窈兮冥兮,其中有精,其精甚真,其中有信。自古及今,其名不去,以阅众甫。大成若缺,其用不弊;大盈若冲,其用不穷"。在"暗物质""反物质"等先进科学尚未完全明了之前,此等尚属于形而上之道,仅用现有的检测手段妄下结论是不科学的。

"知,不知,上;不知,知,病。夫惟病病,是以不病。"

"道可道,非常道;名可名,非常名。无名,天地之始;有名,万物之母。故常无欲以观其妙;常有欲以观其微。此两者同出而异名,同谓之玄,玄之又玄,众妙之门。"这就启示人们对传统中医不要强不知以为知,更不可仅用现代医学手段检测中医的疗效。应该专门设立应用传统中医诊断并用中医学理论检验疗效的机构和项目。

"上士闻道,勤而行之;中士闻道,若存若亡;下士闻道,大笑之。不笑,不足以为道。"

(二)关于辨病、辨证及中西病名对应

始见于《周礼》的疾和病,到《黄帝内经》时代已有十二经"是动则病""是主……所生病""热病""杂病"等记载。至汉末仲景为《伤寒杂病论》以平脉辨证而格物致知,设六经及脏

腑等病脉症并治，以论疾病，始见辨证一词。仲景为该书虽撰用了《素问》《九卷》《八十一难》等方技，并运用了经络腑腧，但总属侧重方脉之著述。而针灸又毕竟有其"凡刺之理，经脉为始""凡刺之道，毕于终始""必先通十二经脉之所生病，而后可得传于终始，故阴阳不相移，虚实不相倾，取之其经"等法则。不然，像十二经是动及六阳之手阳明是主津、足阳明是主血、手太阳是主液、足太阳是主筋、手少阳是主气、足少阳是主骨及其所生病，以及开、阖、枢失司等寓援物比类于其中之生理功能和病理变化则难以仅用方脉之辨证概括或取代。

通过症、征辨别疾病的发生、发展、转归和预后等不同阶段的差异是辨证，辨证就是辨病，是辨病的证。

中医病名已如前述，西医病名也不尽然，故不宜轻易对应中西病名。如《中医病证诊断疗效标准》就将狐惑病类为白塞综合征。此病西医认为病因不明，近来虽然有人将之与免疫机制相联系，但尚无充分论据。此病病名亦不统一，还有称其为白塞氏病者，也有称其为口－生殖器－眼三联征者。中医文献亦未见此病的详尽记载，只是《金匮要略·百合狐惑阴阳毒病证治第三》有如下一段文字曰："狐惑之为病，状如伤寒，默默欲眠，目不得闭，卧起不安，蚀于喉为惑，蚀于阴为狐，不欲饮食，恶闻食臭……初得之三四日，目赤如鸠眼。"如是，即将之类为白塞综合征。权且不论"目赤如鸠眼"究属狐惑抑或阴阳毒，尚难定论。仅就狐惑之蚀喉而论就和白塞综合征有异，后者的溃疡是见于颊黏膜、舌、牙龈及唇而非蚀于喉。早在《黄帝内经》等典籍中对口腔咽喉就有详尽的解剖记载，因此，仲景也绝不会以喉概括口腔中的诸多部位和器官。此外，若将狐惑之"其面目，乍赤、乍黑、乍白，蚀于上部则声喝（一作嗄）……蚀于下部则咽干……蚀于肛者"等与白塞综合征两相对照，就更加有别。

(三)关于经穴定位

"经脉十二者,伏行分肉之间,深而不见……诸脉之浮而常见者,皆络脉也","人经不同,络脉异所别也"。

"穴者神客之门,故称气穴,穴者窟也,窟即空也,气穴之处,游针之居",故而有些经穴是不能拘泥于尺寸而规范化的,如太溪、昆仑等,详见前文之体表经穴定位浅识。

综上所述,归纳如下:

1. 通过临床试验研究检验针刺疗效为之提供新的科学依据的同时,也应该设置一个用中医学概念检验疗效的机构,用以引导和主持临床研究并制定中医学的疗效标准,如是则可实事求是地扩大有效病种,留待尚需继续发展的现代试验研究去认同。

2. 中西病名对照,切勿牵强附会。

3. 研究中也要注意到"人经不同,络脉异所别也"及"气穴"的定义。

第三章
"援物比类"古法针刺腧穴应用

　　张士杰擅长以《黄帝内经》"援物比类"之古法，应用太溪等少量气穴治疗百余种疑难杂病，人誉雅号——"张太溪"。本章介绍他援物比类应用太溪穴及腕骨、昆仑两穴的临床经验。

第三章
"援物比类"古法针刺腧穴应用

一、援物比类应用太溪穴

(一)足少阴是动病

《灵枢·经脉第十》曰:"肾足少阴之脉……是动则病饥不欲食,面如漆柴,咳唾则有血,喝喝而喘,坐而欲起,目䀮䀮如无所见,心如悬若饥状。气不足则善恐,心惕惕如人将捕之,是为骨厥。是主肾所生病者,口热,舌干,咽肿,上气,嗌干及痛,烦心,心痛,黄疸,肠澼,脊股内后廉痛,痿厥,嗜卧,足下热而痛。为此诸病,盛则泻之,虚则补之,热则疾之,寒则留之,陷下则灸之,不盛不虚,以经取之。灸则强食生肉,缓带披发,大杖重履而步。盛者,寸口大再倍于人迎,虚者,寸口反小于人迎也。"此段为《黄帝内经》中对足少阴是动病的具体描述。

【病因病机】

《黄帝内经灵枢注证发微》针对此段的分析:"及其动穴验病,则病饥而又不欲食,盖虚火盛则饥,而不欲食者脾气弱也。面如漆柴,漆则肾之色黑者形于外,而如漆柴则肾主骨者瘦矣。咳唾则有血,脉入肺中则为咳,而唾中有血,则肾主有损。喝喝而喘,脉入肺中,循喉咙,挟舌本,火盛水亏之疾。坐而欲起,阴虚不能宁静。目䀮䀮如无所见,水亏肝弱。心如悬若饥状,脉支者,从肺出络心。气不足则善恐,心惕惕如人将捕之,《素问》阴阳应象大论云:肾在志为恐,恐伤肾。此皆肾主于骨,骨之气逆而厥,故为肾所生之病也。然又有诸病之生,或出本经,或由合经,为口热,为舌干,为咽肿,为上气,为嗌干及痛,脉循喉咙,挟舌本。为烦心,为心痛,脉从肺络心。为黄疸,五疸有女劳疸。为肠澼,《素问》通评虚实论、大奇论,皆有肠澼。为脊股内后廉痛,脉所经等处。为痿厥,有骨痿,义见痿论。为

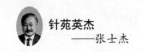

针苑英杰
——张士杰

厥,义见厥论。为嗜卧,骨痿则嗜卧。为足下热而痛,脉起足心涌泉。故邪气盛则泻之,正气虚则补之,热则疾去其针以泻之,寒则久留其针以温之,脉陷下者则用艾以灸之,若不盛不虚则止取本经,而不必求之足太阳膀胱经也。如灸者,则当勉强进食,必生长其肉,又宽缓其带,古人腰必束带。散披其发,扶大杖,着重履,以缓步之。盖不太劳动,以肾气之衰弱也。余经不言此法,而唯肾经详言者,以肾经属水,为身之本,而病人多犯其戒,故独言之详。所谓盛者,何以验之?寸口较人迎之脉大者二倍,则肾经为实,如终始篇所谓泻足少阴肾经,而补足太阳膀胱者是也。虚者何以验之?寸口较人迎之脉小者二倍,则肾经为虚,如终始篇所谓补足少阴肾,而泻足太阳膀胱者是也。"

【病例】

姚某,女,56岁。6年来晨起至日暮,双目不欲睁而如瞑状,整日胸闷,悬心,短气,脘痞,嘈杂,进食可稍缓解,少顷诸症又加剧,饥则恶心不欲食,屡治罔效。脉浮弦,沉取微滑,舌质淡,苔白微厚。

【援物比类】

阴跷、阳跷,阴阳相交,阳入阴,阴出阳,交于目锐眦(当为内眦),"阳气盛则瞋目,阴气盛则瞑目",目之瞑与不瞑,皆跷脉使然,"跷脉者少阴之别,起于然骨之后"。肾之阴盛阳衰,脾土不得温煦,故而嘈杂脘痞,肾不纳气则短气胸闷,"肾足少阴之脉……是动则病饥不欲食,面如漆柴……心如悬若饥状"。因而为之针刺肾原太溪穴,得气有如鱼吞钩,诸症当即缓解。共针4次,病衰大半。

此例若不依据是动及奇经等寓援物比类于其中之理论而只靠辨证则难以论治。此外阴跷盛,阳跷衰,似应补阳跷以治,而援物比类,阳病治阴,刺太溪以调坎中之阴阳,较诸刺阳跷之疗效,只有过之而无不及。

(二)不得卧(失眠)

失眠又称不寐,是以经常不能获得正常睡眠为特征的一类病症,主要表现为睡眠时间、深度的不足,轻者入睡困难,或寐而不酣,时寐时醒,或醒后不能再寐,重则彻夜不寐,常影响人们的正常工作、生活、学习和健康。失眠在《黄帝内经》中被称为"不得卧""目不瞑"。

【病因病机】

此病病因较多,如饮食不节,宿食停滞,脾胃受损,痰热壅遏于中;情志不调,以致脏腑功能失调,如暴怒伤肝,肝气郁而化火,扰乱心神等;思虑过度而伤脾,脾虚不运,气血乏源,心神失养;久病血虚心失所养;素体阴虚,阴衰于下,水火不济等。

中医学对此病有诸多论述。《灵枢·邪客第七十一》中认为:"今厥气客于五脏六腑,则卫气独卫其外,行于阳,不得入于阴……阴虚,故目不瞑。"《素问·逆调论篇第三十四》记载:"胃不和则卧不安。"《景岳全书·不寐》对本病病机的论述为:"寐本乎阴,神其主也,神安则寐,神不安则不寐。其所以不安者,一由邪气之扰,一由营气不足……"

不寐病因虽多,但总而言之,是由厥气客于脏腑,以致阳不入于阴,阴阳失交所致。

《灵枢·大惑论第八十》曰:"病而不得卧者,何气使然?岐伯曰:卫气不得入于阴,常留于阳。留于阳则阳气满,阳气满则阳跷盛,不得入于阴则阴气虚,故目不瞑矣。"《灵枢·淫邪发梦第四十三》曰:"正邪从外袭内,而未有定舍,反淫于脏,不得定处,与营卫俱行,而与魂魄飞扬,使人卧不得安而喜梦;气淫于腑,则有余于外,不足于内;气淫于脏,则有余于内,不足于

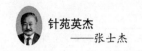

外……阴气盛，则梦涉大水而恐惧；阳气盛，则梦大火而燔焫；阴阳俱盛，则梦相杀。上盛则梦飞，下盛则梦堕……"卫气行于阳则寤，行于阴则寐，厥气客于脏腑，卫气独行其外而不得行于阴，阴虚故目不瞑。

【病例】

陈某，女，38岁。患失眠10余年，若环境稍欠宁静，则通宵达旦不寐，曾多方治疗，罔效。脉浮弦沉弱，舌体瘦小质微红，苔薄白。

【援物比类】

此病例乃阴虚之不得卧，用壮水之主以制阳光法，为之针双太溪，得气有如鱼吞钩，当夜即一觉睡至天明。

《灵枢·口问第二十八》曰："卫气昼日行于阳，夜半则行于阴，阴者主夜，夜者卧……阴气尽而阳气盛，则寤矣。"《灵枢·大惑论第八十》曰："夫卫气者，昼日常行于阳，夜行于阴，故阳气尽则卧，阴气尽则寤……卫气之留于阳也久，故少瞑焉。"

若仅应用脏腑辨证，则不得卧之病因可分为心脾血亏、阴亏火旺、心胆气虚等，其临床表现也不尽一致，故治法亦有所不同。而应用援物比类之法，则不论何脏所发之不得卧，皆可按"今厥气客于五脏六腑，则卫气独卫其外，行于阳，不得入于阴……阴虚，故目不瞑"而调肾以治。盖因肾者先天之本，受五脏六腑之精而藏之，滋肝木复贯中土而上济心肺，肾者主液入心化赤而为血，流溢于冲任为经血之海是也。

（三）多卧（发作性睡病）

发作性睡病是以不可抗拒的短期睡眠发作为特点的一种疾病，在中医属于"多寐""多卧"等范畴，多于儿童或青年期起病，男女发病率相似，部分患者可有脑炎或颅脑外伤史。多数患者伴有猝倒症、睡眠麻痹、睡眠幻觉等其他症状，合称为发作性睡眠四联症。

【病因病机】

西医学认为本病病因不明，可能与脑干网状结构上行激活系统功能降低或脑桥尾侧网状核功能亢进有关。也有研究认为系常染色体显性遗传性疾病，尽管在某些种族和日本人中发生率较高，但世界各地均有病例报告。在各种群中其遗传特征均与人 HLA 最小组织相关基因（DR 和 DQ 位点）密切相关。还有研究认为可能与脑外伤、病毒感染、免疫功能紊乱、脑肿瘤、多发性硬化等疾病有关。正常人睡眠的发生有赖于脑干缝际核 5- 羟色胺系统对其他递质系统的触发，而此种触发的节律失调可发生本病。

而中医一般认为本病病位在心、脾，与肾关系密切，多属本虚标实。虚主要为心、脾、肾阳气虚弱，心窍失荣；实为湿邪、痰浊、瘀血等阻滞脉络，蒙塞心窍。李东垣《脾胃论》指出："脾胃之虚，怠惰嗜卧。"

本病关键在于阳虚不振，《黄帝内经》中也多处提及，如《灵枢·大惑论第八十》曰："黄帝曰：人之多卧者，何气使然？岐伯曰：此人肠胃大而皮肤湿，而分肉不解焉。肠胃大则卫气留久；皮肤湿则分肉不解，其行迟。夫卫气者，昼日常行于阳，夜行于阴，故阳气尽则卧，阴气尽则寤。故肠胃大，则卫气行留久；皮肤湿，分肉不解，则行迟。留于阴也久，其气不清，则欲瞑，故多卧矣。"又说："黄帝曰：其非常经也，卒然多卧者，何气使然？岐伯曰：邪气留于上膲，上膲闭而不通，已食若饮汤，卫气留久于阴而不行，故卒然多卧焉。"

【病例】

要某，男，58 岁。患发作性睡病 10 余年，昼间不论行动坐卧，皆可入睡，乃至时常碰得头破血流，入夜则卧不安枕，形成睡眠倒错，屡治罔效。脉弦滑，舌胖淡有齿痕，苔白厚微腻。

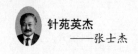

【援物比类】

《灵枢·寒热病第二十一》曰:"阳气盛则瞋目,阴气盛则瞑目。"《灵枢·大惑论第八十》曰:"卫气留于阴……留于阴则阴气盛,阴气盛则阴跷满,不得入于阳则阳气虚,故目闭也。"《灵枢·脉度第十七》曰:"跷脉者,少阴之别,起于然骨之后。上内踝之上,直上循阴股入阴,上循胸里入缺盆,上出人迎之前,入颃,属目内眦,合于太阳、阳跷而上行。"卫气者,出于阳则目张而寤,入于阴则目瞑而卧。患者之卫气留于阴,不得行于阳,留于阴则阴气盛而阴跷满,不得行于阳则阴阳不相交,故昼不精,夜不瞑。阴跷乃少阴之别,盖肾主一身阴阳,为之刺太溪以调肾中之阴阳,未及10次而愈。

(四)耳无所闻(耳聋)

听觉系统中传音、感音及其听觉传导通路中的听神经和各级中枢发生病变,引起听功能障碍,产生不同程度的听力减退,统称为耳聋。一般认为语言频率平均听阈在26dB以上时称为听力减退或听力障碍。根据听力减退的程度不同,又称为重听、听力障碍、听力减退、听力下降等。

【病因病机】

耳聋的病因病机相对较为复杂,归纳起来,主要体现在虚、实和虚实夹杂等三方面。除了有因外感邪气,寒、热、暑(火)、湿等入侵,邪客经络,循经相传,蒙蔽清窍导致外,中医学认为耳鸣耳聋多由肝胆火旺或少阳经闭或肾经亏耗,以致耳窍失养引起。由少阳经病变所致耳聋为实证,由肾经病变所致耳聋为虚证。如《素问·脏气法时论篇第二十二》曰"肝病者,两胁下痛引少腹,令人善怒……厥阴与少阳,气逆则头痛,耳聋不聪,颊肿";《素问·厥论篇第四十五》曰"手太阳厥逆,耳聋";《素问·厥论篇第四十五》曰:"少阳之厥,则暴聋,颊肿而热"。故经气逆乱可致耳聋，尤以肝胆两经为多见。另外，烦劳过度、七情不调、久病等都可引起脏腑不调、经气逆乱而致耳无所闻。肺气虚弱，不能上荣精气于头面，《素问·脏气法时论篇第二十二》曰："肺病者……虚则少气不能报息，耳聋，嗌干。"少阳经衰微，《灵枢·终始第九》曰："少阳终者，耳聋，百节尽纵，目系绝。"肾经亏耗，《灵枢·决气第三十》曰："精脱者，耳聋。"可见耳聋虚主要涉及脏腑肺、胆、肾，多为精少虚衰，经络脑窍失养所致。

耳聋的病因病机，《黄帝内经》并未简单地分为实证或虚证，也认识到虚实夹杂的情况。如《素问·五脏生成篇第十》曰："徇蒙招尤，目瞑，耳聋，下实上虚，过在足少阳、厥阴，甚则入肝。"《灵枢·热病第二十三》曰："热病不知所痛，耳聋不能自收，口干，阳热甚，阴颇有寒者，热在髓，死不可治。"可见下实上虚、阴阳互离都可导致耳聋。

【病例】

田某，女，55岁。患原发性高血压20年，服药少效。近2年来听力日益减退，迄来诊之日，已近完全失聪。耳科等检查显示，除双耳鼓膜略凹陷外，余无异常。脉浮弦沉弱，舌质淡红，苔薄白。

【援物比类】

《素问·阴阳应象大论篇第五》曰："北方生寒，寒生水，水生咸，咸生肾，肾生骨髓，髓生肝，肾主耳。其在天为寒，在地为水，在体为骨，在脏为肾，在色为黑，在音为羽，在声为呻，在变动为栗，在窍为耳，在味为咸，在志为恐。"《灵枢·脉度第十七》曰："肾气通于耳，肾和则耳能闻五音矣。"《灵枢·师传第二十九》曰："肾者，主为外，使之远听，视耳好恶，以知其性。"《灵枢·决气第三十》曰："精脱者，耳聋。"《灵枢·五阅五使第三十七》曰："耳者，肾之官也。"不论是何种原因引起的耳聋，

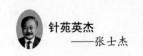

皆因精气不能上达孔窍而致。患者乃肾气不充则耳无所闻，为之调肾以治，针双太溪，得气有如鱼吞钩，病立已。

（五）腹中㵎㵎，便溲难

【病因病机】

足太阴之脉主要分布于胸腹和下肢内侧前缘。起于足大趾内侧段，沿大趾内侧赤白肉际，经核骨后，上行过内踝前缘，沿小腿内侧正中上行，循胫骨后，在内踝上八寸处，交出足厥阴肝经之前，上行沿大腿内侧前沿，进入腹部，属脾络胃，穿过膈肌，夹行食管两旁，连舌根，散布舌下。有一支脉，从胃分出，穿过膈肌，流注于心中，与手少阴心经相交接。故此经气厥则有腹胀满，寒气内盛，肠鸣作响，大小便不利等症。

【病例】

冯某，女，70岁。2年来脘部辘辘有声，痞而且胀，稍用力收缩腹肌时，则腹响响然而益㵎㵎，小便短涩，大便秘。曾经多种方法检查而未能明确诊断，服中西药物罔效。两脉弦而来盛去衰，舌光绛无苔，脘部扣诊有振水声。

【援物比类】

《灵枢·杂病第二十六》曰："厥而腹向向然，多寒气，腹中㵎㵎，便溲难，取足太阴。"《素问·厥论篇第四十五》曰："太阴之厥，则腹满䐜胀，后不利，不欲食，食则呕，不得卧。"《灵枢·经脉第十》曰："脾足太阴之脉……是动则病舌本强，食则呕，胃脘痛，腹胀，善噫，得后与气，则快然如衰，身体皆重。是主脾所生病者，舌本痛，体不能动摇，食不下，烦心，心下急痛，溏瘕泄，水闭，黄疸，不能卧，强立，股膝内肿厥，足大趾不用。"又曰："足太阴之别……别走阳明，其别者，入络肠胃……实则肠中切痛，虚则鼓胀。"腹乃脾土之郭，太阴之气厥于内故腹响响然，太阴湿土主气，为阴中之至阴，故寒气多而㵎縠然如水湿之声。地气上为云，天气下为雨，地气不升，天气不降，则舌光绛无苔，且便溲难。此例之症、征乃真寒假热，至阴而有盛候之象，阳病治阴，阴病治阳，用益火之源法，调肾中元阳温煦脾土，为之针双太溪，得气有如鱼吞钩，腹响响、縠縠立已，脘部扣诊亦未再闻振水之声。

（六）欠

欠，指人在疲倦时张口出气，俗称打哈欠。当人在困倦时情不自禁地吸气的现象属生理情况，不属病态。欠症，指频频发作自觉困乏而张口吸气，呵欠频频不已，以致影响正常生活。亦称数欠、善欠、欠伸、呼欠。

【病因病机】

引起哈欠的常见原因有过度疲劳、紧张、久坐、专心致志地做作业或阅读、腰带束得紧、房间过热、通风不良等。中医学认为导致呵欠频作的病因主要有以下三点。

1. 肾气不足，如《灵枢·九针论第七十八》曰："五脏气，心主噫，肺主咳，肝主语，脾主吞，肾主欠。"

2. 寒邪阻遏阳气，《金匮要略心典》中指出："中寒者，阳气被郁，故喜欠。"

3. 气郁于胃，《张氏医通》曰："气郁于胃，故欠生焉。"

可以补肺气，因肾主水，金水相生，故肾气足，呵欠自愈。

【病例】

王某，女，50岁。患神经官能症20年，病之所苦为晨起即精神萎靡，倦怠懒言，并呵欠不止，直至夜间就寝方已，廿载不愈，脉浮濡沉涩，舌淡红，苔白微腻。

【援物比类】

《灵枢·九针论第七十八》曰："肾主欠。"《灵枢·口问第二十八》曰："阳者主上，阴者主下……阳引而上，阴引而下。阴

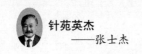

阳相引，故数欠。"因肾气不足，或寒邪阻遏阳气，或气郁于胃所致。卫气昼日行于阳，夜半行于阴，阴者主夜，夜者卧，阳气尽，阴气盛则目瞑；阴气尽，阳气盛则寤。阳者主上，阴者主下，阴气积于下，阳气未尽，阳引而上，阴引而下，阴阳相引，故数欠。盖卫气之行于阳者，自足太阳始，行于阴者，自足少阴始，阴盛阳衰，故应泻足少阴而补足太阳，而援物比类用阴病治阳，阳病治阴之法，为之只调足少阴之太溪，未及10次而愈。

（七）唏

唏，即抽泣，抽咽，原指哭泣后不能自制的抽咽状，指呼吸迫促状。《说文》曰："哀痛不泣曰唏。"《灵枢·癫狂第二十二》曰："风逆，暴四肢肿，身漯漯，唏然时寒。"抽咽时间长了就导致肺气受损，继而影响脾、肾，甚至心、脑等重要脏器的氧气供应。

【病因病机】

《灵枢·口问第二十八》曰："黄帝曰：人之唏者，何气使然？岐伯曰：此阴气盛而阳气虚，阴气疾而阳气徐，阴气盛而阳气绝，故为唏。补足太阳，泻足少阴。"阴气主静，阳气主动，阴气盛阳气虚故唏。"肺主气""肾主纳气"，"气统血""血载气"，肺气虚弱，无力推动血液，就会导致气虚血瘀，气虚血瘀是唏形成的主要病理基础。此症主要表现为气机不降，而不自主地深吸气，表象上属于肺气阻滞，其根源还在于肾气的不能收纳。另外，抽咽患者在病情迁延期和缓解期，还存在着痰热余邪依恋不清，壅塞肺气，从而进一步阻碍了气血的运行。

【病例】

赵某，女，23岁。因情志怫郁而发癔症性昏厥，虽经针刺治疗而解除意识蒙眬，但因有人语之曰："此病非放声痛哭于针刺之当时则难已。"因之而抽咽不止，日数十发。来诊时，已时近一载尚不已。两脉沉弦,舌质淡红,苔薄白。

【援物比类】

此例发病乃因悲而致,悲则心系急,肺布叶举而上焦不通,荣卫不散,热气在于中,故而气消,气消则阳虚而阴盛,因之而唏。肾主纳气,金水相生,肾气亏虚更加耗伤肺气,加重症状,肾气收纳不全则五脏六腑之气皆不足,故本证当调肾气以收纳气机,调肾气以达到金水相生,使肺气通利,方能使脏腑气机平和。因此,阳病治阴,取太溪,针到病除。

(八)哕(膈肌痉挛)

哕是呃逆之古称。《医经溯洄集》曰:"以哕为干呕之剧者。"《灵枢·杂病第二十六》曰:"哕,以草刺鼻,嚏,嚏而已。"《证治准绳·杂病》曰:"呃逆,即《内经》所谓哕也。"呃逆系膈肌痉挛,属膈肌功能障碍性疾病,吸气时声门突然闭合产生一种呃声,这种膈肌异常的收缩运动是由于迷走神经和膈神经受到刺激所引起的。临床上呃逆是一个症状,引起呃逆的原因很多,如平常进食过快,进刺激性食物和吸入冷空气等产生呃逆,轻者间断打嗝,重者可连续呃逆或呕逆,腹胀、腹痛,个别小便失禁等。多数可于短时间内停止。严重的脑部疾病、尿毒症、胸腹疾病亦可引起呃逆。部分胸、腹腔手术后病也可出现呃逆现象。

【病因病机】

《黄帝内经》首先提出本病病位在胃,并与肺有关;病机为气逆,与寒气有关。如《素问·宣明五气篇第二十三》谓:"胃为气逆为哕。"《灵枢·口问第二十八》曰:"谷入于胃,胃气上注于肺。今有故寒气与新谷气,俱还入于胃,新故相乱,真邪相攻,气并相逆,复出于胃,故为哕。"并提出了预后及简易疗法,如《灵枢·杂病第二十六》谓:"哕,以草刺鼻,嚏,嚏而已;无息,而疾迎引之,立已;大惊之,亦可已。"《金匮要略·呕吐哕下利

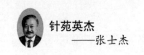

病脉证治第十七》将其分为属寒,属虚热,属实三证论治,为后世按寒热虚实辨证论治奠定了基础。

呃逆的位在胃,然而和肝、肾联系密切,有饮食不当、情志不遂、脾肾虚弱都会引起呃逆。

1. 饮食不当,进食太快太饱,过食生冷,过服寒凉药物,致寒气蕴蓄于胃,胃失和降,胃气上逆,并可循手太阴之脉上动于膈,使膈间气机不利,气逆上冲于喉,发生呃逆。如《丹溪心法·咳逆》曰:"咳逆为病,古谓之哕,近谓之呃,乃胃寒所生,寒气自逆而呃上。"若过食辛热煎炒,醇酒厚味,或过用温补之剂,致燥热内生,腑气不行,胃失和降,胃气上逆动膈,也可发为呃逆。如《景岳全书·呃逆》曰:"皆其胃中有火,所以上冲为呃。"

2. 情志不遂,恼怒伤肝,气机不利,横逆犯胃,胃失和降,胃气上逆动膈;或肝郁克脾,或忧思伤脾,脾失健运,滋生痰浊,或素有痰饮内停,复因恼怒气逆,胃气上逆夹痰动膈,皆可发为呃逆。《此事难知》曰:"哕属少阳,无物有声,乃气病也。"

3. 正气亏虚或素体不足,年高体弱,或大病久病,正气未复,或吐下太过,虚损误攻等,均可损伤中气,使脾胃虚弱,胃失和降;或胃阴不足,不得润降,致胃气上逆动膈,而发生呃逆。若病深及肾,肾失摄纳,冲气上乘,夹胃气上逆动膈,也可导致呃逆。如《证治汇补·呃逆》提出:"伤寒及滞下后,老人、虚人、妇人产后,多有呃症者,皆病深之候也。"

【病例】

满某,男,60岁。3年来时发呃逆,每逢发作,至多二三日而已。1978年夏天再次发作,虽服多种药物及针刺等治疗,逾一周尚不已,呃逆频作,每分钟十余次,痛苦异常。两脉沉弱,舌质淡红,苔薄白。

【援物比类】

此例乃肾阳不足，肾气沿冲脉而逆之哕。为之针双太溪穴，得气有如鱼吞钩，立已。翌日虽又曾发作，但频率已大减，共为他治疗3次，随访3年未复发。考足少阴之脉从肾上贯肝膈，入胸中，肺根于肾，故哕之标在肺胃，而哕之本在肾，补手太阴为助肺之阳，泻足少阴乃下肺之寒。故对因有寒而致之哕，均可用之以调。《素问·骨空论篇第六十》曰："冲脉者，起于气街，并少阴之经，夹脐上行，至胸中而散。"故仅刺太溪亦可治疗因阴虚阳亢或肾阳不足、火不归原所致的肾气不藏、沿冲脉逆冲而上之哕，包括较为难治的中枢性呃逆。

（九）奔豚气

古病名，见《灵枢经》《难经》《金匮要略》等，为五积之一，属肾之积。《金匮要略》称之为"奔豚气"。豚，即小猪。奔豚一由于肾脏寒气上冲，一由于肝脏气火上逆，临床特点为发作性下腹气上冲胸，直达咽喉，腹部绞痛，胸闷气急，头昏目眩，心悸易凉，烦躁不安，发作过后如常，有的夹杂寒热往来或吐脓症状。因其发作时胸腹如有豚奔闯，故名。从证候表现看，类似于西医的胃肠神经官能症（肠道积气和蠕动亢进或痉挛状态）及冠心病、心血管神经症等。

【病因病机】

《灵枢·邪气脏腑病形第四》曰："肾脉……微急为沉厥、奔豚，足不收，不得前后。"张介宾《类经·六卷·脉色类十九》曰："若微急而为沉厥足不收者，寒邪在经也。为奔豚者，寒邪在脏也。为不得前后者，寒邪在阴也。"《难经·五十六难》曰："肾之积，名曰贲豚，发于少腹，上至心下，若豚状，或上或下无时。久不已，令人喘逆，骨痿，少气。"巢元方《诸病源候论·卷十三·气病诸候·贲豚气候》曰："夫贲豚气者，肾之积

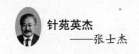

气。起于惊恐、忧思所生。若惊恐，则伤神，心藏神也。忧思则伤志，肾藏志也。神志伤动，气积于肾，而气下上游走，如豚之贲，故曰贲豚。其气乘心，若心中踊踊如车所惊，如人所恐，五脏不定，食饮辄呕，气满胸中，狂痴不定，妄言妄见，此惊恐贲豚之状。若气满支心，心下闷乱，不欲闻人声，休作有时，乍瘥乍极，呼吸短气，手足厥逆，内烦结痛，温温欲呕，此忧思贲豚之状。诊其脉来触祝触祝者，病贲豚也。肾脉微急，沉厥，贲豚，其足不收，不得前后。"

奔豚气病的病因虽有不同，然发病均与冲脉有关（按：《素问·骨空论篇第六十》曰"冲脉者，起于气街，并少阴之经，夹脐上行，至胸中而散……冲脉为病，逆气里急"及《素问·痿论篇第四十四》《灵枢·五音五味第六十五》《灵枢·逆顺肥瘦第三十八》《灵枢·动输第六十二》《灵枢·海论第三十三》等多篇亦都有冲脉的循行，可互参）。其主症为气从少腹上冲心胸或至咽喉。

【病例】

杨某，男，58岁。因惊恐而罹患此疾，时常发作，连年不已。来诊自述，有气自小腹上冲心胸，心中烦乱，呼吸短促，手足发凉，欲吐不能，痛楚异常。两脉沉弦，舌质淡红，苔薄白。

【援物比类】

《金匮要略·奔豚气病脉证治第八》曰："奔豚病，从少腹起，上冲咽喉，发作欲死，复还止，皆从惊恐得之。"南京中医学院编《金匮释义》引尤在泾注曰："肾伤于恐，而奔豚为肾病也。豚，水畜也，肾，水脏也。肾气内动，上冲咽喉，如豚之奔，故名奔豚。亦有从肝病得者，以肾肝同处下焦，而其气并善上逆也。"故针刺太溪治疗此发作性疾病，效果显著。此乃肾气厥逆之奔豚，为之针双太溪，当即病解，迄今未复发。

(十) 梅核气

梅核气是指咽喉中有异常感觉，但不影响进食，如梅核塞于咽喉，咯之不出，咽之不下，时发时止为特征的咽喉疾病。相当于西医的咽部神经官能症，或称咽癔症、癔球。该病多发于壮年人，以女性居多。

梅核气一词首见于宋代《南阳活人书》，其云："梅核气……塞咽喉，如梅核絮样，咯不出，咽不下。"描述了该病的典型症状。而早在《灵枢·邪气脏腑病形第四》中就有该病证的记载，其曰"心脉……大甚为喉吤"，即言喉中有异物梗阻。该篇又曰："胆病者，善太息，口苦，呕宿汁，心下憺憺，恐人将捕之，嗌中吤吤然，数唾。"描述胆腑病变会出现咽部有物梗阻，多次想把它吐出来，却怎么也吐不出来的症状。

【病因病机】

该病虽发于咽喉，却与脏腑失调有关，咽部异物感为标，肝脾失调为发病之本，气滞痰凝咽喉为其病机关键。其病因病机主要是情志所伤，肝气郁结，横逆于胃，胃失和降，聚湿生痰，肝胃之气失其疏泄和降而上逆，痰随气升，痰凝气滞于咽喉而发病。亦有饮食劳倦或忧愁思虑伤及脾胃，脾失健运，水湿不化，聚湿生痰，痰湿阻滞，土壅木郁，痰气循经上逆，交阻于咽喉而发病者。

【病例】

杨某，女，43岁。1年来咽中如有异物梗阻，咯之不出，咽之不下，服半夏厚朴汤加减之汤药多剂不愈。两脉沉而微弦，舌质微红，苔薄白。

【援物比类】

《金匮要略·妇人杂病脉证并治第二十二》曰："妇人咽中如

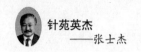

有炙脔,半夏厚朴汤主之。"《医宗金鉴》曰:"咽中有炙脔,谓咽中如有痰涎,如同炙肉,咯之不出,咽之不下者,即今之梅核气病也。"此病多由情志郁结所致,男性患者亦不少见。肾足少阴之脉,循喉咙,夹舌本,故刺肾原太溪即可起到散结降逆之作用。此乃肾气冲逆之征,针太溪,一次病衰大半,两次痊愈。

按: 梅核气一证,《医宗金鉴》认为乃七情郁气,凝涎而生,故仲景用半夏厚朴汤主之。其中半夏、厚朴、生姜,辛以散结,苦以降逆,茯苓佐半夏,以利饮行涎,紫苏芳香以宣通郁气,俾气舒痰去,病自愈。而临床体会此病如无胸满、心下坚等兼证者,服此方常不如愿,远不如按肾冲气逆而针太溪为妙。

(十一)噫(嗳气)

噫即嗳气,《素问·脉解篇第四十九》曰:"所谓上走心为噫者,阴盛而上走于阳明,阳明络属心,故曰上走心为噫也。"《景岳全书·杂证谟》曰:"噫者,饱食之息,即嗳气也。"

嗳气是胃中气体上出咽喉所发出的声响,其声长而缓,俗称"打饱嗝""饱嗝",是各种消化道疾病常见的症状之一。尤其是反流性食管炎、慢性胃炎、消化性溃疡和功能性消化不良,多伴有嗳气症状。

【病因病机】

1. 饮食不节,恣食生冷水果或黏滑难消化等物,致使损伤脾胃,其物滞于中宫,宿食不化故为嗳气。《病源论》曰:"谷不消,则胀满而气逆,所以好噫而吞酸。"

2. 外感风寒,寒气客于胃,可致嗳气。如《伤寒论》曰:"伤寒发汗,若吐若下,解后,心下痞硬,噫气不除。"

3. 忧愁思虑过度,因伤脾胃;或暴怒伤肝,肝气乘胃皆可致嗳气。

4.病后或年迈脾胃虚弱，胃虚气逆，可致嗳气。

嗳气之病机，主要是脾胃不和，胃气上逆所致。胃为水谷之海，无物不受，若因饮食不调，起居不时，致脾胃阴阳不和，脾之清阳不升，胃之浊阴不降，或胃中生痰生火，或脾胃虚衰，致使胃气上逆皆可致嗳气。

【病例】

张某，男，28岁。2年前大怒后，自觉脘痞、胸闷，继而频频嗳气，每于情志不遂时诸症加剧，经胃镜、钡餐等多项检查，胸腹部未见器质性改变，曾屡服中西药物罔效。近日又增加口干喜饮，饮后左胁胀满且有沿胁至胸如有水流之感，夜寐多梦，食纳二便尚可，但每遇精神紧张时即腹泻。两脉微弦，双尺较弱，舌暗红，双侧缘有瘀斑，苔薄白。

【援物比类】

大怒不解则肝郁，郁久化火上灼肺金，中乘脾胃，下耗肾阴，从而胸闷脘痞胁胀，脘部灼热，金水受制通调失司，因而有水气向上冲逆之感，且多梦魇，病久阴损及阳，阳乏则阳引而上，阴引而下，故善噫，肾主二窍，虚则因情志而腹泻。调肾中元阴元阳，以为柔肝、健脾、育金之治，针双太溪，6次而愈。

嗳气之为病，为脾胃不和，气机不利而发病，易受饮食、情志、气候等因素影响，本案患者为暴怒之后，肝气乘胃，气机上逆而发病，针太溪，肾水得复，肝气得养，气机顺畅而嗳气除。

（十二）郁证

郁证是由情志不舒，气机郁滞所致，以心情抑郁，情绪不宁，胸部满闷，胁肋胀痛，或易怒喜哭，或咽中如有异物梗塞等症为主要临床表现。郁证多为情志致郁，气机郁滞为基本病变，为内科常见病之一。属西医学的神经衰弱、癔症及焦虑症等，另外，也见于更年期综合征及反应性精神病。

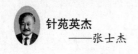
针苑英杰
——张士杰

【病因病机】

郁证的病因总属情志所伤，肝气郁结，心气不舒，从而逐渐引起五脏气机不和，但主要由肝、脾、心三脏受累及气血失调而成。情志失调，尤以郁怒、悲忧、思虑太过最易致病。

《黄帝内经》中无郁证病名，但有关五气之郁的论述，《素问·六元正纪大论篇第七十一》即提到"木郁达之，火郁发之，土郁夺之，金郁泄之，水郁折之"。在《黄帝内经》中尚有许多关于情志致郁的论述，《灵枢·本神第八》提道："愁忧者，气闭塞而不行。"《素问·本病论篇第七十三》曰："人忧愁思虑即伤心。"《金匮要略·妇人杂病脉证并治第二十二》中记载了属于郁证的脏躁及梅核气两种病证，并指出这两种病证好发于女性，所提出的治疗方药甘麦大枣汤和半夏厚朴汤沿用至今。时至金元时期提出了气、血、火、食、湿、痰六郁之说，将郁证列为一个专篇，创制了现今临床仍行之有效的六郁汤、越鞠丸等治疗方剂。明代《医学正传》首先采用郁证这一病证名称，且此后逐渐把情志之郁证作为本病的主要内容。如《古今医统大全·郁证门》说："郁为七情不舒，遂成郁结，即郁之久，变病多端。"《景岳全书·郁证》将情志之郁称为因郁而病，着重论述了怒郁、思郁、忧郁三种郁证的证治。《临证指南医案·郁》所载的病例，均属情志之郁，治则涉及疏肝理气、苦辛通降、平肝息风、清心泻火、健脾和胃、活血通络、化痰涤饮、益气养阴等法，用药清新灵活，颇多启发，并且充分注意到精神治疗对郁证治疗具有重要的意义，认为"郁证全在病者能移情易性"。王清任对郁证中血行郁滞的病机做了必要的强调，对于活血化瘀法在治疗郁证中的应用做出了贡献。

其病机分型如下。

1. 郁怒不畅，肝气郁结

因七情所伤，情志不遂，或郁怒伤肝，使肝失条达，气机郁滞不畅成气郁,这是郁证主要的病机。

2. 忧愁思虑,脾失健运

因长期情志抑郁,思虑不解,劳倦伤脾,或肝郁抑脾,均能使脾失健运,水谷不得运化,聚湿成痰,导致气滞痰郁食滞;若湿浊停留,或食滞不消,或痰湿化热,则可发展为湿郁、食郁、热郁等证。

3. 情志过极,心失所养

情志不畅,谋虑不遂,耗伤心气,营血渐亏,心失所养,神失所主,即所谓忧郁伤神;若久郁伤脾,饮食减少,生化乏源,则可导致气血不足,心脾两虚;郁火暗耗营血,阴虚火旺,或心肝阴虚,久则心肾同病。

郁证的发生有内外两个方面,外因为情志所伤,内因为脏气抑郁。其病机主要为气机郁滞,脏腑功能失调。郁证初起以气滞为主,气郁日久,则可引起血瘀、化火、瘀结、食滞、湿停等病机变化,病机属实;日久由实转虚,随其影响的脏腑及损耗气血阴阳的不同,而形成心、脾、肝、肾亏虚的不同病变。

【病例】

诸葛某,男,37 岁。胸闷,两胁胀满,时而气从胃脘上冲胸,且善太息已两载,心电图提示"房室传导阻滞",屡服中西药物罔效,近来又增头晕,耳轰鸣,夜寐多梦魇而易醒,中午倦怠欲寐却躁而不能眠。脉沉微弦两尺弱,舌淡暗,苔白微腻。

【援物比类】

胸闷两胁胀满乃肝不条达之象,气从胃脘上冲胸乃冲逆之所致。中午倦怠欲寐,躁而不能眠者,日中至黄昏为阳中之阴,因而人欲寐,若阴盛则躁故又不能眠,善太息亦为阳气虚乏,阳引而上,阴引而下之候。寐多梦魇而易醒乃魂魄不相守所致,头晕耳鸣为病久必及肾之候。参合四诊,取肾原太溪以育肝健脾交通心肾,一诊后胸闷胁胀太息皆减,寐亦较前佳,计针 10 次诸症霍然。

气机郁滞导致肝失疏泄,脾失健运,心失所养,脏腑阴阳气血失调。病位主要在肝,但可涉及心、脾、肾。病理性质初起属实,日久属虚或见虚实夹杂。郁证初起,病变以气滞为主,常兼血瘀、化火、痰结、食滞等,多属实证。病久则易由实转虚,随其影响的脏腑及损耗气血阴阳的不同,而形成心、脾、肝、肾亏虚的不同病变。针刺太溪,滋水涵木,使肝气得舒,气机顺畅而收效。

(十三)喑(癔症性言语障碍)

喑为瘖的异体字,即失音。中医称失音为"喉喑"。喉喑是指以声音嘶哑,甚至不能发音为主要特征的喉部疾病,西医学中喉的急慢性炎症性疾病、喉肌无力、声带麻痹、癔症性失音为本证范畴。

【病因病机】

喉喑有虚实之分,实证者多由风寒、风热、痰热犯肺,肺气不宣,邪滞喉窍,声门开合不利而致,即所谓"金实不鸣""窍闭而喑"。虚证者多由脏腑虚损,喉窍失养,声户开合不利而致,即所谓"金破不鸣"。

1. 风寒外袭,壅遏肺气,肺气失宣,气机不利,风寒之邪凝聚于喉,阻滞脉络,致声门开合不利,发为喉喑。

2. 风热外袭,肺失清肃,气机不利,则邪热上蒸,壅结于喉,致声门开合不利,发为喉喑。

3. 肺胃积热,复感风热,内外邪热互结,灼津为痰,痰热壅肺,肺失清肃,致声门开合不利,发为喉喑。小儿脏腑娇弱,喉腔较窄,患有本病时,易导致气管阻闭,发展成急喉风。

4. 素体虚弱,燥热伤肺,过劳伤肾,或久病失养,以致肺肾阴亏，肺津无以上布，肾阴无以上承；又因阴虚生内热，虚火上炎，蒸灼于喉，致声门失健，开合不利，发为喉喑。

5. 素体虚弱，过度用嗓，气耗太甚，加之久病失调，或劳倦太过，致肺脾气虚，无力鼓动声门，发为喉喑。

6. 血瘀痰凝，患病日久，余邪未清，结聚于喉，阻滞脉络；或用嗓太过，耗气伤阴，喉部脉络受损，经气郁滞不畅，气滞则血瘀痰凝，致声带肿胀或形成小结及息肉，妨碍声门开合，则久喑难愈。

7. 肝气郁结，气机不利，上结于咽也可诱发本证。

【病例】

甘某，女，42岁。某日，因情志怫郁，突然失音，只能借助手势或文字表达意志，于某医院检查，声带完好，亦无脑血管意外等因素，遂诊为癔症性失音，用暗示等治疗罔效，虽失音却能作咳。两脉沉涩，舌淡红，苔薄白。

【援物比类】

此乃《灵枢·杂病第二十六》曰"厥气走喉而不能言……取足少阴"之类也。遂为之取双太溪，得气有如鱼吞钩，立已。

本例患者为癔症性发音困难，功能性失音，是喉发声功能暂时性障碍，并无器质性改变的一种癔症表现。多见于女性患者。针刺太溪金水相生，气机通利而收效。

（十四）厥证

厥证是以突然昏倒，不省人事，四肢逆冷为主要临床表现的一种病证。病情轻者，一般在短时间内苏醒，但病情重者，则昏厥时间较长，甚至一厥不复而导致死亡。西医学中多种原因所致之晕厥，如癔症、高血压脑病、脑血管痉挛、低血糖、出血性或心源性休克等，可参考本证进行辨证论治。

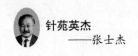

【病因病机】

病变所属脏腑主要在心、肝而涉及脾、肾。基本病机为气机突然逆乱,升降乖戾,阴阳不相顺接。

《黄帝内经》论厥甚多,概括起来可分为两类:一是指突然昏倒,不知人事,如《素问·大奇论篇第四十八》说:"暴厥者,不知与人言。"二是指肢体和手足逆冷,如《素问·厥论篇第四十五》说:"寒厥之为寒热也,必从五指而上于膝。"《伤寒论》《金匮要略》继承《黄帝内经》中手足逆冷为厥的论点,而且重在以感受外邪而致的发厥。《诸病源候论》对尸厥的表现进行描述,并探讨其病机是"阴阳离居,营卫不通,真气厥乱,客邪乘之"。宋代《卫生宝鉴》初步提出内伤杂病与外感病的厥之不同点。朱丹溪认为厥证系神昏与手足冷并见,但以手足冷为主。明代《医学入门》首先明确区分外感发厥与内伤杂病厥证。《景岳全书》总结明代以前对厥证的认识,提出以虚实论治厥证,切中临床。

1. 情志内伤

七情刺激,气逆为患,以恼怒致厥为多,若所愿不遂,肝气郁结,郁久化火,肝火上炎,或因大怒而气血并走于上等,以致阴阳不相顺接而发为厥证。

2. 体虚劳倦

元气素虚,复加空腹劳累,以致中气不足,脑海失养,或睡眠长期不足,阴阳气血亏耗,亦会成为厥证的发病原因。

3. 亡血失精

如因大汗吐下,气随液耗,或创伤出血,或血证失血过多,以致气随血脱,阳随阴消,神明失主而致厥。

4. 饮食不节

嗜食酒酪肥甘,脾胃受伤,运化失常,以致聚湿生痰,痰浊阻滞,气机不畅,日积月累,痰越多则气越阻,气郁滞痰更盛,如痰浊一时上壅,清阳被阻,则发为厥证。

厥证有虚实之分。大凡气盛有余,气血上逆,或夹痰浊壅滞于上,以致清窍闭塞,不知人事,为厥之实证;气虚不足,清阳不升,或大量出血,气随血脱,血不上达,气血一时不相顺接,以致神明失养,发为厥之虚证。

【病例1】气厥(癔症性强直)

盛某,女,30岁。素有癔症性强直发作史。1981年3月18日因恼怒又发作,意识蒙眬,周身呈强直性痉挛且战栗。两脉沉弱而数,因口噤未能望舌。

【援物比类】

诸暴强直,皆属于风;诸禁鼓栗如丧神守,皆属于火。肾在变动为栗,故诊为肝心火旺,肾阴不足之证。为之针刺双太溪穴,得气有如鱼吞钩,随手而愈。

【病例2】夺精(癔症性黑蒙)

李某,女,36岁。某日,因悲泣不止而突然失明。眼科检查:瞳孔反射、眼球活动,以及眼底均正常,转来我科针刺治疗。两脉沉涩,舌微红,苔薄白。

【援物比类】

《素问·解精微论篇第八十一》曰:"夫心者,五脏之专精也,目者其窍也……厥则目无所见。"《证治准绳》曰:"心者五脏六腑之主也,目者宗脉之所聚也,上液之道也……液者,所以灌精濡空窍者也,故上液之道开则泣,泣不止则液竭,液竭则精不灌,精不灌则目无所见矣,故命曰夺精,补天柱经夹颈。"夺精即精气严重耗伤,主要表现为面色㿠白,神情惨淡,目昏眼花,耳聋,脉极数或极迟等。为中医厥证范畴。

肾为水脏,受五脏之精而藏,上济心肺,与天柱所属之太阳膀胱为表里,肾之精为瞳子,目之无所见者,实乃肾精不上注于目也,故为之针双太溪,未及发针,已能视物。本案患者癔症性

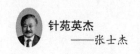

黑蒙为气厥之虚证，为大悲之后，悲则心系急，肺布叶举，而上焦不通，营卫不散，肾精剧耗，不能上荣于目而发为本病。针刺太溪激发肾精，而目得精养，则能视物矣。

以上病案都是癔症发作，癔症是神经症的一种。癔症的表现是多种多样的，最常见的症状是抽搐、不能说话（很像是意识丧失）、感觉障碍，比如肢体麻木、手套样感觉丧失，还可以表现为肢体瘫痪，癔症性失明、失听。癔症的治疗有认知疗法、暗示疗法、药物疗法等，通过针刺太溪调肾行气开窍均取得立竿见影之效。

（十五）下肢痿软

痿证是指肢体筋脉弛缓软弱无力，手不能握，足不能行，病肢肌肉逐渐痿废不用，出现功能障碍或者功能丧失的一种病证。《证治准绳》说："痿者手足痿软而无力，百节缓纵而不收也。"此病多见于下肢发病，故《黄帝内经》称"痿躄"。《金匮要略·中风历节病脉证并治第五》名曰"枯"，后世医家则均称为"痿"。

痿证的特点类似西医学中小儿麻痹后遗症、外伤或病理性截瘫、急性脊髓炎、癔症性瘫痪、脊柱结核后遗症、进行性肌萎缩、多发性神经炎、周期性麻痹、重症肌无力、肌营养不良症、运动神经元疾病、多发性肌炎及皮肌炎、脊髓空洞症、甲亢性疾病、强直性疾病等。

【病因病机】

中医对痿证早在2000年前即有较深刻的认识。《素问·痿论篇第四十四》对痿证的病因病机做了较为系统详细的描述，提出了"肺热叶焦则皮毛虚弱急薄，著则生痿躄也"。后世各家根据经旨进行发挥，对痿证又有了进一步的认识，认为痿证主要与肺、胃、肝、肾四脏有关，如张景岳认为"元气败伤，则精虚不能灌溉,血虚不能营养"以致筋骨痿废不用。又如邹滋九指出:"痿证之旨不外乎肝、肾、肺、胃四经之病,盖肝主筋,肝伤则四肢不为人用,而筋骨拘挛;肾藏精,精血相生,精虚则不能灌溉诸末,血虚则不能营养筋骨;肺主气,为清高之脏,肺虚则高源化绝,化绝则水涸,水涸则不能濡润筋骨。阳明为宗筋之长,阳明虚则宗筋纵,宗筋纵则不能束筋以流利机关,此不能步履,痿弱筋缩之证作矣。"(叶天士《临证指南医案·痿》)

【病例】

陈某,男,50岁。腘部酸痛十余年,患者1978年因用脑过度始觉双下肢酸楚不适,日晡益剧,间断服中药治疗效不明显,因而停止治疗已3年,症状益剧。每日傍晚腘及膝上缘酸楚、胀重伴腰酸痛喜按,时头晕倦怠,严重时难以入寐。面色晦暗,膝腱反射减弱。左脉沉弱尺甚,右寸关浮滑尺弱,舌胖淡暗有齿痕,苔薄白。

【援物比类】

肾生髓,髓生脑,脑为髓之海,肾者作强之官,主技巧,用脑过度耗伤肾元,乃至下肢酸楚,腘及膝上分别为太阳、阳明所过,太阳少阴相表里,太阳主筋所生病,阳气者柔则养筋,少阴损巨阳虚故腘酸楚,任督冲一源三歧,源出于肾而会于阳明之气街,故阳明所过之髀部亦酸楚,腰为肾府,故腰痛且喜按,偶或头晕亦皆肾原虚乏之候,故刺太溪以治,针后翌日自觉诸症皆已。

(十六)寒战

寒战即恶寒战栗,为怕冷的同时全身不自主地颤抖。本症在《黄帝内经》和《伤寒论》中均称为"寒栗",金代刘完素在《素问玄机原病式》中称其为"战栗",明代王肯堂《杂病证治准绳·寒热门》则称为"振寒";后世多称为"寒战"。

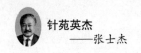
针苑英杰
——张士杰

西医学认为机体通过寒战来产生大量的热量以抵御外界寒冷的气候，维持正常的体温，从而保证机体的正常生理功能。

【病因病机】

体内寒盛多见此证，亦可由热郁所致。因暴感寒邪，或心火热甚，阳气被遏所致。见于外感热病、疟疾、暴受寒冷、饮酒、恐惧等情况。《素问玄机原病式·六气为病》曰："战栗动摇，火之象也。""此由心火热甚，亢极而战，反兼水化制之，故寒栗也。""或平人冒极寒而战栗者，由寒主闭藏，而阳气不能散越，则怫热内作故也。""或平人极恐而战栗者，由恐为肾志，其志过度，则劳伤本脏，故恐则伤肾，肾水衰则心火自甚，而为战栗也。又如酒苦性热，养于心火，故饮之过多，则心火热甚，而为战栗。"《张氏医通·寒热门》曰："亦有暴感寒邪，恶寒脉伏而战栗者。"

【病例】

任某，女，57岁。3个月前患急性肠炎，继发寒战，每日午后6时左右发作，周身皮肤有鸡皮样变，约1小时后自行缓解。平时畏寒，肢冷，腰酸背痛，食纳呆滞，二便频数，夜尿2～3次，肛门时灼热，有忧郁症及癔症史。脉沉弱，舌紫暗胖大，苔白腻。

【援物比类】

肾"在变动为栗"，肾者主液，充肤润肉生毫毛，主二窍，故为之刺太溪，2次诸症皆已。

（十七）原发性多汗症

多汗症是指在相同条件下，正常人无明显出汗，而患者却汗出淋漓。原发性多汗症是由中枢神经失调而致自主神经系统紊乱，汗腺分泌过度的结果。以对称地见于身体两侧比较局限的部位，如面颊、手足，在紧张兴奋、受热、吃刺激性食物后更为显著为临床特点。与中医学文献中的"漏风"（食则汗出）、"漏泄"（其汗或出于面，或出于身半）、"酒风"等病症基本一致。

【病因病机】

中医学认为局部出汗的成因，除营卫不和之外，尚有痰饮、水湿、食滞、瘀血等有形实邪，壅塞以中焦为主的某脏腑经络，以致身之上下、内外阴阳痞隔不通，津液旁达或上蒸而成种种的局部汗出。

1. 营卫不调导致的多汗表现为局部汗多，为风邪入肝，"风气通于肝"，肝得风助而疏泄太过，以致营卫不和之证。

2. 湿困三焦导致的多汗表现为局部多汗，舌苔浊腻，是风袭肝亢，困脾生湿，湿阻三焦，营卫失和所致。由于三焦不仅是水湿代谢的通道，且兼为营卫"出"与"行"的通道，所以，当其为湿邪所困，共同通道受阻，营卫的"出""行"障碍，以致两者失和。

3. 水湿内蕴，聚为痰饮导致的多汗特点是以头部出冷汗者为多，手足等其他局部出汗，亦往往而有，因痰饮内阻，阴阳痞隔，上下、内外不通，津液运行不畅而为汗多之症。

4. 里热亢盛，迫津外出是阳明为多气多血之经，中焦胃热郁蒸，则腠理大开，以致局部汗出。

5. 瘀血停著，亦可致阴阳升降失调，津行受阻，旁达上渗而为局部出汗。

虽然证型多种，但不论何证，皆可从开、阖、枢的角度比类论治。

【病例】

王某，男，28岁。左侧面部及肢体多汗2年，于气候炎热或情绪激动时加剧，服中药治疗罔效。脉弦细，舌质红，苔薄白。

【援物比类】

《素问·经脉别论篇第二十一》曰："饮入于胃，游溢精气，

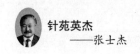

上输于脾，脾气散精，上归于肺，通调水道，下输膀胱，水津四布，五经并行。"汗者水谷之精，出于阳而本于阴。阳气有余为身热无汗，阴气有余为多汗身寒。太阳为开，阳明为阖，少阳为枢，枢机不利则偏盛偏虚而汗出偏沮。肾为水脏，受五脏六腑之精而藏，少阴为枢，寓水火于其中。为之调肾以治，用巨刺法，针右太溪，左侧汗立减，右半身皮肤亦见湿润，共针3次，阴平阳秘而愈。

（十八）不嗜食（神经性厌食）

不嗜食，又称知饥不食，一般指患者有饥饿的感觉，但不思饮食，或食不多者。《灵枢·大惑论第八十》曰："黄帝曰，人之善饥而不嗜食者，何气使然？岐伯曰，精气并于脾，热气留于胃，胃热则消谷，谷消故善饥。胃气逆上，则胃脘寒，故不嗜食也。"一般情况下知饥即应思食，此则知饥不食。饮食消化在胃，运化在脾，不思食故知胃纳欠佳，导致胃纳欠佳的原因有多种，一般知饥不思食则多与脾阴虚或胃阴虚有关，因脾阴虚则腹中知饥，但胃阴虚则运化受阻，故又不思食。

【病例】

刘某，女，40岁。因抑郁，进食日益减少已半年，曾多方诊治，未发现有器质性病变，但已轻度酸中毒，遂住院为之纠正。出院后仍厌食，每日勉强进食少许即脘痞异常，甚则呕吐；精神萎靡，面色无华，懒言而语声低微，短气乏力。脉沉弱，舌淡红，苔白微厚。

【援物比类】

《灵枢·杂病第二十六》曰："喜怒而不欲食，言益小，刺足太阴。"太阴为脾土，用益火培土法为之刺足少阴之太溪，调肾中元阳以温煦脾土，未及20次，病已。

（十九）腹胀

腹胀即腹满，指腹中有胀大或胀满不适之感而外无胀急之象。主要表现为患者感到腹部的一部分或全腹部胀满，通常伴有相关的症状，如呕吐、腹泻、嗳气等。《诸病源候论·腹胀候》曰："腹胀者，由阳气外虚、阴气内积故也。阳气外虚受风冷邪气，风冷，阴气也。冷积于腑脏之间不散，与脾气相壅，虚则胀，故腹满而气微喘。"一般胃肠气胀均有腹部膨隆，局限于上腹部的膨隆多见于胃或横结肠积气所致，小肠积气腹部膨隆可局限于中腹部，也可为全腹部膨隆，结肠积气腹部膨隆可局限于下腹部或左下腹部，幽门梗阻时，上腹部可有胃型及蠕动波，肠梗阻时可见肠型及肠蠕动波，肠鸣音亢进或减弱，腹膜炎患者可有压痛及肌紧张。

【病因病机】

依《中医症状鉴别诊断学》病因病机如下。

1. 寒湿中阻导致的腹胀表现为腹部胀满，按之不减，食欲不振，恶心呕吐，头身困重，大便泄泻，或脘腹疼痛，口渴不欲饮，或身目发黄而晦暗，或白带量多，舌苔白腻，脉弦缓。

2. 脾胃虚寒导致的腹胀表现为腹中满胀，乍作乍止，乍轻乍重，喜暖喜按，或进热饮、热食则舒，神疲乏力，纳谷呆滞，舌胖淡或有齿痕，苔薄白，脉迟。

3. 湿热蕴结导致的腹胀表现为腹满而胀，脘痞呕恶，心中烦闷，口渴不欲多饮，时时汗出，大便溏泄，小便短赤，舌红苔黄腻，脉濡数。

4. 食滞胃肠导致的腹胀表现为腹满胀痛，嗳腐吞酸，或厌闻食臭，或大便泄泻臭如败卵，舌苔厚腻，脉沉滑。

5. 胃肠实热导致的腹胀表现为腹满不减，或硬痛，或绕脐疼痛，大便秘结，手足濈然汗出，潮热谵语，舌苔黄燥，或焦裂起

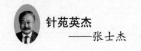

刺，脉沉实，或迟而有力。

【病例】

李某，男，40岁。1年来少腹胀满，畏寒，腰酸痛，经多种检查，胃肠道未见异常，服中西药物及针灸治疗罔效。来诊之前又增双腿沉重乏力，倦怠嗜卧，胃纳呆滞且畏生冷，口干而不欲饮，夜寐多梦，面色黧黑。脉浮濡沉弱，舌淡暗有痕，苔白腻。

【援物比类】

《灵枢·胀论第三十五》曰："厥气在下，营卫留止，寒气逆上，真邪相攻，两气相搏，乃合为胀也。"《灵枢·卫气失常第五十九》曰："卫气之留于腹中，蓄积不行，菀蕴不得常所，使人支胁胃中满……其气积于胸中者上取之，积于腹中者下取之，上下皆满者旁取之。"《灵枢·卫气第五十二》曰："气在腹者，止于背腧与冲脉于脐左右之动脉者。"卫气出于下焦之坎位，冲脉与少阴之大络起于肾下，出于气街，故为之调肾以治，针太溪，6次病已。

（二十）便秘

便秘是指粪便在肠道内滞留过久，秘结不通，排便周期延长，或周期不长，但粪质干结排出艰难，或粪质不硬，虽有便意，但便而不畅的病症。《黄帝内经》中认为便秘与脾胃受寒，肠中有热和肾病有关，如《素问·厥论篇第四十五》曰"太阴之厥，则腹满䐜胀，后不利"，《素问·举痛论篇第三十九》曰"热气留于小肠，肠中痛热焦渴，则坚干不得出"。张景岳将其概括为阳结、阴结，《景岳全书·秘结》曰："有火者便是阳结，无火者便是阴结。"近代中医则将之分为热秘、冷秘、气秘、气虚秘、血虚秘、阴虚秘、阳虚秘这七型。

【病因病机】

饮食入胃，经过脾胃运化，吸收其精华之后，所剩糟粕由大肠传送而出，即为大便。《灵枢·营卫生会第十八》说："水谷者，常并居于胃中，成糟粕而俱下于大肠。"《素问·灵兰秘典论篇第八》亦谓："大肠者，传导之官，变化出焉。"若脾胃与大肠功能正常，则大便自然畅通。如大肠传导功能失常，粪便在肠内停留时间过长，粪质干燥或坚硬，即可形成便秘之病。便秘的基本病变属大肠传导失常，同时与脾胃肝肾等脏腑的功能失调有关。可概括为寒、热、虚、实四个方面：燥热内结于肠胃，属热秘；气机郁滞或饮食积滞，腑气不通者，属实秘；气血阴阳亏虚者，则为虚秘；阴寒凝滞，津液不行者，称冷秘或寒秘。四者之中，又以虚实为纲，如热秘、气秘、冷秘属实，阴阳气血不足的便秘属虚。而寒热虚实之间，常互相兼夹或演变，如热秘误治或延医，经久不愈，津液日耗，进损肾阴，而致阴津不足，大肠失润，其病由实转虚。气机郁滞，日久化火，则气滞与热结并存。气血不足者，如受饮食所伤，或情志怫郁，则虚实相兼。冷秘者，乃阳虚阴寒凝滞，但若温燥太过，耗其津液，或阳损及阴，可见阴阳并虚之征。

【病例1】

王某，女，32岁，10余年来，每隔3～5日方有便意且排便困难，大便呈块状，纳少，烦急易怒，口干欲饮，周身乏力，左下腹可触及粪块。脉见芤象，舌胖而淡暗，舌根部苔黄腻。

【援物比类】

阳明胃热过盛，热灼津液，津伤液耗，肠失所润，肝气郁结，气机壅滞，则"气内滞而物不行"，或气郁化火，火邪伤津，亦可使肠道失润。肾者胃之关，主二窍而恶燥，又主五液，肾阴不足，则肠失濡润，肾阳不足，则阴寒凝滞，津液不通。太溪为肾之原穴。为之针太溪，调肾中阴阳，1次便通，3次病已。

【病例2】

苏某，女，28岁。患习惯性便秘多年，少则3～5日，多则7～8日，必需服药或灌肠方可排便。1994年7月来诊时大便不通已9日。腹胀纳呆，时而恶心欲呕，头晕，肩背腰膝酸重疼痛，睡眠欠佳。脉浮弦沉弱，舌淡红，苔白微厚，腹部膨满而不拒按。

【援物比类】

此症历来有风秘、冷秘、气秘、热秘等，《中医病证诊断疗效标准》将之分为肠道实热、肠道气滞、脾虚气弱、脾肾阳虚、阴虚肠燥等类。而考诸《黄帝内经》则多以为其病在肾，如《素问·水热穴论篇第六十一》曰："肾者胃之关也。"《素问·金匮真言论篇第四》曰："北方黑色，入通于肾，开窍于二阴，藏精于肾。"《素问·上古天真论篇第一》曰："肾者主水，受五脏六腑之精而藏之，故五脏盛乃能泻。"按："泻"当包括后窍之开阖而不仅是前阴之精者是。《素问·五脏别论篇第十一》之"魄门亦为五脏使，水谷不得久藏"可证。《素问·至真要大论篇第七十四》曰："阴痹者，按之不得，腰脊头项痛时眩，大便难……病本于肾，太溪绝，死不治。"明代李中梓《医宗必读》曰："玩《内经》之言，则知大便秘结，专责少阴一经，证状虽殊，总之津液枯干，一言以蔽之也。分而论之则有胃实、胃虚、热秘、冷秘、风秘、气秘之分。"基于上列诸论，为之刺双太溪，当即有明显之肠蠕动，返家后遂即排便，间日一次，共针3次，随访3载，每或间日均能自动排便一次。

（二十一）溏泄

溏泄最早出自《素问·至真要大论篇第七十四》，曰："厥阴司天，风淫所胜……民病胃脘当心而痛，上支两胁，膈咽不通，饮食不下，舌本强，食则呕，冷泄腹胀，溏泄瘕。"又有濡泻、濡泄、鹜溏等名，通常泛指水泻或大便稀溏。《景岳全书·泄泻》认为："泄泻之本，无不由于脾胃。盖胃为水谷之海，而脾主运化，使脾健胃和，则水谷腐熟，而化气化血以行营卫，若饮食失节，起居不时，以致脾胃受伤，则水反为湿，谷反为滞，精华之气不能输化，乃致合污下降，而泻痢作矣。"

【病因病机】

泄泻的病位主要在脾、胃、肝、肾和大肠、小肠，其中主脏在脾，其致病原因包括感受外邪，饮食所伤，情志失调，脾胃虚弱，脾肾阳虚等。其主要致病因素为湿，即《难经·五十七难》曰："泄凡有五，其名不同。有胃泄，有脾泄，有大肠泄，有小肠泄，有大瘕泄，名曰后重。胃泄者，饮食不化，色黄；脾泄者，腹胀满，泄注，食即呕吐逆；大肠泄者，食已窘迫，大便色白，肠鸣切痛；小肠泄者，溲而便脓血，少腹痛；大瘕泄者，里急后重，数至圊而不能便，茎中痛。此五泄之要法也。"

1. 感受外邪，六淫外邪伤人，主要以湿为主，常夹杂寒、暑、热等病邪，导致肠胃功能失调，皆使人发生泄泻，脾脏喜燥而恶湿，外来之湿入侵则最容易困遏脾阳，从而影响脾的运化功能而导致泄泻。

2. 饮食所伤，脾胃为仓廪之官，脾主运化水谷和水液；胃主受纳，腐熟水谷。故饮食不当，如饮食过量导致宿食内停；或恣食肥甘辛辣，致湿热内蕴，湿热阻滞中焦，纳运失健，升降失常，气机阻滞，大肠传导失司，则便溏而不爽；或误食馊腐不洁之物，伤及肠胃；或过食生冷，寒气伤中等，均能化生寒、湿、热邪而影响脾胃的运化功能，致使脾胃的传导失司，升降失调，清浊不分，水谷停滞而导致泄泻。

3. 情志不舒，忧郁恼怒，精神紧张，易致肝气郁结，木郁不达，横逆犯脾，脾胃受制，运化失常。《素问·举痛论篇第三十九》曰："怒则气逆，甚则呕血及飧泄。"或忧思伤脾，土虚木乘，脾失健运，气机升降失常，致水谷不化，下趋肠道为泻。若素体脾虚湿盛，运化无力，复因情志刺激、精神紧张或于怒时

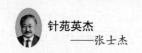

进食，均可致肝脾失调，易形成泄泻。《景岳全书·泄泻》曰："凡遇怒气便作泄泻者，必先以怒时夹食，致伤脾胃。"

4. 禀赋不足，脾主运化，胃主受纳，若因先天不足或素体脾胃虚弱，不能受纳运化某些食物，易致泄泻，又或者长期饮食失调，劳倦内伤，久病缠绵，导致脾胃虚弱，中阳不健，运化无权，不能受纳水谷和运化精微，清气下陷，水谷糟粕混杂而下，遂成泄泻。

5. 脾肾阳虚，久病之后，脾阳受损，肾阳损伤，或年老体衰，阳气不足，命门火衰，不能助脾腐熟水谷，水谷不化，而为泄泻。

6. 中气下陷，久病损脾，导致脾阳虚陷，中气被损伤，升提失司，引起中气下陷；脾虚无力提升阳气，故而不能温煦腐熟水谷，水谷不化，成为泄泻。《素问·脏气法时论篇第二十二》曰："虚则腹满肠鸣，飧泄，食不化。"

【病例】

刘某，女，38岁。1976年患急性肾盂肾炎，迄来诊时尿中仍时有蛋白，且每年尿血1～2次，每次持续10余日，伴夜尿频数（2～3次），大便溏泄，日2～3行，前后二阴重坠，头晕、耳鸣、畏寒、夜寐多梦、行经头痛，虽不断服药但罔效。面色晦暗且布色素斑，目如卧蚕，下肢浮肿。两脉关尺皆弱，舌暗淡，苔薄白。

【援物比类】

肾司气化，肾气化，则二阴通；肾气虚，则二阴不禁，《素问·脉要精微论篇第十七》曰："仓廪不藏者，是门户不要也，水泉不止者，是膀胱不藏也。"久病脾肾皆虚且阳损及阴，故为是证。《类经》云："实邪有余，故胀满，虚为正不足，故泄利。"益火之源以温脾，壮水之主以柔肝，调坎中阴阳以为治。针双太溪，3次后色素斑、眼睑及下肢浮肿明显减退，夜尿溏泄均已，行经未头痛，前后阴重坠之感亦消失。

（二十二）溲便变

《灵枢·口问第二十八》云："中气不足，溲便为之变。"黄元御《灵枢悬解》释："中气不足，脾郁肝陷，故溲便变色，气滞肠鸣。"从其之本意看是指中气虚弱可导致二便异常，其病本以正气不足为主，正如该篇所言"凡此十二邪者，皆奇邪之走空窍者也。故邪之所在，皆为不足。故上气不足，脑为之不满，耳为之苦鸣，头为之苦倾，目为之眩。中气不足，溲便为之变，肠为之苦鸣。下气不足，则乃为痿厥心悗。"

【病因病机】

《类经》中指出："水由气化，故中气不足，则溲便常变，而或为黄赤，或为短涩，多有情欲劳倦，过伤精气而然，昧者概认为火，鲜不误矣。且中气不足，则浊气居之，故肠胃为之苦鸣也。"脾主升清，胃主降浊，中气不足则脾之升清、运化功能失调，脾不升清，胃之浊气不得下降，清阳不升，浊阴不降，浊气居中，郁久化湿，湿遏脾土，致脾阳受损，久之则脾阳虚弱，继而不能充养肾阳，脾肾阳虚，阴寒内盛，故而溲便异常。或因久病脾虚，脾胃为后天之本，气血生化之源，脾胃虚弱则气血生化乏源，中气下陷，脾固摄无力，致使大便异常，小便浑浊。或因秽浊之邪侵入机体，伤及肾阳，使肾阳虚弱，无法温煦脾阳，从而导致溲便异常。

【病例】

刘某，女，55岁，1964年患急性肾盂肾炎，缠绵不愈；1984年因子宫肌瘤行子宫次全切术；1989年因脘痞、乏力、便溏，于某医院做钡餐检查后按可疑胃炎服中药治疗，便溏未已；1990年11月因气候变化，脘痞腹胀又作，每日溏泄虽仅一次，但二阴终日重坠，屡屡如厕，而仅溲不便且饥不欲食，头晕、腰

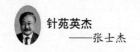

酸、乏力、寐不安,面色晦暗。脉浮弦沉弱,舌淡暗,苔薄白。

【援物比类】

患者久病元气大伤,脾土不得肾阳温煦则脘痞、腹胀、便溏;肾司二窍,肾气不固则二窍重坠,时欲溲便;阳病及阴则头晕心烦、寐不安。调坎中之阴阳以益火壮水,针太溪1次病衰大半,5次痊愈。

(二十三)遗尿

遗尿症俗称尿床,通常指小儿在熟睡时不自主地排尿。一般至4岁时仅20%有遗尿,10岁时5%有遗尿,有少数患者遗尿症状持续到成年期。没有明显尿路或神经系统器质性病变者称为原发性遗尿,占70%～80%。继发于下尿路梗阻、膀胱炎、神经源性膀胱(神经病变引起的排尿功能障碍)等疾患者称为继发性遗尿。患儿除夜间尿床外,日间常有尿频、尿急或排尿困难、尿流细等症状。

其症包括睡中经常尿床,或昏迷时小便自遗,或清醒时小便自出,或溺频而难以自禁等情况。

【病因病机】

遗尿又名遗溺,出自《素问·宣明五气篇第二十三》,曰:"膀胱不利为癃,不约为遗溺。"《灵枢·本输第二》曰:"虚则遗溺。"可见遗溺以虚证多见。《景岳全书》曰:"遗溺一证,有自遗者,以睡中而遗失也。有不禁者,以气门不固而频数不能禁也。又有气脱于上则下焦不约而遗失不觉者,此虚极之候也。"《类证治裁》曰:"大抵遗溺失禁,由肺肾膀胱气虚。"《景岳全书》指出:"有热客肾部而遗尿者……其证发热作渴,或时闭涩,或时自遗,或阴挺不能约制……有先因病淋,服利药太多,致溺不禁者……咳而遗溺,属膀胱……小儿胎中受冷遗尿。"尿液的生成与排泄,与肺、脾、肾、三焦、膀胱有着密切关系。遗尿的发病机制虽主要在膀胱失于约束，然与肺、脾、肾功能失调，以及三焦气化失司都有关系。其主要病因为肾气不固、脾肺气虚、肝经湿热。此外，亦有小儿自幼缺少教育，没有养成夜间主动起床排尿的习惯，任其自遗，久而久之，形成习惯性遗尿。

【病例】

陈某，女，14岁。2年来尿频尿急时而尿痛，1年来加剧，尿后仍欲再尿，但量不多，日十余次，且每逢接触水时即遗尿，若白天饮水较多，夜晚梦如厕而尿床，曾做尿常规等项检查，未发现异常。脉沉弱，舌质淡，苔白厚腻。

【援物比类】

此乃肾气虚乏，火不生土，蕴湿生热，而膀胱纵缓不收，《金匮要略·五脏风寒积聚病脉证并治第十一》曰："下焦竭，即遗溺失便，其气不和。"亦即逼尿肌麻痹，残余尿量增加，乃致之尿后淋沥者是。治宜补肾以益火，"虚则遗溺，遗溺则补之"（《灵枢·本输第二》），针双太溪，2次痊愈。

（二十四）淋证（泌尿系感染）

淋证是指以小便频数短涩，淋沥刺痛，小腹拘急引痛为主症的病证。淋之名称最早见于《素问·六元正纪大论篇第七十一》，曰："小便黄赤，甚则淋。"《金匮要略·五脏风寒积聚病脉证并治第十一》称"淋闭"，该篇并指出淋闭为"热在下焦"。《金匮要略·消渴小便利淋病脉证并治第十三》描述了淋证的症状，曰："淋之为病，小便如粟状，小腹弦急，痛引脐中。"隋代《诸病源候论·淋病诸候》曰："诸淋者，由肾虚而膀胱热故也。"《中藏经》将淋证分为冷、热、气、劳、膏、砂、虚、实八种，为淋证临床分类的雏形。《诸病源候论·淋病诸候》把淋证分为石、劳、气、血、膏、寒、热七种，而以"诸淋"统之。《备急千金要方·淋闭》提出"五淋"之名，《外台秘要·淋并大小便难病》

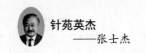
针苑英杰
——张士杰

具体指出五淋的内容，曰："《集验》论五淋者，石淋、气淋、膏淋、劳淋、热淋也。"现代临床仍沿用五淋之名，但有以气淋、血淋、膏淋、石淋、劳淋为五淋者，亦有以热淋、石淋、血淋、膏淋、劳淋为五淋者。

【病因病机】

《丹溪心法·淋》强调淋证主要由热邪所致，曰："诸淋所发，皆肾虚而膀胱生热也。水火不交，心肾气郁，遂使阴阳乖舛，清浊相干，蓄在下焦，故膀胱里急，膏血砂石，从小便道出焉。"巢氏以肾虚为本，以膀胱热为标的病机理论如"热淋者，三焦有热，气搏于肾，流入胞而成淋也"。《景岳全书·淋浊》"淋之初病，则无不由乎热剧"，认为淋病初起，虽多因热，但由于治疗及病情变化各异又可转为寒、热、虚等不同证型。如"久服寒凉"，"淋久不止"有"中气下陷和命门不固之证"，其主要病机为湿热蕴结下焦，肾与膀胱气化不利。"诸淋者，由肾虚而膀胱热故也。"《金匮要略·五脏风寒积聚病脉证并治第十一》曰："热在下焦者则尿血，亦令淋闭不通。"淋证的病位在肾与膀胱，且与肝脾有关。其病机主要是肾虚，膀胱湿热，气化失司。肾与膀胱相表里，肾气的盛衰，直接影响膀胱的气化与开阖。淋证日久不愈，热伤阴，湿伤阳，易致肾虚；肾虚日久，湿热秽浊邪毒容易侵入膀胱，引起淋证的反复发作。因此，肾虚与膀胱湿热在淋证的发生、发展及病机转化中具有重要的意义。淋证有虚有实，初病多实，久病多虚，初病体弱及久病患者，亦可虚实并见。实证多在膀胱和肝，虚证多在肾和脾。

【病例】

邱某，女，59岁。腰酸痛、尿频、尿急、量少、晨起尿黄，时而失控3年，经B超等检查提示：慢性膀胱炎、轻度肾盂肾炎，服中西药物罔效，近来又增加头晕目涩、口干多梦、尿愈发失禁、大便溏而不爽等症，面色晦暗。脉沉弱，舌暗红，苔薄黄。

【援物比类】

久病阴阳俱损，肾主二窍，肾气不足，则二便不固，火不生土，湿蒸热郁则便溏不爽，肾阴亏乏则头晕目涩、口干多梦。为之调肾以治，针双太溪，1次腰酸明显减轻，大便通畅，尿频亦减，寐安，共针刺4次，诸症消失。

（二十五）眩晕（晕动病）

晕动病是汽车、轮船或飞机运动时所产生的颠簸、摇摆或旋转等任何形式的加速运动，刺激人体的前庭神经而发生的疾病。患者初时感觉上腹不适，继有恶心、面色苍白、出冷汗，旋即有眩晕、精神抑郁、唾液分泌增多和呕吐。由于运输工具不同，可分别称为晕车病、晕船病、晕机病（航空晕动病）及宇宙晕动病。

眩是指眼花或眼前发黑，晕是指头晕甚或感觉自身或外界景物旋转。两者常同时出现，故统称为"眩晕"。轻者闭目即止；重者如坐车船，旋转不定，不能站立，或伴有恶心、呕吐、汗出，甚则昏倒等症状。本病的病位在头窍，其病因可出现在多个方面，病性有虚实两端，属虚者居多，如阴虚易肝风内动，血虚则脑失所养等；属实者为风、火、痰、瘀扰乱清空。

【病例】

王某，女，16岁。因坐长途汽车颠簸，未及1小时即发生头晕、恶心、流涎，至来诊时除上述症状外，又表现为精神抑郁、不思饮食、呕吐、面色苍白、出冷汗、眼球震颤、站立不稳，血压80/50mmHg。脉沉迟，舌淡红，苔薄白。

【援物比类】

胃主腐熟水谷，脾主运化水谷精微，化生气血，肾藏精，主命门真火。脾胃气血生化乏源，清窍失养，或惊恐伤肾，肾精亏虚，髓海失养。赵以德曰："丹溪先生主火而言者，道也，然道无

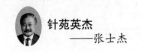

所之而不在,道之谓何?阴阳水火是也,其顺净清谧者水之化,动扰挠乱者火之用也。脑者,地气之所生,故藏于阴,目之瞳子,亦肾水至阴所主,所以二者皆喜静谧而恶动扰,静谧则清明内持,动扰则掉扰散乱,是故脑转目眩者,皆由火也。"五脏五行之气皆本于先天之水火,五阴气俱绝则目系转,转则目运,目运为志先死。肾主志,肾脉上贯肝膈,循喉咙之后,上入颃颡,连目系,上出额与督脉会于颠。故为之刺太溪,眩晕等症立已。

(二十六)晕厥

晕厥,是指骤起而短暂的意识和行动的丧失。其特征为突然眩晕、行动无力,迅速失去知觉而昏倒,数秒至数分钟后恢复清醒。西医学的一过性脑缺血发作可见晕厥症状。

晕厥多由元气虚弱,病后气血未复,产后失血过多,每因操劳过度、骤然起立等致使经气一时紊乱,气血不能上充于头,阳气不能通达于四末而致;或因情志异常波动,或因外伤剧烈疼痛,以致经气逆乱,清窍受扰而突然昏倒。

【病例】

石某,男,35岁。1991年9月,外感高热7天,退热后两周,非但体力未稍恢复而且极易紧张、恐惧,并常因之而突然晕倒,发作虽突然,但能预先感觉到肢体发冷、发麻,眼前发黑,继之意识丧失而跌倒,2~3分钟后意识逐渐恢复,倍加疲乏,间或呕吐。于石家庄市某医院诊为转换型癔症,予阿普唑仑、刺五加及脑灵液等治疗,发作次数减少,但未能完全控制发作,遂来京就诊。脉微弦,双尺弱;舌尖红,苔黄微腻。

【援物比类】

《灵枢·海论第三十三》指出:"髓海不足,则脑转耳鸣,胫酸眩冒,目无所见,懈怠安卧。"肾主骨生髓,通于脑,精旺则神全。只有肾气旺盛，精髓充沛，肾才能蒸腾化气，将精微物质布散于周身，特别是脑，人才能神清气爽，耳聪目明，身强体壮。《灵枢经》谓邪在肾，颈项时眩。此皆湿邪害肾，逼太阳之气留于上而然也。肾水不足或精血伤败，不能制其五阳之火独光，或中土虚衰，不能提防下气之逆，则龙雷之火得以震动于颠，诸火上至于头，重则搏击为痛，轻则旋转为之眩运矣。《灵枢·本神第八》曰："肾藏精，精舍志，肾气虚则厥。"《素问·调经论篇第六十二》曰"志不足则厥"，此其候也。为之针太溪，计6次，逾二载未曾发作。

（二十七）眩晕（梅尼埃病）

梅尼埃病又称迷路积水，由内耳迷路水肿引起，其病因不明，常突然出现发作性眩晕、耳鸣、耳聋、头内胀痛，来势凶猛，患者睁眼时感到视物旋转，闭眼时则觉自身在旋转，伴随听力减退，病情易反复。发病人数逐年上升，患者年龄跨度较大。本病常见于中年人，初期多为单侧，随着病情的发展，9%～14%的患者可发展为双侧。病因不明，很多学者认为应属于身心疾病的范畴。

梅尼埃病类似中医"眩晕""耳鸣"两病的证因之综合。《证治汇补》说："眩者言视物皆黑，晕者言视物皆转，二者兼有方曰眩晕。"《素问·至真要大论篇第七十四》中记载："厥阴之胜，耳鸣头眩，愦愦欲吐。"又曰："诸风掉眩，皆属于肝。"《中藏经》云："肝气逆则头痛、耳聋。"《灵枢经》中说："上气不足，脑为之不满，耳为之苦鸣，头为之苦倾，目为之眩。"又曰："髓海不足，则脑转耳鸣。"朱丹溪则有"无痰不作眩"之说。以肝脾肾为重为本，风火痰瘀为标，尤以痰为重。脾为后天之本，脾虚则气血亏虚，清窍失养，痰浊中阻；而肝为风木之脏，主升主动，

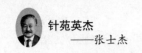

针苑英杰
——张士杰

肝郁或肝肾阴虚而致肝阳上亢，肝风夹痰上扰清窍，发为眩晕及耳鸣。本病属于本虚标实，需仔细辨证，治病必求于本，治则殊异，不能只拘一端。

【病例】

于某，女，28岁。2年前始时发轻度耳鸣，近1年来时而突发剧烈眩晕，发作时感觉四周景物及自身旋转，有站立不稳及摇坠下跌感，面色苍白，伴恶心、呕吐、冷汗及眼球震颤，必需卧床闭目且不能转动头部方可缓解，初起发作每历数小时，即可起床活动，近来不但发作日益频繁，而且历二三日尚不缓解，听力亦明显减退，于某医院诊为梅尼埃病。脉沉细，舌质淡红，苔薄白。

【援物比类】

此例显系上气不足，髓海空虚，乃致之眩晕。《黄帝内经》论眩，皆属肝木，属上虚。肝主疏泄，赖肾精以充养。素体阳盛之人，肝阳偏亢，亢极化火生风，风升火动，上扰清窍，肝失所养，以致肝阴不足，肝阳上亢，此所谓"水不涵木"是也。肝伤则疏泄失职，气血瘀滞，脉络不通，气血不能供奉于上；加之肝郁化火，灼伤阴血，致阴虚于下，阳亢于上，肝阳风动，上扰于颠，眩晕乃作。肝藏血，肾藏精，肝主疏泄，肾主闭藏，肝肾同源，阴液互相滋养，精血相生。《灵枢·海论第三十三》曰："髓海不足，则脑转耳鸣，胫酸眩冒，目无所见，懈怠安卧。"《素问·五脏生成篇第十》曰："徇蒙招尤，目瞑耳聋，下实上虚，过在足少阳厥阴，甚则入肝。"盖眩晕一症，虚者居其八九，而兼火兼痰者，不过十之一二耳，肾主骨生髓，髓生肝，肝与胆为表里，少阳属肾，肾与膀胱相表里，为之调肾以治，针双太溪，晕立减，共针3次，随访二载，未再发作。

（二十八）厥逆

厥逆，中医病证病机名。此病证包括突然昏倒，不省人事，伴四肢逆冷（手冷可过肘，足冷可过膝）而能复苏为主要表现的一种病证，以及因气机失常，气逆上冲所致的其他疾病。《黄帝内经》全书，"厥逆"一词共见26次，其含义、范围广泛，概括起来可分为两种表现：一类为突然昏倒，不省人事，如《素问·大奇论篇第四十八》曰"脉至如喘，名曰暴厥，暴厥者，不知与人言"及"薄厥""大厥""煎厥""尸厥"等；另一类为以四肢不温为主症，如《素问·厥论篇第四十五》曰"寒厥之为寒也，必从五指而上于膝"，以及"热厥"、气逆为厥、十二经（手足六经）形证等。《诸病源候论》对"尸厥"的表现进行了描述，曰："其状如死，犹微有息而不恒，脉尚动而形无知也。"以其病机为"阴阳离居，营卫不通，真气厥乱，客邪乘之"。

【病因病机】

引起厥证的病因主要有情志内伤、体虚劳倦、亡血失津、饮食不节等方面。从病机而论，总由阳气内衰，阴寒独盛，气血突然逆乱，升降乖戾，阴阳气不相顺接所致。正如《景岳全书·厥逆》所说："厥者尽也，逆者乱也，即气血败乱之谓也。"病变所属脏腑主要在于心、肝而涉及脾、肾。心为精神活动之主，肝主疏泄条达，心病则神明失用，肝病则气郁气逆，乃致昏厥。但脾为气机升降之枢，肾为元气之根，脾病清阳不升，肾虚精气不能上注，亦可与心肝同病而致厥。

气厥虚证多发生于平素体质虚弱者，厥前常有过度疲劳、睡眠不足、饥饿受寒、突受惊恐等因素，素来元气虚弱之人，陡遇恐吓，清阳不升，神明失养。气厥实证，因情志异常、精神刺激而发作，乃肝气升发太过所致，体质壮实之人，肝气上逆，由惊恐而发。血厥虚证，则与失血有关，常继发于大出血之证；因失

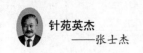

血过多而发,突然昏厥,血虚不能上承。血厥实证,多因急躁恼怒而发,乃肝阳上亢,阳气暴张,血随气升,气血并走于上,表现为突然昏仆。痰厥好发于恣食肥甘,体风湿盛之人。痰厥素有咳喘宿痰,多湿多痰,恼怒或剧烈咳嗽后突然昏厥。

厥逆之病理转归主要有三:一是阴阳气血相失,进而阴阳离决,发展为一厥不复之死证;《素问·调经论篇第六十二》曰:"血之与气,并走于上,则为大厥,厥则暴死,气复返则生,不返则死。"二是阴阳气血失常,或为气血上逆,或为中气下陷,或气血痰浊内闭,气机逆乱而阴阳尚未离绝。三是表现为各种证候之间的转化。气厥和血厥之实证,常转化为气滞血瘀之证;血致厥的血厥虚证,严重者转化为气随血脱之脱证等。

【病例】

杨某,男,33岁。因剧烈头晕头痛就医,给服降压药而好转,但未能控制发作,遂来北京于某医院诊为"大动脉炎",行脾切除及脾肾动脉吻合术,术后血压仍有波动,用降压药有效,但头晕不已,且时于夜间突然胸闷憋气,继而大汗、四肢厥逆,必急诊输液方已。因频发不止又继发脘闷、腹胀、便溏、胸背及腹部无定处之疼痛、口干而不欲饮、小便黄,且久治不已,故来诊。脉浮弦微滑,沉取无力,舌胖大有痕质淡,苔厚腻。

【援物比类】

《素问·厥论篇第四十五》曰:"气因于中,阳气衰不能渗营其经络,阳气日损,阴气独在,故手足为之寒也。"脾主为胃行其津液者也,胃不和则精气竭,精气竭则不营其四肢也。肾精之化因于胃,中土之阳气根于命门,为之调肾中之阳,针太溪,甘次诸症皆已,逾二载,未发厥逆。

(二十九)颅痛(三叉神经痛)

三叉神经痛是常见的脑神经疾病,以一侧面部三叉神经分布区内反复发作的阵发性剧烈疼痛为主要临床表现。严重者伴有面部肌肉反射性抽搐，口角牵向一侧，并有面部发红、结合膜充血、流泪、流涎等症状，又称"痛性抽搐"。女略多于男，发病率可随年龄而增长。三叉神经痛多发生于中老年人，右侧多于左侧。该病的特点：在头面部三叉神经分布区域内，病骤发、骤停、闪电样、刀割样、烧灼样、顽固性、难以忍受的剧烈性疼痛。说话、洗脸、刷牙或微风拂面，甚至走路时都会导致阵发性的剧烈疼痛。疼痛历时数秒或数分钟，疼痛呈周期性发作，发作间歇期同正常人一样。一般将其归属于中医"偏头痛""面痛"等范畴。如《灵枢·经脉第十》提到颔痛、颊痛、目外眦痛；《素问·缪刺论篇第六十三》有"齿唇寒痛"之症等。后世医家对本病的证候特点有较细致的描绘和较深入的认识。如《医林绳墨》谓："亦有浮游之火，上攻头目或齿牙不定而作痛者。"

【病因病机】

引起颠痛的原因一是外感风寒或风热，风寒侵犯阳明，风阳升发，易犯头面，而寒为阴邪，其性凝滞，致血脉收引，气血闭塞；外感风热，邪热犯胃，胃火熏蒸，循经上攻头面。二是内伤七情，肝气郁结，郁而化火。三是饮食或劳倦，过食炙煿辛热之物，胃热偏盛。四是肾阴不足，水不涵木，阴虚阳亢，肝胆之火升腾，肝火循胃络上扰面颊而发病。五是久病脾虚运化失常，痰浊内盛，阻塞脉络。

【病例】

朱某，男，65岁。右侧面部沿三叉神经Ⅱ、Ⅲ支径路阵发闪电剧痛10余载，常因饮食洗漱等因而激发，同时伴有酒渣鼻，曾服中西药物及针灸、酒精封闭、局部神经切断术等治疗无效，因此自杭州来京治疗。望诊见鼻自下极以下至鼻准渣赤如赭。两脉沉弱，右寸及两尺尤甚，舌暗红，苔白微腻。

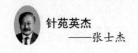

【援物比类】

《灵枢·杂病第二十六》曰:"颇痛,刺足阳明曲周动脉,见血立已;不已,按人迎于经,立已。"据此为之如法施治,但未获显效。考颇者面也,阳明之脉曲折于口鼻颐颊之间,故颇痛乃邪阻阳明之气而致,取阳明曲周动脉出血者,乃令气分之邪随血而泄,不已,按人迎于经者,因阳明之气上行于头而走空窍,出颇,循颊车而下合于人迎,循膺胸而下出于腹气之街者也。故邪不从曲周动脉解,则可导之入于人迎而解。

此例伴发酒渣鼻,两脉沉弱,两尺尤甚。此乃肾气虚乏,因而火不生土,蕴湿生热,湿蒸热郁,壅阻阳明经髓所致之颇痛,病久阳损及阴,水不涵木,肝失条达,制己所胜之脾而侮所不胜之肺,致使肺失宣降而湿热壅阻于肺所主之鼻而为渣,肾假任督冲于气街与阳明相会,肾上连肺而根于肾,故取肾原太溪以调肾中之水火,则既可柔肝健脾祛湿,导阳明经隧之滞下行而使之通则不痛,又可清金宣肺而去渣。因而为之改刺太溪,未廿几次,颇痛及鼻渣均已;随访五载,未再复发。

(三十)偏头痛

偏头痛是以头的一侧、前额、头顶部位出现突发性疼痛,并有头皮血管跳动,痛如裂如劈,甚则伴有恶心、呕吐,疼痛缓解后犹如平常人一样为特征的病症。典型偏头痛,常在青春期发病,多有家族史,头痛前有典型的视觉先兆(闪光幻觉),开始为一侧眶上、眶后或额颞部的钝痛,因而具有搏动性,后呈持续性的剧烈跳痛。该病以女性多见,呈周期性发作,并不恒定于一侧,以日夜持续疼痛为特点,多由焦虑、紧张、疲劳及感冒因素所致。

【病因病机】

偏头痛是临床常见的自觉症状,可单独出现,亦可出现于多种急慢性疾病之中，中医学对偏头痛的认识最早见于《素问·风论篇第四十二》，曰："风气循风府而上，则为脑风。"《素问·五脏生成篇第十》还提出："是以头痛颠疾，下虚上实……"对于头痛病，《黄帝内经》认为，六经病变皆可引起头痛。

从中医整体和辨证论治的角度分析，肝失疏泄是其发病基础，气机失常、气血逆乱，痰瘀互结是其发病的关键。发病后若余邪未清，或治疗后毒邪未净，致使邪毒伏留于内，脏腑失调，气机逆乱。若长期反复发作，伏邪日久入络，入络则与营血交混，瘀滞不去，加剧脏腑失调、气血逆乱，影响气血津液代谢而变生痰浊瘀血，甚则动风化火，风火夹痰浊瘀血循经上犯，致使清窍失养，病情加重，日久累及，从实转虚，虚实夹杂。

偏头痛的病因虽属多端，但临床上辨证的关键首先需分清外感、内伤，辨别虚实，分清标本主次，找其所属主因，结合整体病理转变进行治疗，切勿采用头痛医头，仅重视止痛药物的应用，而不进行辨证分析。

【病例】

马某，女，35岁。患左侧偏头痛3年，每个月或两个月一发，近1年来加剧，发作日益频繁，于疲劳或紧张时，甚至每日发作。每于发作之前先感精神不振、嗜睡，一侧视野有闪光性暗点之视幻觉及听觉异常，无明显感觉倒错或感觉减退及味觉刺激征，唯右侧半身有乏力感，尤以上肢为甚，继而疼痛始作，痛自左侧（激惹症状之对侧）颞、眶、前额，很快扩散至半侧头部，呈搏动性钻痛，伴恶心、呕吐，痛侧面部潮红、颞动脉搏动增强、眼结膜充血等症状，如不呕吐则痛可整日不止，曾服麦角胺咖啡因等药不已，遂来针刺。脉浮弦沉弱，舌质微红而少苔。

【援物比类】

此例始则为情志不和，肝失条达，郁而化火，上扰清空而致之头痛；久之木火伤阴，而肾水愈不能涵养肝木；肝阳愈上越，

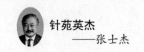

乃至头痛频发。《灵枢·经脉第十》曰："肝足厥阴之脉……夹胃属肝络胆……连目系，上出额，与督脉会于巅；其支者，从目系下颊里……"肝病者"气逆则头痛"（《素问·脏气法时论篇第二十二》）。《灵枢·经脉第十》曰："是主肝所生病者……呕逆。"又曰："胆足少阳之脉，起于目锐眦，上抵头角，下耳后……其支者……别锐眦，下大迎，合于手少阳，抵于䪼，下加颊车……是主骨所生病者，头痛颔痛，目锐眦痛……"少阳属肾，水能生木，故为之用巨刺法，针右太溪，左偏头痛立已。3个月后虽又曾发作一次，但较前轻微，治如前法，诸症消失，随访三载，未再发作。

（三十一）痛经

凡在经期或经行前后，出现周期性小腹疼痛，或痛引腰骶，甚至剧痛晕厥者，称为"痛经"，亦称"经行腹痛"。西医学把痛经分为原发性痛经和继发性痛经，前者又称功能性痛经，系指生殖器官无明显器质性病变者，后者多继发于生殖器官某些器质性病变，如盆腔子宫内膜异位症、子宫腺肌病、慢性盆腔炎等。本节讨论的痛经，包括西医学的原发性痛经和继发性痛经。功能性痛经容易痊愈，器质性病变导致的痛经病程较长，缠绵难愈。

【病因病机】

本病的发生与冲、任、胞宫的周期性生理变化密切相关。主要病机在于邪气内伏或精血素亏，更值经期前后冲任二脉气血的生理变化急骤，导致胞宫的气血运行不畅，"不通则痛"，或胞宫失于濡养，"不荣则痛"，故使痛经发作。

痛经常见的分型有肾气亏损、气血虚弱、气滞血瘀、寒凝血瘀和湿热蕴结。

1. 肾气先天不足，或房劳多产，或久病虚损，伤及肾气，肾虚则精亏血少，冲任不足，经行血泄，胞脉愈虚，失于濡养，

"不荣则痛",故使痛经。

2. 素体虚弱,气血不足,或大病久病,耗伤气血,或脾胃虚弱,化源不足,气虚血少,经行血泄,冲任气血更虚,胞脉失于濡养,"不荣则痛",故使痛经。

3. 气滞血瘀,素性抑郁,或忿怒伤肝,肝郁气滞,气滞血瘀,或经期产后,余血内留,蓄而成瘀,瘀滞冲任,血行不畅,经前经时气血下注冲任,胞脉气血更加壅滞,"不通则痛",故使痛经。

4. 寒凝血瘀,经期产后,感受寒邪,或过食寒凉生冷,寒客冲任,与血搏结,以致气血凝滞不畅,经前经时气血下注冲任,胞脉气血更加壅滞,"不通则痛",故使痛经。

5. 素有湿热内蕴,或经期产后,感受湿热之邪,与血搏结,稽留于冲任、胞宫,以致气血凝滞不畅,经行之际,气血下注冲任,胞脉气血更加壅滞,"不通则痛",故使痛经。

【病例】

侯某,女,32岁。行经腹痛3年,1年来月经错后,量少,色紫有块,行经时腹痛加剧。来诊时为行经第2日,除腹痛外尚伴有肢冷、恶心欲呕等症状。脉沉微弦,舌质微红,苔薄白,面色青。

【援物比类】

按气滞血瘀为之补气海泻三阴交,以理气活血、通经化瘀。针刺后,腹痛虽然减轻,但面青肢冷、恶心欲吐未稍缓解,脉按之已不显弦象而举之反弦。《素问·示从容论篇第七十六》曰:"夫浮而弦者,是肾不足也。"肾者主液入心化赤而为血,流溢于冲任为经血之海。肾之精气不足,则冲任血海空虚,不得流溢于中则行经量少而涩痛,不布散于外则形寒肢冷,不上贯中土,脾失所养则恶心欲呕。故为之改刺太溪,用补法,针到病已,随访三载,痛经未作。

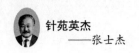

（三十二）局部抽搐症（多发性抽动症）

局部抽搐症又称习惯性痉挛，是一组肌肉突然瞬息间收缩。此种动作发作快速而不自主，并经常重复。有时外表看来似在完成某一动作，实际上是无目的性的。它是儿童神经官能症常见类型之一，成年人罕见。生理性局部抽搐症可见于正常人从醒到睡眠的过渡阶段。

局部抽搐症的原因多种多样，主要有以下三类：①原来具有保护性意义，以后变为不必要的习惯性抽搐。如患结膜炎或异物进入眼内引起的眨眼动作，开始有保护意义，以后固定下来成为眨眼性抽搐症。②由模仿他人的动作而得。③各种急性精神因素如受惊、遭到打骂、突然亲人死亡、学习成绩不良等。

临床表现：局部抽搐症常发生于4～6岁儿童，男孩较多见。抽动的种类是多种多样的。最常见的是脸部肌肉抽搐如挤眼、龇牙、做出某种怪相；其次是颈部及四肢抽搐症如头部抖动、点头、喉内咳痰声、扭脖子、摇动手臂、抖动腿等。同一病儿的抽搐均较固定、刻板，但也可表现各种抽搐症状的综合。某些患者的若干抽搐症状，在不同阶段可以此起彼伏。抽搐症儿童可伴有其他神经症症状如睡眠不安、夜惊、运动不安、遗尿。患儿病前性格往往有易兴奋、任性、易激惹、固执等特点。

【病因病机】

局部抽搐症的病因是多方面的，与先天禀赋不足、产伤、窒息、感受外邪、情志失调等因素有关，多由五志过极，风痰内蕴而引发。病位主要在肝，与心、脾、肾密切相关。

局部抽搐症常见如下几种类型。

1. 气郁化火

肝主疏泄，性喜条达，若情志失调，五脏失和，则气机不畅，郁久化火，引动肝风，上扰清窍，则见皱眉眨眼，张口歪嘴、摇头耸肩、口出异声秽语。气郁化火，耗伤阴精，肝血不足，筋脉失养，虚风内动，故伸头缩脑，肢体颤动。

2. 脾虚痰聚

禀赋不足或病后失养，损伤脾胃，脾虚不运，水湿潴留，聚液成痰。痰气互结，壅塞胸中，心神被蒙，则胸闷易怒，脾气乖戾，喉发怪声；脾主肌肉四肢，脾虚则肝旺，肝风夹痰上扰走窜，头项四肢肌肉抽动。

3. 阴虚风动

素体真阴不足，或热病伤阴，或肝病及肾，肾阴虚亏，水不涵木，虚风内动，故头摇肢搐。阴虚则火旺，木火刑金，肺阴受损，故喉发异声。

【病例】

邵某，男，12岁。反复交替发作无目的性之蹙额、眨眼、龇牙、努嘴、扭颈、耸肩及上肢突然而迅疾之抽动，伴喉内频发咳痰之声近1年，无明显睡眠障碍、夜惊、遗尿及运动性不安，性格偏于固执、任性、易激惹，发病前无明显保护性意义之防范动作、模仿及各种急慢性精神因素等诱因，曾做神经科检查，未发现任何器质性病变，学习成绩优良。脉浮滑，舌红，苔中心厚而黄腻。

【援物比类】

肝开窍于目，脾主四肢外合肌肉而开窍于口。肾者主水涵木，在变动为栗，肾居坎（☵）位，寓水火于其中，坎中水火不足则肝失所养而动风，脾失温煦而肉瞤，故法当调肾以治，针双太溪穴。一诊后，除目仍时上翻及眨眼外，余症皆未发作；二诊后，目上翻及眨眼频率亦大减；四诊后，诸症皆失。

按：根据西医学，此例不能排除因运动性条件反射而形成之病例情性反应所导致的局部抽搐症（TIC）。临床较常见，用中西药物治疗，效果皆欠佳，而应用针刺治疗多例，效果皆满意。

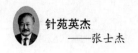

（三十三）短暂性脑缺血发作

短暂性脑缺血发作中医称作中风先兆证，是指颈内动脉系统或椎动脉系统由于各种原因发生暂时性的供血不足，导致受累脑组织出现一过性的功能缺损而表现相应的临床症状和体征，其持续时间短则数秒至数分钟，长则数小时，最多不超过24小时，症状和体征全部恢复，但可反复发作。

【病因病机】

中风先兆证的病因有五志过极、饮食不节、劳倦过度、房事不节等。中风先兆证的病机包括以下几方面。

1. 肝阳上亢

肝为风木之脏，内寄相火，体阴而用阳，主升主动，赖肾精以充养。素体阳盛之人，肝阳偏亢，亢极化火生风，风升火动上扰清窍则发生眩晕；风阳煎灼津液为痰，风痰阻于经络，气血运行不畅则发生短暂性偏瘫、语言謇涩等症。

2. 湿痰内生

饥饱失宜，嗜食肥甘厚味，酒食无度，皆可损伤脾胃，脾虚水湿不化，湿滞酿痰，痰浊中阻，清阳不升，浊阴不降，蒙闭清窍，发为眩晕。痰浊停滞，郁而化热，热盛即可动风，肝风夹痰上壅，痹阻气血则可发生一过性偏身不用、肢麻等症。

3. 气虚血瘀

气为血帅，气虚则运血无力，血行迟滞不畅则成瘀血，瘀血阻于经脉，经脉失养则可出现一过性偏瘫或偏身不用或语言謇涩等。

4. 肾精不足

肝肾同源，精血同源，肾精血不足，水不涵木，肝阳鸱张，阳亢风动，风阳上扰，可发中风先兆的症状。

总之，中风先兆证属本虚标实之证，其本虚为气虚或肝肾阴虚，标实为风、痰、瘀血等上扰清窍或痹阻气血经络而发本病。

【病例】

卓某，男，72岁。平素体健，嗜膏粱厚味及饮酒，1个月前曾患腰痛，经另医针刺而愈。1周前突然阵发自肢体远端依次累及近端、躯干、唇舌之震颤及抽搐，其状如栗。近3日来每逢发作前先觉咽喉发热，继则出现头痛、头晕、恶心、怕冷、呼吸急促、心前区不适及立毛反射亢进（出现鸡皮），血压亦随之升高等症、征，但自发病始迄今无意识障碍，阵挛发作每持续1~2分钟即自然缓解，间隔数分钟至数十分钟再发，日数十次，每次发作症、征相同，不受情绪等影响。中医内科诊断：①眩晕；②中风先兆。西医诊断：①高血压；②可疑冠心病；③脑血管痉挛；④糖尿病酮症。外院CT检查：老年性脑萎缩、双侧苍白球钙化。脉弦滑数，舌胖淡有痕，苔薄白。

【援物比类】

热厥之气先走喉，继而口周及周身战栗而起鸡皮，实乃阴损及阳，阳损及阴，阴阳俱损，阴虚而生内热，阳虚而生外寒之候，《素问·至真要大论篇第七十四》云："诸风掉眩，皆属于肝。"而肾者乃先天之本，生气之原，滋肝木，复贯中土而上济心肺，主液入心化赤而为血，流溢于冲任为经血之海，布散于外而养肌肉，生毫毛，主固密，在变动为栗，故法当调肾以治，为之刺双太溪，共针6次，诸症消失。

按：此例不能排除因脑动脉硬化，短暂性缺血发作而出现之类似间脑性癫痫发作之发放波所致之疾患（TIA）。

（三十四）椎基底动脉供血不足

椎基底动脉供血不足，常见于中老年人，由于小脑及脑干依靠椎基底动脉的供血，当椎基底动脉发生病变时，脑部血流不畅，供血不足，常出现眩晕等症状，属于中医"眩晕""厥证"

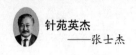

等范畴。

【病例】

赵某，女，66岁。头晕、头沉、嗜睡、心悗、项背强、倦怠、痿软、大便溏二载。1989年6月于某医院神经科检查，诊断为先天性颈椎侧弯、椎基底动脉供血不足、脑动脉硬化，服桂利嗪等药物，虽稍缓解，但每逢情志不遂及劳累后症状仍旧。1952年患空洞性肺结核（已愈），1984年曾做结肠癌手术及放疗、化疗。来诊时症见精神萎靡，面色晦暗，语声低微，两脉沉弱，舌淡暗，苔中心黄厚而腻。

【援物比类】

患者早年罹患痨瘵，近年又做肠癌手术及放疗、化疗等，致使精气耗伤，因而上气不足，脑为之不满，头为之苦倾，目为之眩，中气不足，溲便为之变，肠为之苦鸣，下气不足，乃痿厥心悗。此乃《灵枢·口问第二十八》曰"邪之所在，皆为不足……补足外踝下留之"之证，用气反者病在上取之下，补上下者从之之法，阳病治阴，易太阳昆仑为少阴太溪，针后当即神清气爽，头晕头沉项强等症大减，三诊后诸症皆失。

（三十五）呛（假性延髓性麻痹）

假性延髓性麻痹又称假性球麻痹，是咽部感觉及咽反射存在，无舌肌萎缩和震颤，常有下颌反射（+），掌颏反射亢进和强哭、强笑等；为双侧大脑皮质上运动神经元或皮质延髓束损害所致。其临床表现为吞咽困难，声音嘶哑，讲话不清，流涎，甚至强哭强笑等，严重者往往危及生命。假性延髓性麻痹往往是急性脑血管病的严重并发症。

【病因病机】

因假性延髓性麻痹是中风的并发症，所以其病因病机与之相同。由于患者脏腑功能失调，气血素虚或痰浊、瘀血内生，加上劳倦内伤、忧思恼怒、饮酒饱食、用力过度、气候骤变等诱因，而致瘀血阻滞、痰热内蕴，或阳化风动、血随气逆，导致脑脉痹阻或血溢脉外，引起昏仆不遂，发为中风。其病位在脑，与心、肾、肝、脾密切相关。

其病机有虚（阴虚、气虚）、火（肝火、心火）、风（肝风）、痰（风痰、湿痰）、气（气逆）、血（血瘀）六端，此六端多在一定条件下相互影响，相互作用。

1. 积损正衰

《素问·阴阳应象大论篇第五》曰："年四十，而阴气自半也，起居衰矣。"年老体弱，或久病气血亏损，脑脉失养。气虚则运血无力，血流不畅，而致脑脉瘀滞不通；阴血亏虚则阴不制阳，内风动越，夹痰浊、瘀血上扰清窍，突发本病。正如《景岳全书·杂证谟·非风》说："卒倒多由昏愦，本皆内伤积损颓败而然。"

2. 劳倦内伤

烦劳过度，伤耗阴精，阴虚而火旺，或阴不制阳易使阳气鸱张，引动风阳，内风旋动，则气火俱浮，或兼夹痰浊、瘀血上壅清窍脉络。

3. 脾失健运

过食肥甘醇酒，致使脾胃受伤，脾失运化，痰浊内生，郁久化热，痰热互结，壅滞经脉，上蒙清窍；或素体肝旺，气机郁结，克伐脾土，痰浊内生；或肝郁化火，烁津成痰，痰郁互结，夹风阳之邪，窜扰经脉，发为本病。此即《丹溪心法·中风》所谓"湿土生痰，痰生热，热生风也"。饮食不节，脾失健运，气血生化无源，气血精微衰少，脑脉失养，再加之情志过极、劳倦过度等诱因，使气血逆乱，脑之神明不用，而发为中风。

4. 情志过极

七情所伤，肝失条达，气机郁滞，血行不畅，瘀结脑脉；暴

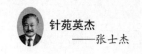
针苑英杰
——张士杰

怒伤肝，则肝阳暴张，或心火暴盛，风火相煽，血随气逆，上冲犯脑。凡此种种，均易引起气血逆乱，上扰脑窍而发为中风。尤以暴怒引发本病者最为多见。

病性多为本虚标实，上盛下虚。在本为肝肾阴虚，气血衰少，在标为风火相煽，痰湿壅盛，瘀血阻滞，气血逆乱。而其基本病机为气血逆乱，上犯于脑，脑之神明失用。

【病例】

颜某，男，53岁。患原发性高血压十余年，除时而头重脚轻外，余无不适，虽不断服药，但血压仍持续在200/100mmHg以上。1982年2月5日晨起，突然言语謇涩，右口角流涎，当即送往某医院急诊，诊为脑血栓形成，门诊治疗后返家，当日中午发现吞咽障碍及右侧半身轻度不随意，遂邀余往诊。症见：表情缺乏，双目呆视而少瞬目，语言謇涩且呈重鼻音，右口角流涎，饮食皆呛，伴强迫性哭笑，两脉浮弦而数，舌质绛红，苔黄厚腻。血压220/130mmHg，右侧掌颏反射、霍夫曼征及巴彬斯基征皆呈阳性，右侧肘腱及膝腱反射均活跃，右上下肢肌力均3级。

【援物比类】

此例若按脏腑经脉辨证则为素体阴虚，水不涵木，肝阳上亢而头重脚轻，肝木横逆乘脾致使土湿不运而凝痰生热，水不济火而心火炽盛，痰火交结阻于经隧则为偏虚，阻于窍络则为呛。

援物比类：偏虚为跛者，多冬寒颇有不足，即肾不足也，故偏虚为跛。肾脉贯中土上济心肺，夹舌本。"胃缓则廉泉开，故涎下，补足少阴"（《灵枢·口问第二十八》）。为之针刺太溪后，吞咽功能当即恢复；太阳为开，阳明为阖，少阳为枢，舍开阖则无从运输，舍枢则无以开阖，故又取手足少阳之会翳风及主偏枯，臂腕发痛，肘屈不得伸，手五指掣不可屈伸之太阳腕骨。未及10次，除语言尚稍謇外，诸症皆已。

（三十六）脑性瘫痪

中医古籍中没有脑性瘫痪这一病名，但对本病的临床表现早有认识，根据临床症状本病可纳入中医"五迟""五软""五硬""胎怯"等范畴。

对于五迟，早在东汉末年的《颅囟经》中曾有"行步迟"的记载，隋代巢元方《诸病源候论》中亦有"齿不生候""数岁不能行候""头发不生候""四五岁不能语候"等病类别。清代张璐在《张氏医通》也明确指出："五迟者，立迟、行迟、齿迟、发迟、语迟是也。"

关于五软的病名，宋代以前的医书未见专题论述，多数医家将其纳入"胎弱""胎怯"，或迟证等疾病中综合论述。有关"五软"的描述以宋代的《幼幼新书》较早，曰："小儿五软不治：手软、项软、脚软、腰软、背软。"元代曾世荣《活幼心书》中始见"五软"的名称，指出"头、项、手、足、身软，是名五软"。并与"胎弱""胎怯"和"迟证"等疾病加以区分。以后诸多医家论述"五软"的内容虽论述不一，但都离不开头、项、手、足、肌肉、口这几部分。

"五硬"的名称，首载于明代《婴童百问·卷三》"五硬则仰头取气，难于动摇，气壅疼痛，连胸膈间，脚手心如冰冷而硬，此为风症难治"，把头颈硬、胸膈硬、手硬、脚硬和心腹硬称为五硬；古代医籍对五硬的内容论述虽不尽一致，但亦基本按上述分类而称之。

【病因病机】

中医学多将脑瘫病因病机分为先天因素和后天因素两个方面。

先天不足多是指胎儿禀赋不足或受不良刺激而言。若父母体质素虚，精气衰惫。或久病初瘥，或药毒损害，或嗜欲偏数，致

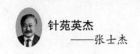
针苑英杰
——张士杰

胎禀不良；或妊期纵欲，伤及胎形，或孕母受惊，邪气乘心，或跌仆内伤，致使胞损，皆能使患儿胎禀不足，肝肾受损，精血不能荣注筋骨而发病。如《医宗金鉴·幼科心法要诀》曰："小儿五迟之症，多因父母气血虚弱，失天有亏，致儿生下筋骨软弱，行步艰难，齿不速长，坐不能稳，要皆肾气不足之故。"《幼幼集成·胎病论》把胎怯归结为父母年迈与孕妇多产，与现代脑瘫的病因叙述一致："胎怯者……非育于父母之暮年，即生于产多之孕妇。成胎之际，元精既已浇漓，受胎之后，气血复难长养，以致生来怯弱。"

后天失调是指幼儿因护养失宜，饮食不调；或疾病缠绵，治理不当；或药害影响，或跌仆损伤，致脏腑功能不调，气血虚损，百脉宗筋失其濡养而发病。后天脾胃薄弱：脾胃虚弱、气血生化不充，而致体弱不能抗邪，为邪气所犯而发病者。《医宗金鉴·幼科心法要诀》曰："又足少阴为肾之经，其华在发，若少阴之血气不足，即不能上荣于发……又有惊邪乘入心气，至四五岁尚不能言语者。"《仁斋小儿方论·杂证·行迟证论》曰："骨者髓之所养，小儿气血不充，则髓不满骨，故软弱而不能行。"《保婴撮要》云："手足软者，脾主四肢，乃中州之气不足，不能营养四肢，故肉少皮宽，饮食不为肌肤也……"《保婴撮要》认为头软乃"脏腑骨脉皆虚，诸之气不足"。

【病例】

巫某，女，6岁。因出生时窒息，数月后发现中枢性四肢瘫痪，下肢较重，虽未间断治疗，但2岁半才能站立，至3岁半由人扶持方可行走，两腿交叉，呈剪刀步态，上肢内收，肘关节不能伸直，两手亦呈屈曲状，脊柱前突，构音困难，不能言语，整日流涎，智力差，且时发惊厥，吞咽尚可。两脉沉细，舌质淡红，苔薄白。

【援物比类】

《素问·热论篇第三十一》曰："巨阳者，诸阳之属也，其脉连于风府，故为诸阳主气也。"阳气者，柔则养筋。此例出生伊始即窒息，致使巨阳伤而诸阳莫属，筋失所养。太阳寒水与少阴为表里，筋脉相合，足少阴之筋病，"主痫瘛及痉"（《灵枢·经筋第十三》）。经筋之病寒则反折筋急。

为之调肾中元阳以治，针双太溪，30次后剪刀步态消失而能独自步履，上肢之痉挛亦明显缓解，流涎及癫痫发作均减少，并能发出双音节词汇，因患儿家长亦精于针道，故嘱其返家继续治疗。

（三十七）肌强直症

肌强直综合征系指以受累骨骼肌肉在收缩后不易放松，连续收缩后减轻或消失，寒冷能使症状加重为特征的一组肌肉疾病。包括强直性肌营养不良症、先天性肌强直和副肌强直症等。中医称为痉病。

【病因病机】

多数强直性肌病均为一种遗传性疾病。强直性肌营养不良症为常染色体显性遗传。先天性肌强直亦为常染色体显性遗传。先天性副肌强直症为常染色体突变所引起的。

中医学对痉病有系统的理论和丰富的临床经验。《温病条辨·痉病瘛病总论》说："痉者，强直之谓。"宋代《三因极一病证方论·痉叙论》明确痉病的病位在筋，病机是"筋无所营"。《素问·至真要大论篇第七十四》说"诸痉项强，皆属于湿"；"诸暴强直，皆属于风"。《灵枢·经筋第十三》也说："经筋之病，寒则反折筋急。"肝主筋，脾土可营肝木，肾水可滋养肝木，且《素问·骨空论篇第六十》说"督脉为病，脊强反折"，因督脉其

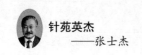

络"合少阴……贯脊属肾",故本病与肝、脾(胃)、肾及督脉密切相关。引起筋脉拘急之由,有外邪壅塞经络,气血不畅;有火热炽盛,耗灼阴津;有久病或误治,肝精肾血亏损;或饮食劳倦,脾土虚衰,气血阴阳生化不足;或久病入络,或外伤瘀血内阻,血脉不畅。总之,或虚或实,筋脉失养而挛急,此为基本病机之所在。

1. 邪壅经络

风寒暑湿燥火"六气皆能致痉"(《温病条辨·痉因质疑》),若感受外邪,留滞壅塞于经络,气血不能运行,筋肉失养而拘急发痉。

2. 火热炽盛

热甚发痉或外感火热之邪,或情志过激,内生肝火等,若火热炽盛,必耗灼阴津,筋脉失濡而挛急发痉。如《温热经纬·薛生白湿热病》说:"火动则风生而筋挛脉急。"亦即"木火同气,热盛生风"。

3. 阴血亏损

阴血亏损多由误治或他病所致。误治者,即汗、吐、下太过,阴精耗散;他病所致者,即产后失血或汗证、血证、呕吐、泄泻、久病体虚等,伤精损液,导致津伤液脱,亡血失精,筋脉失养而成。如《温病条辨·湿痉或问》说:"以久病致痉而论,其强直背反瘛疭之状,皆肝风内动为之也。"此即阴虚生风、血虚生风之谓。

4. 瘀血内阻

病久入络,络血不畅而瘀,或外伤瘀血内阻,新血不生,进而闭阻脉络,血不养筋而病痉。

此外,临床上亦可见因阳衰寒化所致者,即阳衰不能化精生血,筋脉失荣,渐生痉病。

【病例】

于某，男，32岁。16岁参加劳动时，自觉扭伤腰部而不得俯仰转侧，旋即入院。继而发热，热退后，觉四肢强硬，动作不灵，起床时难以立即起立，必稍事活动后方可行动，上肢于握拳或持物时亦不能立即放松，精神紧张或天气寒冷时强直现象加剧，反之缓解。于故里及北京等地医院诊断为"可疑先天性肌强直症"，服中西药罔效。1992年来诊时，双手大小鱼际肌已轻度萎缩，其余部位之肌肉丰满粗大，尤以双下肢之腓肠肌最为明显，但下肢却强直无力，用针刺激下肢时，可引起下肢肌肉强烈而长时间之收缩。脉弦紧，舌质暗红，苔薄黄。

【援物比类】

太阳之上，寒水主之，在天为阳，在地为水，在人为精气，是以太阳为诸阳主气，阳气者柔则养筋，十二经脉之腧皆会于足太阳之经，冲脉为十二经之海而源于肾，肾与太阳膀胱为表里，足少阴之筋病主痫瘛及痉。故为之取肾原太溪以调，针30次诸症明显好转，因无力负担长期在外地医疗之费用而返乡。

（三十八）两侧性手足徐动症

手足徐动症又称指划运动，或易变性痉挛，与肌张力障碍类似，并非一个独立的疾病单元，是手指、足趾、舌或身体其他部位相对缓慢的、无目的、连续不自主运动临床综合征。可发生于任何年龄，男女皆可发病。发作性运动源性舞蹈手足徐动症，平均起病年龄为8.8岁，男女发病率约为4∶1。双侧性手足徐动症，特点是常伴肌阵挛及不规则中、小幅度运动，常见于脑瘫患者。

【病例】

王某，女，20岁。因出生时窒息，患双侧性手足徐动症，迄

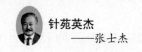

来诊时上肢远端仍交替发作蠕虫样奇形怪状之强制运动，舌亦时而伸缩，构音欠清晰，头时扭动，下肢踇趾常自发背屈，上列症、征于受激惹和主动运动时加剧。两脉沉紧，舌淡红，苔薄白。

【援物比类】

《灵枢·天年第五十四》曰："人之始生……血气已和，营卫已通，五脏已成，神气舍心，魂魄毕具，乃成为人。"此例，降生伊始即窒息，致使神伤，"玄生神，神在天为风，在地为木，在体为筋，在脏为肝……在变动为握"（《素问·阴阳应象大论篇第五》）。握同搐搦，筋之病也。肾生骨髓，髓生肝，虚补其母，调肾以治，针太溪，症状立减，共针20次，病衰大半。

（三十九）肝豆状核变性

肝豆状核变性由Wilson在1912年首先描述，故又称为Wilson病，是一种常染色体隐性遗传的铜代谢障碍性疾病，以铜代谢障碍引起的肝硬化、基底节损害为主的脑变性疾病为特点，对肝豆状核变性发病机制的认识已深入到分子水平。本病的世界范围发病率为1/30000～1/100000，致病基因携带者约为1/90。本病在中国较多见，好发于青少年，男性比女性稍多，如不恰当治疗将会致残甚至死亡。

【病因病机】

肝豆状核变性的主要病因为遗传，是常染色体隐性遗传引起的家族性疾病。遗传的原因和因素是其铜代谢障碍。正常从食物摄入铜量为2～5mg/d，食物中的铜由肠吸收入血，与清蛋白疏松地结合后进入肝脏，其后铜大都由尿便排出。肝豆状核变性患者铜排泄量明显减少，摄入和排泄不平衡。铜大多沉积于肝、脑、肾组织而引起损害，豆状核沉积更严重，而形成肝豆状核变性损害。

中医学认为本病属于先天禀赋不足，肾精素亏，髓海不足；继之肝血不足，内风扰动。缘因精生血，肝主筋，精亡血少，筋脉失养乃致筋脉拘急；血虚则生热，热极生风，风动而体颤。肾精素亏，精不化血，精血两虚，筋脉失养，虚风内动，故肢体震颤、拘急僵直；肾阴不足，虚火内生，火性上炎，心神被扰则神志癫狂；火灼肝胆则胆热液泄，发为黄疸；肝胆湿热久蕴，肝络瘀热互结则形成积聚痞块；积聚为鼓胀之根，积聚日久，经隧不通，津液不能输布，聚津为湿为水，发为鼓胀；肾精不足，精不生髓，脊骨失濡，故幼儿发病时可出现鸡胸、龟背等佝偻诸症。一言蔽之，皆先天禀赋不足，肾中阴精匮乏所致。

【病例】

赵某，男，36岁。1990年7月发现肝硬化，1991年10月觉双下肢沉重，震颤，腰背强痛无力，来北京某医院诊为肝豆状核变性，予西药治疗罔效，遂来诊。症见：双下肢肌强硬，双膝部呈屈曲挛缩状，震颤于随意运动时加剧，面部缺乏表情，构音困难，吞咽轻度障碍，感情轻度失控。脉浮濡沉弱，舌红有痕，苔白腻。

【援物比类】

《灵枢·经脉第十》曰："肾足少阴之脉……贯脊属肾络膀胱；其直者，从肾上贯肝膈……"《灵枢·经筋第十三》曰："足少阴之筋……循脊内夹膂，上至项，结于枕骨，与足太阳之筋合……病在此者主痫瘛及痉。"膀胱为津液之府，太阳为诸阳之主气，肾为藏精之脏，元阳寓于其中，主栗，与膀胱为表里。故为之调肾以治，针太溪30次，肌肉僵硬、震颤大减，构音及吞咽功能亦明显改善，腰背亦不似前之痿软。由于经济等因遂返乡，遗憾！

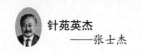

（四十）痉挛性斜颈

痉挛性斜颈是一种以颈肌扭转或阵挛性倾斜为特征的锥体外系器质性疾病。临床表现多种多样，多数起病缓慢，少数骤然起病。表现为头部不随意地向一侧旋转，颈部则向另一侧屈曲。颈部的深浅肌肉均可受累，而且每一位患者其受累的肌肉及受累的程度各不一样，但以胸锁乳突肌、斜方肌及头颈夹肌的收缩最容易表现出来。可因情绪激动而加重，睡眠中完全消失。常发生于30～50岁的成年人，西医学尚无特效疗法，药物和手术疗效均不确切。此病易被误诊为"寰枢椎半脱位"，如因"寰枢椎半脱位"造成的斜颈应为持续性而非阵发性，诊断时需注意区分。

【病因病机】

痉挛性斜颈的病因至今尚不明确，大多数学者认为与遗传、精神、外伤、原发性前庭功能异常等多种因素及其相互作用有关。此病隶属中医"痉证""痉风""振掉""颤证"等范畴。其病机主要在于痰浊、湿热等病邪阻滞经络，或督脉失养、阴虚筋燥等导致神机妄动，经筋结聚无常，拘挛弛纵混乱。

《素问·至真要大论篇第七十四》曰："诸颈项强，皆属于湿。"素体脾虚或思虑过度会导致痰湿内蕴，升降失司，浊阻窍络，痰迷心窍，神明被扰。或由五志过极，忧思气结，气机郁滞，郁而生热，热阻清窍，扰动神明，筋脉挛急。另外，先天禀赋不足或操劳过度，以致肝肾亏虚，阴虚筋燥而挛急。《景岳全书·痉证》曰："愚谓痉之为病，强直反张病也。其病在筋脉，筋脉拘急……其病在血液，血液枯燥，所以筋挛。"

督脉为诸阳之会，入属于脑，上颠。如颈部过劳或外伤，造成督脉受损，也会造成统摄失司，神明扰动，神气紊乱而发病。

【病例】

吴某，女，23岁，左侧项强伴阵发向右斜颈3周，于骨伤科诊为寰枢椎半脱位，手法复位后，项强斜颈依旧，精神愈益紧张，致使发作之频率及强度反而加剧，遂来针刺。查其脉浮弦沉弱，舌暗有齿痕，尖红，苔白微腻。

【援物比类】

《灵枢·刺节真邪第七十五》曰："邪气者，虚风也，虚风之贼伤人也……"而"邪之中人也，无有恒常，中于阴则溜于腑，中于阳则溜于经……中于面则下阳明，中于项则下太阳，中于颊则下少阳，其中于膺背两胁亦中其经"（《灵枢·邪气脏腑病形第四》）。"东方生风，风生木……在体为筋，在脏为肝……在变动为握……肾生骨髓，髓生肝……"（《素问·阴阳应象大论篇第五》）。为之取肾原太溪穴以疗此风木湿盛之疾，立竿见影，6次痊愈。又十二经各有筋，唯足太阳之经自足至项。《灵枢·经筋第十三》中记载："足少阴之筋，起于小指之下，并足太阴之筋，邪走内踝之下，结于踵，与太阳之筋合而上结于内辅之下，并太阴之筋而上循阴股，结于阴器，循脊内挟膂，上至项，结于枕骨，与足太阳之筋合。"可见从经别及经筋循行角度来看，足少阴经之穴可以治疗颈项部疾患。

（四十一）面抽（面肌痉挛）

面抽，又称"面䐃""目䐃"，西医称为面肌痉挛，又称面肌抽搐、面神经痉挛。表现为面部肌肉呈阵发性、不规则、不自主的抽搐，通常局限于眼睑或颊部、口角，严重者可波及整侧面部。一般多发生于一侧，两侧发病者少见。神经系统检查无阳性。每次抽搐持续数秒至数分钟，精神紧张、过度疲劳及睡眠不足可使病情加重，入睡时停止发作。往往中年以后，女性较多见。西医学对本病的病因尚未明了。少数面肌痉挛可为面神经炎的后遗症。

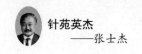

针苑英杰
——张士杰

【病因病机】

西医学认为，面肌痉挛是由某种压迫使面神经传导发生病理性干扰所致；另一部分患者是由面神经炎导致神经脱髓鞘的病理改变使面神经的电传导易受泛化所致，或面神经炎累及脑干内神经核团，形成类似癫痫病灶而产生面部肌肉的发作性抽动。极少数患者为外伤肿瘤或外科手术后在面神经的恢复过程中与其他脑神经出现短路，当其他神经兴奋时也出现一侧面部肌肉抽动。

中医学认为，面抽多属本虚标实，以虚为主，虚在肝、脾、肾。虚中夹实，实见风、痰、瘀等表现。大多数医家认为：头面部为三阳经所循行之部位，风寒之邪乘虚而入，客于少阳、阳明，邪气留滞使经气运行不畅、筋脉收引而致面部肌肉拘挛瞤动；又或因病致虚，或素体脾胃虚弱，脾胃受纳功能失常，津液气血之源不足，气血亏虚，肌肉失养而发；或因年老久病体弱，肾精不足，阴液亏耗，水不涵木，阴虚阳亢，风阳上扰而发。

《灵枢·经筋第十三》曰："经筋之病，寒则筋急。"《素问·皮部论篇第五十六》曰："百病之始生也，必先于皮毛，邪中之则腠理开，开则入客于络脉，留而不去，传入于经……邪之始入于皮也，泝然起毫毛，开腠理……寒多则筋挛……热多则筋弛。"头为诸阳之会，多条阳经循行于面，尤以阳明经、少阳经与人体气血有着明确显著的关系。素体气血亏虚、劳逸失度或久病，都会导致因气血亏虚，风痰相搏阻于阳明、少阳经脉，产生痉挛抽动。肝藏血，淫气于筋，肝肾阴虚，肝气郁滞不畅，肾水不足不能滋养肝木，导致肝血亏耗，阴血不足，以致不能上荣颜面而生风。《素问·生气通天论篇第三》曰："阴者，藏精而起亟也；阳者，卫外而为固也。阴不胜其阳，则脉流薄疾，并乃狂。"阴精亏虚以致相火妄动上亢，化火生风，筋脉失养而致抽搐。

【病例】

刘某，女，46岁。8年前因惊恐悲伤导致左半侧面肌阵发不规则颤搐，起初表现为眼轮匝肌间歇颤搐，继而扩展至面部、口角及颈部。痉挛每于精神紧张、疲倦、自主运动及受到注意时加剧，入睡后完全歇止，闭目时口角痉挛，示齿时眼肌颤搐。查其脉弦沉弱，舌暗红，苔薄白。

【援物比类】

《灵枢·经筋第十三》曰："足阳明之筋……其病……引缺盆及颊，卒口僻，急者目不合，热则筋纵，目不开。颊筋有寒，则急引颊移口；有热则筋弛纵缓不胜收，故僻。"此乃辨别面抽与面瘫之纲要也。经筋之病，寒则反折紧急；热则筋弛不收。太阳经为目上纲，阳明经为目下纲，太阳寒水主气而为开，故寒则筋急而目不合，合则引颊移口；阳明燥热主气而为阖，故热则筋纵而目不开。不开者，阖折则气无所止息而无力开阖也。故颊筋有寒则引颊移口而为僻，左筋急，口僻于左，有热则筋纵缓不收而为僻，故左筋缓而口僻于右也。

太阳与少阴为表里，肾者胃之关，调肾以治，针太溪，20次基本痊愈。

（四十二）心悸、怔忡

心悸，主要指自觉心脏跳动不宁，惕惕不安，甚则不能自主的证候。中医文献据临床表现而命名为"惊悸""怔忡"。心悸多呈阵发性，也有呈持续性者。可伴随胸闷、胸痛、气短、喘息，或头晕、失眠等症。惊悸多可为外因触动，自觉心中惕惕，稍劳即发，发作常较频繁或持续，病情较重，全身情况较差，甚者伴浮肿、腹水等，亦属于"心悸"范畴。

西医学的冠状动脉性心脏病、风湿性心脏病、高血压性心脏病、肺源性心脏病、先天性心脏病、心脏神经官能症等病出现心律失常表现为主症时，均包括在本证范畴。

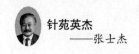
针苑英杰
——张士杰

【病因病机】

《黄帝内经》中虽无心悸、惊悸、怔忡等病名的叙述,但对本病的表现已有明确的叙述。《灵枢·经脉第十》曰:"胃足阳明之脉……闻木声则惕然而惊,心欲动……心主手厥阴心包络之脉……甚则胸胁支满,心中憺憺大动。"又曰:"肾足少阴之脉……心如悬若饥状,气不足则善恐,心惕惕如人将捕之……"《素问·举痛论篇第三十九》曰:"惊则心无所倚,神无所归,虑无所定,故气乱矣。"心悸的病因病机较为复杂,其虚证者,多因气血阴阳亏虚,引起心神失养;实证者常见痰浊、瘀血、水饮,而致心神不宁。心气不足是本病的主要病理机制,但与肝、肾、脾及情志失调关系密切。

1. 感受外邪

风寒、风热、风湿等邪外袭皮部经络,内穿脏腑,波及心脏,心气、心血受损,或心脉痹阻,发生心悸怔忡。

2. 情志刺激

平素胆怯,感受惊恐,惶惶不安,心悸不宁;忧思过度,心气受损。

3. 嗜食膏粱

过食肥腻脂胶,又乏体力劳动或体育锻炼,脾失健运,聚湿生痰,壅于脉道,气血滞流,心脉失畅,心失所养;烟酒过度,刺激心脏,损伤心气,发生心悸。

4. 痰饮扰心

久病咳嗽痰饮,年老心阳渐衰,心脉通肺,饮乃阴邪,心阳受遏,心气被损,心神不宁,而成心悸。

5. 体质虚弱

重病久病之后,体弱气虚,或热邪伤阴,心气受损;或房劳伤肾,肾阴亏虚,肾病及心;或劳倦太过,体质亏耗,气阴两虚;或血证出血较多,阴血不足,心失所养等,均可发生心悸。

6. 药物毒性刺激

用药失宜，如过量服用奎尼丁、肾上腺素、洋地黄、锑剂等药物或用法不当，或泻药、发汗药用量用法不当，阴液损耗过大，损伤心阴或心气，发生心悸。

【病例1】

芦某，男，60岁。1979年患脑血栓形成后遗右侧偏瘫。1980年始又时发心慌心跳，每次发作少则数小时，多则数日方止。经西医诊断为阵发性室上性心动过速。1982年11月6日发作时来诊，自诉心慌心跳，心中烦乱，头晕目眩，耳鸣，口干苦。心率170次/分。两脉细数，舌质及两颧皆红，苔薄黄。

【援物比类】

此乃阴虚火旺，患者肾水不足，水火不能既济，乃至心悸怔忡。为之用巨刺法，针右侧太溪，针入病已，心率恢复80次/分。

【病例2】

张某，男，65岁。患高血压20年，冠心病10余年。来诊时心慌头晕3天，既往有类似发作史，于某医院诊为心房颤动，面红，脉短绌急促，舌质红而光绛无苔。血压170/110mmHg，即刻做心电图（仅举V_1为例）示：P波消失，代之以形状相同的锯齿形f波，频率360次/分，心室率迅速匀齐，呈2∶1房室传导，诊断为心房扑动，呈2∶1传导。

【援物比类】

此乃水火不相济而致使怔忡，为之针太溪以交通心肾，未及发针怔忡已，尚稍心悸，再做心电图示：P波消失，代之以不规则的f波，频率500次/分，心室搏动完全无规律，诊断为心房纤颤，翌日之心电图示：P波出现，形状大小均正常。根据全部导联诊断为大致正常心电图。

心悸多为器质性心脏病所引起，如伴发于冠心病之阵发性室上性心动过速或心房纤颤等。属心阴不足，虚火内炽，扰动心

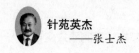

神,或七情郁结,心气不舒,郁久化火,火热伤阴而阴虚火旺所致,久之气阴两虚及脉络瘀阻亦均可导致是症,针刺太溪交通心肾使水火相济则可收效。

(四十三)无脉症

多发性大动脉炎为病症名,又称无脉症。指主动脉及其分支的慢性、进行性,且常为闭塞性的炎症。病因尚不明确。

多发性大动脉炎是一种主要累及主动脉及其重要分支的慢性非特异性炎症,导致节段性动脉管腔狭窄以致闭塞,并可继发血栓形成,肺动脉及冠状动脉亦常受累。少数病例合并动脉瘤样扩张。临床表现复杂,故命名众多,我国则称为多发性大动脉炎。

在中医学中无类似病名,有认为与"伏脉""血痹"相似。《金匮要略·血痹虚劳病脉证并治第六》中指出"血痹病……寸口关上小紧","外证身体不仁",与本病血管缩窄、血流不畅及肢体麻木等症相类。伏脉,则更接近无脉症的特征。清代黄元御在《金匮悬解·卷七·内伤》中进一步指出:"血痹者,血闭而不行。"

【病因病机】

中医学对无脉症的病因病机认识,大体有三类。

六淫侵袭以寒湿之侵最为多见,如《素问·调经论篇第六十二》曰:"寒独留,则血凝泣,凝则脉不通……"遂成无脉症,然也有热毒郁结者,此常见于病变早期。主动脉及其大分支已有病理性改变,脉成微涩小紧之状,尚无典型之无脉证候,故有医家常将此急性活动期患者误诊为风湿、结核,实乃已是热毒侵袭之期。

正气虚羸,此病渐起,显然与正气强弱有关。首先由于心阳不足,心营失和,脾气亏损,导致脉络瘀阻。同时,正气已虚,虽然以阳虚寒闭最为多见,但也有阴亏于内的成因,本病患者以青年女性多见，男女比例可达1：8之巨。而此病也多与肝肾阴虚有关。

血脉瘀涩，病变主要在大动脉及其分支，动脉内膜不规则增厚，引起血栓造成脉道闭塞。《素问·五脏生成篇第十》指出血"凝于脉者为泣"，"泣"即是涩。

总之，本病虽有邪侵、正虚、血瘀三方面病因病理因素，但外邪之入侵常基于正虚之内在因素。邪之入侵则形成急性活动期的表现，待酿成病损后随着整体虚衰，邪热也衰，使病情进入慢性炎症中间期，以气虚血瘀，气血虚弱，或肝肾阴虚为主要表现，随着脉痹血瘀进一步损害，则主要以血瘀阻络，甚至形成癥瘕瘀痕的损害为特点，此时则属于晚期。因此本病在发病过程中，正与邪、气与血均互为因果，互相转化。

张士杰在1977—1998年，以针药治疗大动脉炎13例，其中女8例，男5例。年龄最小20岁，最大56岁。头臂动脉型9例，广泛型4例。均系经核素肾图、肾扫描、肾动脉等造影、X线检查，确诊为无脉症、主动脉弓综合征、非典型性主动脉狭窄，属大动脉炎疾病。1998年以后又单用针刺治疗了6例该病，皆取得了较为满意的疗效。兹举例报道如下。

【病例1】

某患者，男，54岁。患者于1976年11月左上肢发现紫斑，继而左肩臂乏力、发凉，左桡动脉搏动明显减弱，至1976年12月10日，因左桡动脉搏动完全消失及左足背动脉搏动减弱且曾昏厥而由外地转至北京某医院，诊为多发性大动脉炎，住院治疗4个月，1977年4月14日来我处就诊。诉：头昏、口苦，记忆力减退，左上肢发酸、乏力麻木、发凉，左下肢亦乏力，运动后及入夜加剧，大便秘结，小便数。查：左寸口及肱动脉搏动皆消失，左趺阳及太溪脉搏动亦明显减弱，舌胖大而质微红，证属气阴两虚，脉道不充，血行阻滞，膀胱气化失司，肾窍不利。予温

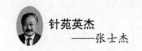

肾通阳、益气养血活络之治，用当归四逆汤合补阳还五汤加减。用温补法，刺太溪、太渊、内关。药用：生黄芪90g，当归10g，赤芍10g，川芎10g，桃仁10g，红花6g，地龙10g，细辛3g，木通6g，生地黄30g，桂枝6g，肉苁蓉10g，每日1剂，共服40剂。针刺间日1次，共针22次。患肢酸重麻木、发凉等症尽失，寸口、太溪、跌阳诸脉尽现。左上肢血压14.7/9.33kPa，追访10年，一如常人。

【讨论】

气为血帅，气行则血行，气滞则血凝，气虚则血流乏力。阳损及阴，阳虚血弱，则脉道不充而血愈留滞，患者脉证属气阴两虚，所治当重用益气、佐以养血活络之法，因而用补阳还五汤合当归四逆汤加减，并结合针刺以治。当归四逆汤，出自仲景《伤寒论》，乃治厥阴脏厥轻证，手足厥寒，脉细欲绝之剂，补阳还五汤系清代王清任用以治疗痿废之方。仿补阳还五，重用味甘而薄之黄芪以益阳，阳生阴长，有形之血因之而得生；当归味甘而厚，能滋阴养血，黄芪数倍于当归，使当归补血之力益雄；酌加生地黄，既可滋阴养血，又可防止助阳过剂灼阴之弊。血为气根，血足则气得涵养。阴阳互根，气生血，血藏气。佐以赤芍、桃仁、红花、川芎以活血，地龙通经活络，桂枝、细辛散表里之寒、温通经脉，肉苁蓉滋肾强阳滑肠，木通通利血脉，于是手足温和，脉亦复常。

大动脉炎是很难治愈的疾患，中医文献虽有用阳和、顾步等汤治之的记述，但治愈实例尚少报道。张士杰据同病异治，异病同治之理论，用补阳还五汤及当归四逆汤加减，并结合针刺治疗此病，获得较为满意的疗效，不言而喻，针刺是起了重要作用的。内关为手厥阴心包之络，包络代心行事，心主血脉。太渊系肺之原，肺朝百脉。太溪乃肾之原，肾为先天之本，受五脏六腑之精而藏之，滋肝木，贯中土，而上济心肺，肾者主液入心化赤而为血，流溢于冲任为经血之海，散布于外而养肌肉，生毫毛。

【病例2】

某患者，女，20岁。1999年1月用餐时，左手突然失用，继而昏厥，卧床后片刻，诸症消失。翌日晨起，因胸闷气急、左上肢发凉，而前往某医院就诊，测血压右上肢为30.7/4.0kPa，左上肢未能测出，经心电、超声等检查又发现左心扩大。住某医院4天后诊为复发性大动脉炎（头臂型）合并轻度肺动脉狭窄，住院治疗3个月，非但头紧头昏，左上肢发凉依旧，左上肢仍不能测得血压，而且右上肢之血压升为34.7/0kPa，遂将泼尼松增至每日40mg并增服某些其他药品，因仍无改善且不能手术故出院。于1999年11月30日来张士杰处就诊。诉：头紧、头沉、心悸、气短、左上肢发凉、周身乏力。查：右脉滑疾，左脉无，右上肢血压32.0/0kPa，左上肢未测出。针刺双侧太溪、太渊、内关，间日1次，30次后，诸症皆减，左寸口及肱动脉皆有搏动但较弱，右寸口亦不似前之滑疾。左上肢血压8.0/4.0kPa，右上肢26.7/5.33kPa。

【讨论】

之所以列举此例，概因其病异常复杂，除前述之症、征外又发现主动脉瓣、三尖瓣、肺动脉瓣关闭不全，升主动脉增宽，肺动脉高压，左室功能减低等一系列心功能不全之症、征，用药不能逆转又不能手术，而用针刺却能使之在短期内有所改善。

（四十四）青蛇毒（大隐静脉炎）

青蛇毒，又有"赤脉""青蛇便""黄鳅痈"等中医病名，属脉痹、恶脉，下肢青肿形如青蛇状者。其证初起者，小腿肚呈青紫色肿胀，形长二三寸，质硬疼痛，形似青蛇，并发全身恶寒壮热。其大头向下者，毒轻而浅，若蛇头向上者，多示毒深而恶。相当下肢血栓性静脉炎之急性发作。常先有下肢腘静脉平面近侧

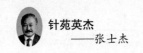

的主干静脉有血栓形成，以后发生静脉对血栓的炎性反应，也可继发于创伤或脓毒病引起的静脉壁的炎症。

【病因病机】

本病由于湿热毒邪入侵，以致筋脉气血凝滞，阻塞不畅，有的与静脉注射有关。关于该病证中医学早有记载。

葛洪在其《肘后备急方》中提道："恶脉病，身中忽有赤络脉起如蚓状，此由春冬恶风入络脉之中，其血瘀所作。"指出血瘀是本病病机。王肯堂《证治准绳·疡医》中说："或问：足小肚内侧，微红微肿，坚硬如石，三四寸许，痛楚难禁，何如？曰：此名黄鳅痈，属足太阴与足厥阴二经湿热，又积愤所致。"清代吴谦《医宗金鉴·外科心法要诀·黄鳅痈》指出："……由肝脾二经湿热凝滞而成。"不难看出，古代医家在论述过程中，提出了血瘀、肝脾二经湿热为本病的主要病机。

【病例】

白某，男，38岁。右下肢沿大隐静脉径路之腹股沟、股骨内侧髁及小腿比目鱼肌部疼痛3年，伴大隐静脉曲张及跛行，曾于瑞士等国治疗罔效。来诊之日望诊所见：右侧大隐静脉曲张，沿大隐静脉循行径路之股骨内侧髁上部及小腿比目鱼肌内侧各有一段长约7cm颜色已变褐之静脉，用手牵拉其两端，静脉壁向下塌陷且无弹性。脉浮滑沉弱而数，舌淡红，苔腻微黄。

【援物比类】

《素问·阴阳应象大论篇第五》曰："心生血……在体为脉……"《素问·痹论篇第四十三》曰："心痹者，脉不通……"《素问·五脏生成篇第十》曰："心之合脉也，其荣色也，其主肾也。"《灵枢·动输第六十二》曰："冲脉者，十二经之海也，与少阴之大络，起于肾下，出于气街……并少阴之经……"《灵枢·五音五味第六十五》曰："冲脉、任脉皆起于胞中，上循背里，为经络之海。"《素问·上古天真论篇第一》曰："肾者主水，受五脏六腑之精而藏之……"《素问·水热穴论篇第六十一》曰："帝曰：诸水皆生于肾乎？岐伯曰：肾者牝脏也，地气上者属于肾，而生水液也……"《灵枢·痈疽第八十一》曰："夫血脉营卫，周流不休，上应星宿，下应经数。寒邪客于经络之中，则血泣，血泣则不通，不通则卫气归之，不得复反，故痈肿……营气稽留于经脉之中，则血泣而不行，不行则卫气从之而不通，壅遏而不得行，故热。"心主血脉，肾者，主液入心化赤而为血，流溢冲任为经血之海。患者肾气虚乏，脾失温煦，湿蕴血脉，致使上述机转失调乃至是证，故当调肾以治，针患肢太溪，未及20次诸症消失。

（四十五）甲状腺功能亢进

甲状腺功能亢进症简称"甲亢"。本病与中医的"瘿病"很类似。但中医的瘿病概念很广，在《吕氏春秋》《三国志》《诸病源候论》《肘后方》《备急千金要方》《三因极一病症方论》等古代文献中先后沿用了血瘿、气瘿、息肉瘿、石瘿、劳瘿、土瘿、忧瘿、筋瘿等众多名称，这些可以概括西医学的单纯性甲状腺肿大、甲状腺功能亢进、甲状腺肿瘤、甲状腺炎等多种疾病，但与甲亢比较接近的当属忧瘿与气瘿。本病常伴颈部瘿肿，病情变化常与情志因素有关，症状以烦躁易怒、心悸、汗出等肝旺证候为突出表现。西医对甲状腺功能亢进症有明确的定义，多指因多种原因导致的甲状腺激素分泌过多而引起的临床综合征，简称甲亢。临床上以基础代谢率增高、神经兴奋性增强、相应脏器与组织功能加强为特征，可伴有甲状腺肿大、突眼等。

【病因病机】

甲亢以怕热多汗、心悸易怒、多食消瘦、指舌颤抖、甲状腺肿大为中心证候，病位在颈部缨脉（甲状腺），病变脏器波及肝、肾、心、脾、肺，而以肝肾为主。病因上既有先天禀赋不足，又

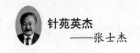

有后天调理失度，更有外邪侵袭而发病。

人之先天禀赋与肾之关系最为密切，肾为先天之本，肾阴为人体阴液之本，肾阳为人体阳气之本，先天不足、劳欲伤肾均可导致肾之阴阳不足。肾阴不足不能上涵肝木，可致肝阳上亢，阳亢化风则见指舌颤抖之症。肾阳不足，气不化津，为痰为饮，上结颈前缨脉则见颈前肿大。后天调理失度包括情志内伤、饮食不节等。本病之发病多缘于郁怒伤肝，肝失疏泄，气机不畅。肝失疏泄一则可致气机郁滞，血行不畅，二则可化火生热伤阴，三则可横逆犯脾致湿生痰，终则痰热瘀互结为患，结于颈前则为颈缨肿大（甲状腺肿大），内扰心神则为心悸易怒、怕热多汗，上犯肝窍则见突眼之征，热扰中焦则消谷善饥、壮火食气，肌肤失养则形体消瘦，火热伤阴、筋脉失养则见指舌颤抖。饮食不节，多指恣食肥甘，损伤中焦，运化失职，聚湿生痰为患，其证多以身倦乏力、精神不振、形体消瘦、苔白厚腻为主。六淫邪毒经口鼻或皮毛侵入机体，内伤脏腑，生痰致瘀，上犯缨脉，结聚颈前，则成本病。

【病例】

陈某，女，42岁。患"神经过敏"多年，表现为多虑、失眠、易激动、思想不易集中，按神经官能症治疗，每况愈下。近3年来又发现双手震颤、手脚多汗、畏热、颈部皮肤发红，胃纳亢进、大便增多而体重减轻，且极易疲劳，时而心悸胸闷，颈部亦日益肿大，收缩压增高。于某医院诊为"甲状腺功能亢进"，予西药治疗好转，但因药物反应而停药，于1年前请某专治甲状腺病之医者治疗半年，前列诸证非但未减，双目却日益外突。来诊时症见双眼发亮而少瞬目，聚合欠佳，双睑裂隙增宽，甲状腺体呈对称弥漫肿大，质柔软，吞咽时随吞咽上下移动。脉弦数，舌红，苔白厚。

此病明代李梴《医学入门·瘿瘤》已有较为详尽之记载，而今之文献，虽有气瘿、肉瘿、石瘿等病名，又有实火、肝郁化火、肝肾阴虚、气滞、火旺、血瘀、痰凝等诸多之辨证分型，而考诸《黄帝内经》之侠瘿，乃胆足少阳是主骨所生病，系少阳枢机不利，营卫失和所致。

【援物比类】

少阳属肾，肾者主蛰，封藏之本，精之所处也，居坎位为阴中之太阴，寓水火于其中，为枢。乃先天之本，生气之源，受五脏六腑之精而藏，滋肝木，贯中土而上济心肺，开窍于二阴，在变动为栗。结合少阴经脉之所过及是动、是主所生病，此病尽赅其中，故为之取肾原太溪，针30次，诸证大减，突眼亦明显改善。

（四十六）石淋（泌尿系结石）

石淋，病名。小便涩痛，尿出砂石。又称砂淋、沙石淋。多因下焦积热，煎熬水液所致。《诸病源候论·石淋候》曰："石淋者，淋而出石也。肾主水，水结则化为石，故肾客沙石。肾虚为热所乘，热则成淋。其状，小便茎中痛，尿不能卒出，时自痛引小腹，膀胱里急，砂石从小便道出，甚者水道塞痛，令闷绝。"治宜清里积热，涤其砂石。

肾结石、输尿管结石和膀胱结石统属中医"石淋"范畴。结石可见于肾、膀胱、输尿管和尿道的任何部位，但以肾与输尿管结石为常见。临床表现因结石所在部位不同而有异。肾与输尿管结石的典型表现为肾绞痛与血尿，在结石引起绞痛发作以前，患者没有任何感觉，由于某种诱因，如剧烈运动、劳动、长途乘车等，突然出现一侧腰部剧烈的绞痛，并向下腹及会阴部放射，伴有腹胀、恶心、呕吐、程度不同的血尿；膀胱结石主要表现是排尿困难和排尿疼痛。

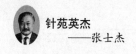

针苑英杰
——张士杰

【病因病机】

《黄帝内经》认为"淋之为病,肾虚膀胱热也"。隋代巢元方亦认为淋证系肾虚而膀胱热所致,如《诸病源候论·淋病诸候》曰"诸淋者,由肾虚而膀胱热故也",认为肾虚气化不利则小便数,热郁膀胱则水下行艰涩,淋沥不宣,故谓之为淋。以"肾虚"为本"膀胱湿热"为标的病机观点,为"淋证"奠定了理论基础。《丹溪心法·淋》曰:"淋所发,皆肾虚而膀胱生热也。"金代刘河间首先提出感染湿热毒邪是本病的主要致病因素,他在《素问玄机原病式》中指出:淋证是"热甚客于肾部,干于足厥阴之经庭孔,郁结极甚而气血不能宣通"的结果,这一论点为淋证之上行感染的认识开了先河。

中医学认为"石淋"的形成原因:一是"肾虚膀胱热",由于房事过度或年迈体弱,命门火衰,肾阳衰微,虚寒入内,导致肾气虚,膀胱气化失调,水道不得通利,水结石聚而成。如过多食入肥甘厚腻之品,使得体内之热聚集蕴积于下焦,煎熬尿液,尿中杂质结为砂石,或滞留于肾或滞留于膀胱,或滞留于尿道,形成石淋。二是久病多瘀,尿路结石病程绵长,结石羁留,阻遏络脉,导致气滞血瘀。

因此尿路结石的基本病机是肾虚而膀胱湿热,前者是本,后者是标,本虚标实,在本病发生变化中,又出现气滞血瘀的病理所在。

【病例】

方某,男,30岁。患输尿管结石,时发肾绞痛4年,曾服中西药治疗无效。来诊时肾绞痛又作,痛自右侧腰部起,沿右小腹向会阴部放射,伴口苦不爽,恶心呕吐,冷汗,便秘,尿黄赤及血尿,右肾区有叩痛(于某医院查尿常规可见大量红细胞及脓细胞,X线腹部平片,右侧输尿管可见1cm×1cm之结石阴影)。面色苍白。脉弦滑,舌质红,苔黄厚腻。

【援物比类】

当时为之诊为下焦气化失司,湿热蕴结,消灼阴液凝结而为砂石,故予以清利湿热,化石通淋之治,方用三阴交以清利湿热,膀胱募中极以助气化,针刺后疼痛即缓解,遂约其每日针刺1次。至第6次,口苦黏腻不爽、尿短赤浑黄及便秘等症皆已改善而且未发绞痛,但肾区不适感及叩痛却依旧,尿常规检查仍有红细胞,脉显沉涩之象,舌尚微红,苔白微厚。《素问·四时刺逆从论篇第六十四》曰:"涩则病积溲血。"

此证乃湿热标实已解,而肾虚之本未复,故为之改刺双太溪穴,用补法以益肾之精气。五诊后,患者自觉右腹部坠痛而似有物向下移动,为之摄X线腹部平片,显示结石已降至膀胱。继续针刺5次,结石排出。

(四十七)着痹

着痹,风寒湿三气合而致病,以湿邪为主,表现为肢体疼生酸困、病处不移的一类痹证。《素问·痹论篇第四十三》曰:"风气胜者为行痹,寒气胜者为痛痹,湿气胜者为着痹也。"《黄帝内经》名之曰着痹,又名肌痹。《证治准绳·杂病》曰:"湿痹者,留而不移,汗多,四肢缓弱,皮肤不仁……"《症因脉治》曰:"湿痹之证,或一处麻痹不仁,或四肢手足不举,或半身不能转侧,或湿变为热,热变为燥,收引拘挛作痛,蜷缩难伸,名曰着痹,此湿痹之证也。"

【病因病机】

1. 正气不足

体虚腠理空疏,营卫不固,为感邪创造了条件,《诸病源候论·风病诸候·风湿痹候》曰:"由血气虚,则受风湿。"《济生方·痹》也说:"皆因体虚,腠理空疏,受风寒湿气而成痹也。"正气不足,无力祛邪外出,病邪稽留而病势缠绵。

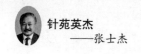

2. 外邪入侵

外邪有风寒湿邪和风湿热邪两大类。外感风寒湿邪，多因居处潮湿，涉水冒雨，或睡卧当风，或冒雾露，气候变化，冷热交错等原因，以致风寒湿邪乘虚侵袭人体所致。正如《素问·痹论篇第四十三》说："风寒湿三气杂至，合而为痹也。"感受风湿热邪，可因工作于湿热环境所致，如农田作业，野外施工，处于天暑地蒸之中，或处于较高湿度、温度的作坊、车间、实验室里，风湿热之邪乘虚而入。亦可因阳热之体、阴虚之躯，素有内热，复感风寒湿邪，邪从热化，或因风寒湿郁久化热，而为风湿热之邪。

风、寒、湿、热之邪往往相互为虐，方能成病。风为阳邪开发腠理，又具穿透之力，寒借此力内犯，风又借寒凝之积，使邪附病位，而成伤人致病之基。湿邪借风邪的疏泄之力，寒邪的收引之能，而入侵筋骨肌肉，风寒又借湿邪之性，黏着、胶固于肢体而不去。风、热均为阳邪，风胜则化热，热胜则生风，狼狈相因，开泄腠理而让湿入，又因湿而胶固不解。邪留注肌肉、筋骨、关节，造成经络壅塞，气血运行不畅，肢体筋脉拘急、失养为本病的基本病机。但风寒湿热病邪为患，各有侧重，湿邪甚者，黏着凝固，病变沉着不移。

痹病日久不愈，气血津液运行不畅之病变日甚，血脉瘀阻，津液凝聚，痰瘀互结，闭阻经络，深入骨骱，出现皮肤瘀斑、关节肿胀畸形等症，甚至深入脏腑，出现脏腑痹的证候。初病属实，久病必耗伤正气而虚实夹杂，伴见气血亏虚，肝肾不足的证候。

【病例】

曹某，女，56岁。双膝肿痛多年，近3年来加剧，屈伸皆不自如，近数日来病益笃，因不能行走，故由人背负来诊。双膝关节肿胀，有摩擦音，脉弦滑，舌淡，苔白厚而腻。

【援物比类】

《素问·痹论篇第四十三》曰："风寒湿三气杂至，合而为痹也。其风气胜者为行痹，寒气胜者为痛痹，湿气胜者为着痹也。"患者脉弦滑，苔白厚腻，双膝肿胀，痛而不移，乃着痹之候。仿《灵枢·终始第九》曰："手屈而不伸者，其病在筋，伸而不屈者，其病在骨，在骨守骨，在筋守筋。"此例伸屈俱不得，其病在筋骨。

肝主筋而与肾同源，肾主骨而有坎中之阳，可温煦脾土，以祛湿散寒，故为之刺双太溪，辅以曲泉，均使气至而补之；至针下热而发针，非但疼痛当即缓解，而且屈伸亦较自如，独自下四层楼步行返家。

（四十八）痛风

痛风是长期嘌呤代谢障碍，血尿酸升高引起组织损伤的一组疾病。临床特点：高尿酸血症、急性关节炎反复发作、痛风石形成、慢性关节炎和关节畸形，以及在病程后期出现尿酸结石和痛风性肾实质性病变。

中医亦有"痛风"病名，且历代医家有所论述。西医学所讲的痛风还相当于中医的"痛痹""历节""脚气"等症。

【病因病机】

1. 血中有热，污浊凝涩

朱丹溪在其《格致余论·痛风论》中说："彼痛风者，大率因血受热，已自沸腾……或卧当风，寒凉外搏，热血得寒，污浊凝涩，所以作痛，夜则痛甚，行于阴也。"明确指出先有血热污浊的内因，再受风寒湿之邪侵袭，外因是在内因血热污浊病变的前提下，而发为诱因，与一般风湿病强调外因"风寒湿三气杂至，合而为痹"的病因病机不同。

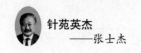

2. 饮食不节，损伤脾肾

饮食劳倦，过嗜肥甘，恣啖生冷，以酒为浆，以乐为常，戕脾损胃，纳化失健，聚湿蕴热，痰浊内生；多饮则伤神耗血，损胃灼津，动火生痰，痰瘀互结，或醉以入房，以欲竭其精，戕害肾精，气化不利，不能分清泌浊，湿热蕴结，流注下焦，致浊毒稽留，蕴结膀胱，引起腰痛，肢体关节痹痛，甚至出现石淋、血尿等症。

3. 正气不足，毒邪易侵

"邪之所凑，其气必虚"，风寒湿热之毒，易乘虚入侵。唐代王焘在《外台秘要》中指出："白虎病者，大都是风寒暑湿之毒，因虚所致。将摄失理，受此风邪，经络结滞，血气不行，蓄于骨节之间，或在四肢，肉色不变，其疾昼静而夜发，发则彻髓，痛如虎之啮，故名白虎也。"其中所说之暑，多兼湿热毒邪，或寒湿郁久成为湿热，湿热蕴久而酿成湿毒。因此，痛风在急性发作期，多见红、肿、热、痛，痛如虎啮等症状。

4. 情志不畅，安逸过度

喜、怒、忧、思、悲、恐、惊，谓之七情，而七情的变化，是人体对外界事物的正常反应，一般属于生理活动范畴。若情志过极，思虑过度，或过于安逸，出则坐车，入室则乘电梯，缺乏适当锻炼，日久均可导致机体脏腑功能失调，形体肥胖，而诱发本病。

【病例】

张某，男，46岁。因疲劳及酗酒等因，于6年前患原发性痛风。始为夜半突发之踇趾及跖趾关节剧痛，伴发热，天明后该关节红肿、发热、压痛、运动受限。于中国台湾台北某医院治疗，3日后红肿消退，关节活动功能恢复。未及半年再度发作，而且波及踝部，虽经治疗好转，但频发不已，关节之红肿亦不消退，血清尿酸亦时常增高，因而不得不遵从医嘱而戒酒吃素，但并未减少发作，遂来北京求医。双脉弦滑，舌质红，苔腻微黄。

【援物比类】

《素问·痹论篇第四十三》曰："风寒湿三气杂至，合而为痹也。其风气胜者为行痹，寒气胜者为痛痹，湿气胜者为着痹也……以冬遇此者为骨痹，以春遇此者为筋痹……其留连筋骨间者痛久。"病久加之膏粱厚味，故寒从热化而为此症。

肾主骨生髓，髓生肝，肝主筋，肾中元阳温煦脾土而化湿，故为之针太溪，痛立止，2次后红肿消退，3次后虽曾饮酒及膏粱厚味，亦未肿痛。仿《灵枢·周痹第二十七》曰："更发更止，更居更起……刺此者，痛虽已止，必刺其处，勿令复起。"又为之针刺3次，迄今二载有余未曾发病，血尿酸浓度也一直保持在6.5mg/dL以下。

（四十九）系统性硬皮病（肢端硬化型）

硬皮病是一种原因不明的自身免疫性疾病，以皮肤水肿苍白或淡红，继之皮肤干燥、光滑、增厚、变硬、变薄、毛发脱落，指端及关节处易出现顽固性溃疡等为主要临床特征。本病有局限性和系统性之分，前者局限于皮肤和肌肉损害，后者除此之外，尚累及内脏。硬皮病发病年龄以20～50岁多见，女性多于男性。硬皮病的治疗，局限性者预后良好，系统性者，一旦肺、心、肾受累，病情迅速恶化，预后较差。硬皮病属中医的"肌痹""皮痹"等范畴。

【病因病机】

硬皮病的病因有内因和外因之分，内因为先天禀赋不足，外因为感受风、寒、湿、热等邪，致经脉痹阻，气血失常而为病。病理变化为风寒或热毒等邪袭于肺卫，肺失宣散，营卫失和，气血运行不利，痹阻络脉，而见关节肌肉酸痛、皮肤发硬。

气为血帅，气郁则血滞；阳主温运，阳虚则寒凝，均可致血

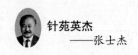

脉瘀凝，肌肤失荣，而见皮肤板硬如蜡。邪恋日久，正气大亏，精血亏损，由表及里，累及五脏。

【病例】

王某，女，30岁。7年前患扁桃体炎后不久，指端常间歇苍白、青紫、疼痛，继而面部及全身皮肤呈实质性轻度水肿，色苍白，未数周，皮肤开始发硬并呈蜡样光滑，色棕褐，发硬之皮肤不易褶皱或捏起。迄来诊时，面及手部皮下组织及肌肉均萎缩硬化，紧贴于骨骼，表现为面部缺乏表情，口裂变窄，唇之周围有放射状沟纹，开口困难，手掌亦不能自如伸展，胸廓运动受限，呼吸急促，出汗明显减少，毛细血管扩张，时发低热、乏力和关节疼痛，激素虽已服至最大剂量而症状却不稍缓解。脉沉弱，舌淡红少苔。

【援物比类】

肺主皮毛根于肾，脾主四肢肌肉而有赖肾阳之温煦，故为之调肾以治，针太溪，未及60次，病衰大半，间日1次，连续3年，基本痊愈。

（五十）湿疹（湿疮）

湿疮是一种常见的由于禀赋不足，又因风、湿、热邪多种因素作用而引起的过敏性炎症性皮肤病。以肌肤瘙痒、糜烂、红疹为特征，全身均可出现。在古代文献中常以发病部位和临床特点，命以不同病名。如湿淫遍体，滋渗水液的称为"浸淫疮"，以丘疹为主称为"血风疮"或"粟疮"，发于耳部的称为"旋耳疮"，发于阴囊的称为"肾囊风"，婴儿发于面部的称为"奶癣"。

【病因病机】

关于湿疹的病因病机，清代沈金鳌《杂病源流犀烛·湿病源流》曰："湿之为病，内外因固俱有之。其由内因者，则脾土所化之湿，火盛化为湿热……其由外因者，则为天雨露、地泥水、人饮食与汗衣湿衫。"隋代巢元方《诸病源候论·湿癣候》记载："湿癣者……是其风毒气浅。"可以看出本病发病有内因与外因两方面，不外乎风、湿、热三邪。内风、内湿、内热，系由脏腑气血功能失调所生，为发病基础为本；外风、外湿、外热属外感邪气，为致病的条件为标。内因存在易招致外邪侵袭，而外邪又引动内风湿热，相互搏结，壅聚于体表肌肤而发病。三邪中首重湿邪，内湿尤为关键。

《素问·至真要大论篇第七十四》云："诸痛痒疮皆属于心。"因心主血脉，属火，火性炎上。脾胃既有内蕴之湿，又因心火内炽血热，湿热相结，通过脏腑关系，脾主四肢肌肉，湿热熏蒸，上输于肺，肺主皮毛，由里及表，湿热之邪浸淫肌腠，走窜四肢，外达皮毛而成湿疮。《疡科心得集·辨诸疮总论》中有云："夫恶疮，诸痛痒疮，皆属于心；诸湿肿满，皆属于脾。心主血，脾主肉，血热而肉湿，湿热相合，浸淫不休，溃败肌肤，而诸疮生矣。"脾为湿土，常因饮食失调，多食生冷之物，而致脾阳不足，失于健运，湿从内生；或食膏粱厚味、鱼腥海味，嗜饮茶酒等，酿成湿热。《疡科心得集》中论曰："臁疮者……脾虚湿热下注……"脾虚可以使其伴有证候，因体内湿邪过盛阻碍脾气运化之机，又脾虚生湿，久而久之恶性循环，湿邪与脾虚互为因果。因此湿性过多者多见脾虚之象。风邪有内外之分。或由湿热内蕴，其病缠绵日久，以及过食辛辣香燥之物，或过饮苦寒燥湿，淡渗利湿之剂，均可伤阴耗血，外受于风而发病，此为外风。或因肝主风，血虚或过度耗损，日久肝失血养，风从内生，风盛则燥，血燥生风，有心火内炽，血热生风，此为内风。

另外，小儿先天禀赋不足，或因感其母体遗热，或因其外感湿热之邪，以致遍身起疹，甚则流脓，遂成奶癣或胎激疮。

【病例】

山下某，女，41岁。出生不久即患湿疹，四处求医百般治疗，

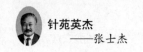

经过40年仍缠绵不愈，时好时坏反复发作。来诊时头、面、手背、足背、腋窝、肘窝、腘窝及腹部皮肤，均已变厚粗糙，色素沉着，部分苔藓化，有点状渗出、搔痕及血痂，瘙痒于遇热及入睡时加剧，十分痛苦。查其脉沉濡，舌质淡红，苔薄白。

【援物比类】

"湿"是湿疹发病的主要因素。对于湿邪，一般局部有渗出液而瘙痒明显的皮损为湿盛。湿有内湿、外湿，湿邪蕴久可以化热，湿热凝固聚结于肌肤腠理之间，则皮肤粗糙肥厚，瘙痒明显。湿性黏腻，故反复发作缠绵不愈。内部水湿不化，津液不能输布，肌肤失于濡养，则皮肤粗糙。

《素问·至真要大论篇第七十四》说："诸湿肿满，皆属于脾。"湿疹虽形于外而实发于内，多由于脾虚。脾主湿，运化水谷精微，而有赖于肾阳的温煦，火生土。"肺主皮毛"而根于肾，金水相生。肾者，充肤润肉生毫毛而主封藏、固密，故为患者调肾以治，针刺双侧太溪穴，未及16次，诸症缓解，基本痊愈。

（五十一）蔬菜日光性皮炎

蔬菜日光性皮炎又称"红花草疮"，多见于20～40岁女性，儿童发病也较常见，好发于春、夏两季。西医学认为系因进食多量某种蔬菜，再受日光照射后发生于面、手背等暴露部位的一种光性皮炎。以实质性浮肿为其主要表现，部分患者可伴瘀斑、水疱或血疱。本病虽发生不多，但分布颇广，其发生情况因各地种植蔬菜品种、食菜习惯及气候条件等不同而不尽一致。

本病受日光照射后，经4～5小时至1～2天潜伏期后突然发生，皮损以弥漫性浮肿为主要表现，质坚实而发亮，潮红或不红，早期为实质性，消退阶段则是凹陷性，好发于面部及手背。重者可累及颈、前臂等处，分部对称，眼睑因浮肿常不能睁开。约1/3患者发病2～5天浮肿区出现瘀点或瘀斑，色鲜红至紫红，压之不退色，边缘清晰，主要见于颧、鼻尖、眉弓及手背桡侧等突出部位，但颈后、前臂、足背等处亦可发生。严重者在浮肿、瘀斑基础上可起水疱、大疱或血疱，主觉灼热、刺痛、发麻、紧绷或瘙痒，因继发感染而发生溃疡者，愈后可有瘢痕形成。部分患者可伴发热、头痛、头晕、乏力、食欲不振、恶心、胸闷、腹痛、腹泻等症状。有些患者常复发，甚至同一季节可复发数次。

【病因病机】

西医学认为本病病因除了蔬菜和日光两种因素外，机体素质也有一定关系。发病机制尚不清楚，但其发病可初步认为主要由于蔬菜内含有光感性物质作用的结果。

从中医角度来讲，本病发病有内因外因。多与先天禀赋不足有关，明代陈实功《外科正宗·奶癣》记载："儿在胎中，母食五辛，父餐炙煿，遗热与儿……"说明湿热之毒可遗传所得。亦有气血不调，腠理不密，又或体内湿热蕴结，再感风热之邪入侵血分，导致营卫失调而发病。

【病例】

刘某，女，22岁。面及手背部弥漫性浮肿2日，伴头昏、头痛、乏力、食欲减退及恶心，发病前一日曾曝晒于田间，既往有多次发病史，经西医诊治，未能明确系何种蔬菜所致，故嘱其尽量少食蔬菜，但仍未能避免发作，每次发作，浮肿部质地坚实而发亮，两睑尤重，致使不能睁目，1周许浮肿方能消退，伴发水疱及瘀斑，2～3周方可平复。脉弦滑数，舌质虽红而体胖有痕，苔厚腻而黄。

【援物比类】

《灵枢·邪气脏腑病形第四》曰："首面与身形也，属骨连筋，同血合于气耳……十二经脉，三百六十五络，其血气皆上于面而走空窍……面热者，足阳明病。"面者，诸阳之会，而以阳明胃为主。《素问·太阴阳明论篇第二十九》曰："阳者，天气也，

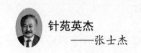

主外……犯贼风虚邪者，阳受之……阳气从手上行至头……阳病者上行极而下……伤于风者，上先受之……"此例乃内外合邪，外感风热之邪，内湿热壅胃而上蒸于阳明所会之颜面，以及与之同气的手阳明经而致其手之三阳开阖枢（太阳、阳明、少阳）尽皆失司之候。

《素问·水热穴论篇第六十一》曰"肾者胃之关也"，开关以泄热。故为患者针双太溪穴，1次消肿，3次诸症皆已，后遗之瘀斑，可不治自已。

（五十二）黄褐斑

黄褐斑是一种常见的多因素综合作用所致的慢性皮肤色素代谢障碍性疾病，俗称蝴蝶斑，也称肝斑，属中医"面尘""黧黑斑"范畴。其临床特点是好发于颧部、面颊、鼻口之周及额部，色斑成对称分布，大小不定，形状不规则，边界清楚，无自觉症状，日晒后加重，多见于女性。西医学认为血中雌激素水平高是主要原因，其发病与妊娠、长期口服避孕药、月经紊乱有关。

【病因病机】

随着现代生活节奏的加快，本病的发病人数逐年增多。西医学认为本病致病因素与慢性肝病、妊娠、盆腔炎、口服避孕药、紫外线辐射、氧自由基、铜蓝蛋白升高、雌激素、孕激素水平升高、精神因素、化妆品使用不当等有关，治疗药物的毒副作用、不良反应日趋明显。

中医学对本病的认识有着宝贵经验，如《灵枢·经脉第十》讲道："胆足少阳之脉……是动则病口苦，善太息，心胁痛不能转侧，甚则面微有尘，体无膏泽。"又曰："血不流则髦色不泽，故其面黑如漆柴者。"脏腑失调，污浊之气上蒸于面，瘀滞而成斑。其中多见七情不调，肝郁气滞，木不疏土，或肝肾不足，脾土运化不利，以致气血生化无源，肌肤失于濡养则皮肤晦暗；湿浊内生，上熏蒸颜面而成斑。

【病例】

林某，女，35岁。晚婚，婚前有神经衰弱，于32岁时初产一女，迄来诊时已逾三载，颜、颧、颊及颊后之色素斑仍不消退，曾经多种治疗而未收效。脉沉濡，舌质淡，苔薄白。

【援物比类】

《素问·经脉别论篇第二十一》曰："食气入胃……浊气归心，淫精于脉。脉气流经，经气归于肺，肺朝百脉，输精于皮毛。毛脉合精，行气于腑。腑精神明，留于四脏，气归于权衡……饮入于胃，游溢精气，上输于脾，脾气散精，上归于肺，通调水道，下输膀胱。水精四布，五经并行，合于四时五脏阴阳，揆度以为常也。"《灵枢·五癃津液别第三十六》曰："水谷皆入于口，其味有五，各注其海，津液各走其道。故三焦出气，以温肌肉，充皮肤，为其津。"《灵枢·决气第三十》曰："上焦开发，宣五谷味，熏肤充身泽毛，若雾露之溉，是谓气。"

患者素有心脾不足，肝肾虚乏之神衰，又在盛壮已过大半之年孕育生产。其气之权衡，阴阳揆度已难以为常，故其斑亦迟迟不退，而今又逢"五七，阳明脉衰，面始焦，发始堕"（《素问·上古天真论篇第一》）之年，其症尤为难治。奈何患者求治心切，因此按上述《灵枢·决气第三十》等理论及《灵枢·痈疽第八十一》"肠胃受谷，上焦出气，以温分肉，而养骨节，通腠理"及《灵枢·本输第二》"肾合膀胱，膀胱者，津液之腑也。少阴属肾，肾上连肺，故将两脏"。为其调肾以治，针双侧太溪穴，20次基本痊愈。

（五十三）寻常性痤疮

寻常性痤疮是青春期常见的一种慢性毛囊皮脂腺炎症性疾病。多见于青年男女，好发于面部，尤以前额、下颌、颈部为

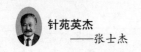

多，其次是胸背上方，有黑头粉刺，丘疹、脓疱、凹陷小瘢痕。一般青春期后皮疹大多减轻或消退。发生因素多种多样，最直接的因素是毛孔堵塞，皮脂外流不畅所致。临床上常根据皮损的主要表现分为丘疹性痤疮、脓疱性痤疮、囊肿性痤疮、结节性痤疮。

【病因病机】

西医学认为本病的发生是多因素综合作用的结果，主要与皮脂产生增多、毛囊口上皮角化亢进及毛囊内痤疮丙酸杆菌增殖有关，也有一定的遗传因素。

中医学认为本病发作有内外因之别。由于饮食不节，过食肥甘厚味，肺胃湿热，以致营卫气血津液运行失常，又复感风寒之外邪等而发病。又某些女性患者因冲任不调乃至瘀血阻滞，郁而化火而发作，多在经期前加重。

【病例】

王某，女，41岁。自青春期开始，面部、前胸及后背，时生粉刺，迄来诊时二十载不愈。粉刺内有栓子，表面呈黑褐色，挤压时有黑头及黄白色脂栓排出。查其双脉沉滑，舌淡红，苔薄白。

【援物比类】

《素问·生气通天论篇第三》曰："汗出见湿，乃生痤痱。膏粱之变，足生大丁，受如持虚。劳汗当风，寒薄为皶，郁乃痤。阳气者，精则养神，柔则养筋。开阖不得，寒气从之，乃生大偻。陷脉为瘘，留连肉腠……营气不从，逆于肉理，乃生痈肿。"此段文字不仅论述了痤的外因，其中的"湿"和"郁"也包含了营卫、津液失调的内因。

《灵枢·营卫生会第十八》提道："人受气于谷，谷入于胃，以传与肺，五脏六腑，皆以受气，其清者为营，浊者为卫，营在脉中，卫在脉外，营周不休……阴阳相贯，如环无端。"《灵枢·卫气第五十二》又说:"其浮气之不循经者,为卫气,其精气之行于经者,为营气。阴阳相随,外内相贯,如环之无端,亭亭淳淳乎,孰能穷之。"

《灵枢·痈疽第八十一》曰:"肠胃受谷,上焦出气,以温分肉,而养骨节,通腠理。中焦出气如露,上注谿谷,而渗孙脉,津液和调,变化而赤为血,血和则孙脉先满溢,乃注于络脉,络脉皆盈,乃注于经脉。阴阳已张,因息乃行,行有经纪,周有道理,与天合同,不得休止。"

此患者营卫气血津液之运行失常,再逢风寒等外因,致使痤疮久而不愈。因此为之取肾原太溪穴以调气血津液,以行营卫,3次见效,10次痊愈。

(五十四)抗精神病药物的锥体外不良反应

锥体外系症状是抗精神病药物使用过程中最常见的不良反应之一,不仅影响疗效,降低患者的生活质量和服药依从性,而且可以影响病情的判断,甚至危及生命。常见表现形式有四种:类帕金森反应、静坐不能、急性肌张力障碍、迟发性运动障碍。类帕金森反应临床表现为动作笨拙、迟缓,肌肉僵硬,静止性震颤和流涎等;静坐不能表现为不可控制的烦躁不安、不能坐定,来回走动,重者可出现焦虑,易激惹,与精神症状加重难以区分;急性肌张力障碍表现为下颌不能闭合,口眼㖞斜,眼球向上凝视,斜颈,伸舌卷舌,语言、吞咽困难,角弓反张,扭转痉挛,步态不稳;迟发性运动障碍表现为吸吮、舔舌、鼓腮、躯干或四肢舞蹈或指划样运动。

【病例 1】

梁某,女,28 岁。患精神分裂症 5 年,1983 年初因病情加剧改用氟奋乃静癸酸酯,未及 1 年,产生抗精神病药物的锥体外副作用,表现为不安,口面部多动等症,遂停药并给苯海索、东

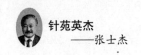

莨菪碱等药物半年，上列诸症仍无缓解，故由精神科转来针刺。来诊时症见面色黧黑，精神方面表现为焦虑、烦躁、易激惹和心神不宁，口面部多动表现为耸额、挤眉、眨眼和努嘴吐舌，而且颈部向右扭转，右手各指过度外展，腕部屈曲旋后，上臂向胸部内收，于行走时表现尤为突出，睡眠时停止，肌张力于肌痉挛时增高，肌松弛时降低。脉沉弦，舌暗红，苔薄白。

【援物比类】

《灵枢·经脉第十》曰"肾足少阴之脉……是动则病……面如漆柴……坐而欲起"，又"膀胱足太阳之脉，起于目内眦，上额交颠……其直者，从颠入络脑，还出别下项，循肩髆内，夹脊抵腰中，入循膂，络肾属膀胱……是主筋所生病者，痔疟狂癫疾"。《素问·通评虚实论篇第二十八》曰："癫疾厥狂，久逆之所生也。"太阳之气生于膀胱，太阳为巨阳，是诸阳之主气，阳气者，柔则养筋，厥逆于下则为癫为狂。根据经脉所过及其所主之病候，援物比类为此例选取了肾经之太溪穴及膀胱之天柱穴，用巨刺法，治疗20次，诸症消失，停药一载有余且未针刺，而精神分裂及服药之反应均未复现。

【病例2】

王某，女，34岁。1979年开始患精神分裂症，曾用氯丙嗪、五氟利多、氟奋乃静癸酸酯等药物治疗，至1984年夏，发生弄舌而不能自制，虽然曾服用苯海索等药物近1年，弄舌仍不已，故要求针刺治疗。两脉沉弦，舌红，苔黄腻。

【援物比类】

为此例患者只针刺双侧太溪穴，1次见效，5次病已。

抗精神病药物引起的各种锥体外系反应中延迟性口面部多动症，可以说最为严重，此症于服药后数月至数年后开始，其特征为口面及舌的多动症状，手足及身体亦可以受影响，老年患者表现为舞蹈病式，较年轻的患者则可以有强直式的表现，亦可伴发不安症，且通常在减量或停药时出现。即使完全停药后，30%的口面部多动患者，仍会永远地为此症所困。而此二例均为服抗精神病药物后产生不良反应，虽立即停药并给予抗胆碱能药物却未获控制，而应用经络学说为之别异比类而施治后，均于短期内痊愈，可见经络学说之精粹。

（五十五）哮喘

哮喘分为哮病和喘证。哮病是由于宿痰伏肺，遇诱因或感邪引触，以致痰阻气道，肺失肃降，痰气搏击所引起的发作性痰鸣气喘疾患。发作时喉中哮鸣有声，呼吸气促困难，甚至喘息不能平卧为主要表现。喘证即气喘、喘息。喘证的病症轻重不一，轻者仅表现为呼吸困难，不能平卧；重者稍动则喘息不已，甚则张口抬肩，鼻翼扇动；严重者，喘促持续不解，烦躁不安，面青唇紫，肢冷，汗出如珠，脉浮大无根，甚则发为喘脱。如《医学正传·哮喘》指出："哮以声响言，喘以气息言，夫喘促喉间如水鸡声者谓之哮，气促而连续不能以息者谓之喘。"哮病和喘证都有呼吸急促、困难的表现，哮必兼喘，但喘未必兼哮。

【病因病机】

哮喘病的发生为痰伏于肺，每因外邪侵袭、饮食不当、情志刺激、体虚劳倦等诱因引动而触发，以致痰壅气道，肺气宣降功能失常。这些诱因每多错杂相关，其中尤以气候变化为主。《景岳全书·喘促》曰："喘有夙根，遇寒即发，或遇劳即发者，亦为哮喘。"《症因脉治·哮病》亦指出："哮病之因，痰饮留伏，结成窠臼，潜伏于内，偶有七情之犯，饮食之伤，或外有时令之风寒束其肌表，则哮喘之证作矣。"进而论之，哮喘"夙根"论的实质，主要在于脏腑阴阳失调，素体偏盛偏虚，对津液的运化失常，肺不能布散津液，脾不能输化水精，肾不能蒸化水液，而致凝聚成痰，若痰伏于肺则成为潜在的病理因素。

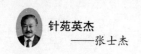
针苑英杰
——张士杰

此病虽表现在肺,却与脾肾有关。肺司呼吸,主肃降,而根于肾,肾为先天之本,主纳气。肾上连肺,故肺为气之主,肾为气之根,如肾气不固,摄纳无权则呼多吸少而作喘。脾乃后天之本,肾气不足,不能温煦脾阳,而脾阳不能运化水谷精微则聚湿生痰。

【病例1】

秦某,女,62岁。患哮喘20年,每逢春夏之际症情加剧,屡服中西药物而未获根治。发作时来诊,症见呼长吸短,动则喘促加剧。两脉沉而微滑,舌淡,苔白微腻。

【援物比类】

诊为肾不纳气之喘,针双太溪,未及20次基本痊愈,观察三载,未再复发。针刺太溪以调整肾中之元阴、元阳,不仅对肾不纳气,脾不健运,聚湿生痰之喘有效,而且对肾精不固,冲逆而上之喘促,皆能奏效。

【病例2】

吴某,女,20岁。4年来每逢入夏则咳,至秋后自愈。自去年入夏始,又增加哮喘,喘重时不能平卧,曾于某医院变态反应科检查,对多种原因过敏,予以脱敏治疗1年半,喘息仍不减轻。来诊之日凌晨,始而鼻咽发痒,喷嚏鼻涕,咳嗽,继而喘剧,因呼吸高度困难而来我院急诊。按过敏性哮喘给予氨茶碱及蛇胆川贝液口服,并针刺,罔效。至下午口唇及指甲皆已发紫,故来针灸科就诊。脉弱而疾,一息八至,舌淡红,苔薄白。

【援物比类】

此乃肾不纳气,水火不相既济之候。宜调坎中阴阳以治,针双太溪得气如鱼吞钩后,脉率立即降至一息六至,咳出少量黏稠痰液,喘息开始减轻。15分钟后脉一息五至,喘已。翌日来诊,诉夜间又曾排出大量夹块之稀白痰液,稍事活动脉跳尚数,为之仍针太溪1次,迄未作喘,活动亦不感心悸。

（五十六）咯血（支气管扩张）

支气管扩张是指继发于急慢性呼吸道感染和支气管阻塞后，反复发生支气管炎症，导致支气管管壁破坏，引起支气管变形和持久性扩张的疾病。主要症状是慢性咳嗽，咳大量脓痰和反复性咯血，多见于儿童和青年。根据症状不同，可归属中医"咳嗽""咯血"等病证范畴。

咯血在中医归属于血证范畴，凡血不循常道，或上溢于口鼻诸窍，或下泄于前后二阴，或渗出于肌肤，所形成的一类出血性疾病，统称为"血证"。咯血主要表现为血由肺及气管外溢，经口而咳出，表现为痰中带血，或痰血相兼，或纯血鲜红，同夹泡沫，均称为咯血，亦称为嗽血或咳血。

【病因病机】

早在《黄帝内经》中即对血的生理及病理有较深入的认识。有关篇章对血溢、血泄、衄血、咳血、呕血、溺血、溲血、便血等病证做了记载。多种病因可导致出血，其共同病因病机归结为火热熏灼，迫血妄行及气虚不摄，血溢脉外两类。正如《景岳全书·血证》云："血本阴精，不宜动也，而动则为病。血主营气，不宜损也，而损则为病。盖动者多由于火，火盛则逼血妄行；损者多由于气，气伤则血无以存。"在火热之中，又有实火、虚火之分，外感风热燥火，湿热内蕴，肝郁化火等，均属实火，而阴虚火旺之火，则属虚火。

【病例】

曹某，男，22岁。自幼患支气管炎，时轻时重，反复发作。1981年以来，咳喘加剧，且时吐黄痰间夹血丝，甚而咯血兼夹泡沫，血色鲜红，量大时可达100mL，大便秘，小便短赤，经西医诊断为支气管扩张，服药少效。两脉浮数，双尺较弱，舌质红，苔黄厚腻。

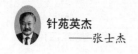
针苑英杰
——张士杰

【援物比类】

此病诊为肺失宣降,蕴热消灼津液而凝痰,阳络伤而咯血。故治以清热凉血润肺之法,为之针太渊(平补平泻),尺泽(实则泻其子),未及10次,喘咳均减,痰亦不似前之黄稠,唯痰中带血却不已,小便仍短赤,舌苔虽已转为薄黄而舌质尚红,两脉呈细数之象。《素问·水热穴论篇第六十一》曰:"少阴者冬脉也,故其本在肾,其末在肺,皆积水也。"肾精虚乏不能上贯中土而济心肺者是也。亦即失其地气上为云,天气下为雨之用,乃致本不固则枝不荣,因而咯血。为之更方,刺太溪以滋肾之精水,配气海以助纳气,天突以息逆,间日1次,未及二旬血止,咳喘亦大减,遂改为每周针1次,持续1年,迄今虽已停止2年有余,未再咯血。

(五十七)呕血

呕血又称为吐血,系血由胃来,血色红或紫暗,常夹有食物残渣。常见于西医的消化性溃疡、慢性胃炎、肝硬化、胃癌等病所致的上消化道出血。

【病因病机】

呕血属于血证范畴。多因热伤胃络,或脾虚失摄,或胃络瘀阻等导致血不循经,溢于脉外而成。临证需分辨虚实。实证多由于热(胃热及肝火),如素嗜辛辣炙煿,饮食不节以致积热蕴结于胃,复因感受外邪或伤食以致郁化火,灼伤胃络,胃气上逆而致吐血;七情内伤,肝气郁结而化火,肝火上犯损伤胃络,迫血上行致吐血。虚证多属于脾气虚弱,如劳倦过度或久病体虚,以致脾气虚弱不能统血,血溢经外上逆吐血。因此,吐血主要来自胃的病变,因外邪犯胃,胃络受伤或他脏有病影响胃均可引起本证。

【病例】

刘某，女，86岁。胃脘痛10余年，近2周加剧，伴脘腹胀闷喜温而拒按，呕吐，口干渴，但欲漱而不欲咽，大便一周未通，小便短涩，双下肢凹肿Ⅰ°。脉沉伏而微滑，舌质微紫红，苔白厚腻。

【援物比类】

始则为之辨为瘀血寒湿，每日为之针刺中脘、足三里、三阴交，3日后脘痛虽减，但大便仍不通，呕吐亦不止。于第4诊时患者自觉恶心，旋即呕吐100mL夹有食物残渣之紫暗血块。色脉一如前状，舌下可见少量曲张之瘀络。考诸《金匮要略·惊悸吐衄下血胸满瘀血病脉证治第十六》曰："病者如热状，烦满，口干燥而渴，其脉反无热，此为阴伏，是瘀血也，当下之。"唐宗海《血证论》曰："血之归宿，在于血海，冲为血海，其脉隶于阳明，未有冲气不逆而血逆者也。"因之体会到患者吐逆便秘，今调其脾胃而未收阳明下行为顺、吐止便通之效。

实当责之于肾，肾者胃之关，关门不利故能使积水上下溢于皮肤而为胕肿，肾气冲逆，水邪入胃，瘀而坏决，亦可为呕血，为二窍不通。故为之改刺双太溪穴以开关门亦即下之之意。翌日大便通，小便利，呕吐止，凹肿亦见消。间日1次，共为之针刺12次，逾半载，仍一如常人。

（五十八）急性一氧化碳中毒（中度）

一氧化碳中毒是含碳物质燃烧不完全时的产物经呼吸道吸入引起中毒。中毒机制是一氧化碳与血红蛋白的亲和力比氧与血红蛋白的亲和力高200～300倍，所以一氧化碳极易与血红蛋白结合，形成碳氧血红蛋白，使血红蛋白丧失携氧的能力和作用，造成组织窒息。对全身的组织细胞均有毒性作用，尤其对大脑皮质

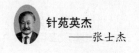

的影响最为严重。

【病例】

李某，女，32岁。因夜晚封火不当，晨起头剧痛，头昏头胀，耳鸣眼花，心悸乏力，恶心呕吐，站立不稳，意识模糊，口唇黏膜及指甲呈樱桃红色，面色潮红，多汗。脉弱而数，舌质淡红，苔薄白。

【援物比类】

肾者，先天之本，居坎位而寓水火于其中，水火未济则清阳不升，浊阴不降，故导致头痛、头昏、头胀、恶心及呕吐。肾开窍于耳，肾气不充则耳鸣聋。目之所以能视物乃肝肾精华之所照，肾精不足，则眼为之昏花。肾脉其支者，从肺出络心，肺根于肾，坎离水火不相既济则呼吸频数而心悸。肾主作强且主志，司技巧，虚则肢软乏力，意识模糊。口唇黏膜、指甲呈樱桃红色、颜面潮红，皆为阴阳格拒，阴极似阳，至虚而有盛候之象，肾者主蛰，封藏之本，主固密，固密无权则多汗，故为之针刺双太溪，立已。

（五十九）水合氯醛中毒

水合氯醛是常用的镇静和解痉药，口服或灌肠，单次用量过大或短时间内重复用药过多，均可发生急性中毒，母亲中毒可导致胎儿或乳儿中毒。中毒量吸收后可抑制中枢神经系统、血管运动中枢及心脏等功能并损害肝、肾。

水合氯醛中毒的主要征象为昏睡甚至昏迷，脉弱，血压和体温降低，呼吸微弱、缓慢，或有节律不整，心动过缓或其他心律失常，发绀或苍白，瞳孔缩小（后期扩大），对光反射减弱或消失，肌肉松弛，腱反射消失等。部分患者出现肺水肿和脑水肿，严重时可导致呼吸或循环衰竭。内服大量水合氯醛后，可发生严重胃肠道刺激或腐蚀现象,出现咽喉部及食管疼痛、恶心、呕吐、腹痛、腹泻,或见消化道出血、血尿、蛋白尿、肝大、黄疸等。少数患者出现谵妄、精神错乱及癫痫样发作。

【病例】

王某,女,38岁。于食堂就餐时突然昏倒,食堂医护人员为之针刺人中、内关等穴,未能奏效,急送我医院。因患者病情危重,未待胃内容物及尿毒物分析,即邀针灸会诊。视患者神昏,呼之不应,呼吸缓慢、表浅而不足以息,面色苍白,瞳子缩如针芒,皮肤湿冷,两脉沉细。

【援物比类】

此乃肾厥,肾为阴中之太阴,根据《灵枢·寿夭刚柔第六》曰"病在阴之阴者,刺阴之荥输"及《灵枢·官针第七》曰"阴刺者,左右率刺之,以治寒厥,中寒厥,取足踝后少阴也",为之针刺双太溪穴,未及半分钟,气至人苏,瞳子亦恢复如常。当即询问患者,自诉系外地某医院护士长,因不欲生而服10%水合氯醛400mL。随之又经西医按水合氯醛中毒予以常规处置而复原。

按:此例水合氯醛中毒,针刺前昏迷,病因不明,根据形症辨为"肾气虚则厥"(《灵枢·本神第八》),而予以针刺太溪,居然能使之苏醒,因中毒所致之瞳孔收缩亦得到了恢复,从而给进一步抢救创造了条件,这说明针刺太溪对生命中枢的恢复发挥了一定的作用。至于其致厥的机制,按中医学理论,则可认为系由于口服了大量水合氯醛而破坏了"食气入胃,散精于肝……留于四脏,气归于权衡……饮入于胃,游溢精气,上输于脾……五脏阴阳揆度以为常也"(《素问·经脉别论篇第二十一》)的输布、运化和转归,致使气陷于下而不上承,以致清阳不展,而肾亦不得五脏六腑之精而藏。肾不藏精,则精不舍志,因而志意乱,精神魂魄散。而针刺太溪之所以能使之复苏,则为通过对肾中元阴元阳之调整,使阴精所生而藏于心之神,随神往来之魂,并精而出入之魄,心之所忆,脾之所主的意及心之所出肾之所主的志的功能都得到了暂时的恢复。清阳复升而浊阴降,故精神御而魂魄收。予兹可见援物比类于临床之重要。

(六十)麻痹性斜视

因眼外肌麻痹引起的斜视称为麻痹性斜视。双眼注视各方向时所表现的斜视角不同,为非共同性斜视。麻痹性斜视可分为先天性与后天性两种。

先天性麻痹性斜视患者因发病时双眼视觉尚未发育或未发育成熟,故极少有复视和视混淆,后天性麻痹性斜视患者发病时双眼视觉已发育完善,于发病后不久即因复视或视混淆而感觉不适,部分患者可以用代偿头位克服,严重者会出现眩晕和恶心、呕吐,必须闭上一眼才能使症状消失。

【病因病机】

麻痹性斜视可分为先天性与后天性两种。前者为先天性发育异常,后者原因如下。

1. 主要是由于支配眼外肌的神经发生麻痹的结果。常见于外伤、炎症、脑血管疾病、肿瘤、内毒素、外毒素及全身病如突眼性甲状腺肿、糖尿病等。

2. 眼外肌的直接损伤及肌源性疾患(如重症肌无力)。

该病中医古书上叫"视一为二症",认为是胆肾真一之精不足引起的,临床上认为在内虚的条件下风入于络,外风引动内风,致成麻痹性斜视。中医学认为本病的发生,常因外邪中络引起。但外风引动内风者亦不少见。其发病常与痰阻、气滞、血瘀等相关。

【病例】

秦某，女，15岁。于1岁时因眼疾曾来京于某医院眼科检查，诊为"先天性斜视及视网膜病变"，给药后嘱返乡继续治疗。至15岁时视力仍不佳，遂再度来京于原诊疗医院及其他医院检查，诊为近视、弱视、散光、麻痹性斜视，否定视网膜病变，配镜后嘱手术治疗斜视，因患者及家长畏惧手术，故于1996年7月要求为之针刺。

查：脉沉弱，舌淡，苔薄白。左眼内斜，上睑下垂，患眼向麻痹肌作用方向活动受限，第二斜视角大于第一斜视角。头向麻痹肌方向偏斜，头正位时有复视。

【援物比类】

《灵枢·大惑论第八十》曰："肌肉之精为约束，裹撷筋骨血气之精而与脉并为系，上属于脑，后出于项中。故邪中于项，因逢其身之虚，其入深，则随眼系以入于脑，入于脑则脑转，脑转则引目系急，目系急则目眩以转矣。邪其精，其精所中不相比也，则精散，精散则视歧，视歧见两物。"《灵枢·寒热病第二十一》曰："足太阳有通项入于脑者，正属目本，名曰眼系。"《素问·热论篇第三十一》曰："巨阳者，诸阳之属也，其脉连于风府，故为诸阳主气也。"《灵枢·经筋第十三》曰："足太阳之筋……其支者，为目上网……足少阳之筋……支者，结于目眦为外维。"足太阳膀胱与足少阴肾为表里，少阳为一阳初生之气属肾，肌肉之精赖肾阳以温煦，为之巨刺，取右太溪，1次目睛内斜改善，2次上睑已不下垂，眼球运动自如，头亦不再向患侧偏斜，头正位视物亦不再复视，继续治疗3次以巩固疗效，迄今仍一如常人。

（六十一）舌咽神经痛

舌咽神经痛是一种出现于舌咽神经分部区域的阵发性剧痛。

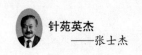

疼痛性质与三叉神经痛很相似，亦分为原发性和继发性两大类。男性病例多于女性病例，通常在35岁以后发病。

舌咽神经痛是临床上比较少见的一种口、咽部疾病。表现为局限于舌咽神经分布区发作性的疼痛剧烈，呈电击样、刀割样或针刺样。疼痛常突然发作，一般始于咽喉部、舌根部、扁桃体等处，持续数秒至数分钟，每天可以发作数次至数十次不等，并可放射至患侧舌面、下颌处、颈部及外耳道深部，多为单侧，双侧少见。吞咽、言语、伸舌、转动头部均可诱发。并且在舌根、咽部、下颌角、外耳道等处有痛的触发点。发病时还可伴有咳嗽、喉部痉挛、心动过缓，甚则可引起晕厥、抽搐。

【病因病机】

舌咽神经痛为西医学的病名，中医虽无此病名，但可以根据该病的发病部位、发病特点，运用中医的辨证论治方法加以认识。根据该病的发病位置与症状，通常将该病归为"咽喉痹证""面痛"等范畴。根据历代医籍记载，在经络上咽部可属足太阴脾经、足阳明胃经、足少阴肾经、手少阴心经，此外还兼属足厥阴肝经、足少阳胆经。舌可统属于手少阴心经，又属足太阴脾经、足阳明胃经、手少阳三焦经、足厥阴肝经、足少阴之脉、阴跷脉。《景岳全书·咽喉》曰："喉痹所属诸经，凡少阳、阳明、厥阴、少阴，皆有此证。"所以本病可涉及多条经脉。《景岳全书·咽喉》曰："喉痹一证……古人悉指为相火。然此证虽多由火，而复有非火证者，不可不详察也。盖火有真假，凡实火可清者，即真火证也；虚火不宜清者，即水亏证也。且复有阴盛格阳者，即真寒证也。"可见本病可有虚实之分、寒火之异。

【病例】

于某，女，30岁。患左舌咽及耳根部阵发短暂剧痛多年，5年前曾一度治愈。近2年来疼痛又作，常因吞咽、伸舌、呵欠等而诱发钻刺、刀割样不堪忍受之剧痛，10～30秒钟歇止。因而畏惧饮食，甚至不敢下咽唾液，睡眠中亦有时痛醒，遂又往原诊治医院就诊，治疗1年有余，仍时轻时重而不已，因畏惧手术，遂要求予以针刺。

查：脉浮弦沉弱而数，舌绛少津，苔薄白。

【援物比类】

《灵枢·经脉第十》曰："肾足少阴之脉……循喉咙，夹舌本。"《灵枢·经别第十一》曰："足少阴之正……直者系舌本。"《素问·缪刺论篇第六十三》曰："邪客于足少阴之络，令人嗌痛不可内食，无故善怒。"《灵枢·忧恚无言第六十九》曰："横骨者，神气所使，主发舌者也。"故为之调肾以既济水火，用巨刺针右太溪，12次痛止，逾三载，仍未发作。

（六十二）胸痹心痛

胸痹心痛，又称心痛，是由于正气亏虚，饮食、情志、寒邪等所引起的以痰浊、瘀血、气滞、寒凝痹阻心脉，以膻中或左胸部发作性憋闷、疼痛为主要临床表现的一种病证。轻者偶发短暂轻微的胸部沉闷或隐痛，或为发作性膻中或左胸含糊不清的不适感；重者疼痛剧烈，或呈压榨样绞痛。常伴有心悸、气短、呼吸不畅，甚至喘促、惊恐不安、面色苍白、冷汗自出等。多由劳累、饱餐、寒冷及情绪激动而诱发，亦可无明显诱因或安静时发病。

【病因病机】

胸痹心痛多与寒邪内侵、饮食不当、情志波动、劳倦过度、年老体虚等因素有关。其病机关键在于外感或内伤引起心脉痹阻，其病位在心，但与肝、脾、肾三脏功能的失调有密切关系。因心主血脉的正常功能，有赖于肝的疏泄，脾的运化，肾藏精主

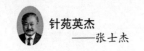
针苑英杰
——张士杰

水等功能正常。其病性有虚实两方面，常常为本虚标实，虚实夹杂。虚者多见气虚、阳虚、阴虚、血虚，尤以气虚、阳虚多见；实者不外气滞、寒凝、痰浊、血瘀，并可交互为患，其中又以血瘀、痰浊多见。但虚实两方面均以心脉痹阻不畅，不通则痛为病机关键。发作期以标实表现为主，血瘀、痰浊为突出，缓解期主要有心、脾、肾气血阴阳之亏虚，其中又以心气虚、心阳虚最为常见。以上病因病机可并存，交互为患，病情进一步发展，可见下述病变：瘀血闭阻心脉，心胸猝然大痛，而发为真心痛；心阳阻遏，心气不足，鼓动无力，而表现为心动悸，脉结代，甚至脉微欲绝；心肾阳衰，水邪泛滥，凌心射肺而为咳喘、水肿，多为病情深重的表现。

【病例】

赵某，男，56岁。患胸闷气短，心前区疼痛3年。每逢发作时，有自心前区向左肩背肘臂放散之感。数秒或数十秒钟即止，而手足厥冷却需持续较长时间方已，平时短气时而心悸，食纳及睡眠亦欠佳，做心电图及运动试验等检查诊为冠状动脉粥样硬化性心脏病。服药三载，始而有效。近1年来发作又频繁，每月2～3次。虽加服中药亦未获明显改善，故要求针刺。

查：脉浮弦沉涩，两尺微弱，舌淡暗，苔白滑。

【援物比类】

考《灵枢·邪气脏腑病形第四》曰："心脉急甚者为瘛疭；微急为心痛引背，食不下……微大为心痹引背。"《灵枢·经脉第十》曰："心主手厥阴心包络之脉……是主脉所生病者，烦心心痛……手心主之别，名曰内关，去腕二寸，出于两筋之间，循经以上，系于心包，络心系。实则心痛……取之两筋之间也。"又曰："肾足少阴之脉……其支者，从肺出络心，注胸中……是主肾所生病者……烦心心痛。"少阴为枢，枢折则脉有所结而不通，不通则痛。

取肾原太溪，以调坎中之阴阳，使水火既济，间日1次，共针10次，愈一载，仍未发疼痛。

（六十三）噎膈

噎膈是指食物吞咽受阻，或食入即吐的一种疾病。噎膈多见于高年男子。噎与膈有轻重之分，噎是吞咽不顺，食物哽噎而下。膈是胸膈阻塞，食物下咽即吐。故噎是膈的前驱症状，膈常由噎发展而成。西医中的食管炎、食管狭窄、食管溃疡、食管癌及贲门痉挛等均属本病范畴。

【病因病机】

噎膈的病因以内伤饮食、情志、年老肾虚，脏腑失调为主，且三者之间常相互影响，互为因果，共同致病，形成本虚标实的病理变化。初起以邪实为主，随着病情发展，气结、痰阻、血瘀愈显，食管、贲门狭窄更甚，邪实有加；又因胃津亏耗，进而损及肾阴，以致精血虚衰，虚者愈虚，两种因素相合，而成噎膈重证。部分患者病情继续发展，由阴损以致阳衰，则肾之精气并耗，脾之化源告竭，终成不救。噎膈的病位在食管，属胃气所主，与肝、脾、肾也有密切关系。基本病机是脾胃肝肾功能失调，导致津枯血燥，气郁、痰阻、血瘀互结，而致食管干涩，食管、贲门狭窄。

1. 七情失调

导致噎膈的七情因素中，以忧思恼怒多见。忧思伤脾则气结，脾伤则水湿失运，滋生痰浊，痰气相搏；恼怒伤肝则气郁，气结气郁则津行不畅，瘀血内停，已结之气，与后生之痰、瘀交阻于食管、贲门，使食管不畅，久则使食管、贲门狭窄，而成噎膈。如《医宗必读·反胃噎塞》说："大抵气血亏损，复因悲思

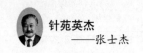

忧患，则脾胃受伤，血液渐耗，郁气生痰，痰则塞而不通，气则上而不下，妨碍道路，饮食难进，噎塞所由成也。"《临证指南医案·噎膈反胃》谓："噎膈之症，必有瘀血、顽痰、逆气，阻隔胃气。"

2. 饮食所伤

嗜酒无度，过食肥甘，恣食辛辣，助湿生热，酿成痰浊，阻于食管、贲门，或津伤血燥，失于濡润，使食管干涩，均可引起进食噎塞，而成噎膈。如《医碥·反胃噎膈》指出："酒客多噎膈，饮热酒者尤多，以热伤津液，咽管干涩，食不得入也。"又如《临证指南医案·噎膈反胃》谓："酒湿厚味，酿痰阻气，遂令胃失下行为顺之旨，脘窄不能纳物。"此外，饮食过热，食物粗糙发霉，既可损伤食管脉络，又可损伤胃气，气滞血瘀阻于食管、贲门，也可成噎膈。

3. 年老肾虚

精血渐枯，食管失养，干涩枯槁，发为此病。如《医贯·噎膈》曰："惟男子年高者有之，少无噎膈。"又如《金匮翼·膈噎反胃统论》曰："噎膈之病，大都年逾五十者，是津液枯槁者居多。"若阴损及阳，命门火衰，脾胃失于温煦，脾胃阳虚，运化无力，痰瘀互结，阻于食管，也可形成噎膈。

【病例】

王某，男，51岁。患食管癌1年，经中西医治疗罔效。近日来饮食愈益哽噎难下，即使强为下咽也入而复出，且伴有大量痰涎。故要求针刺，以缓燃眉之急。

查：脉沉弱。舌淡暗体胖大，苔白滑。神疲乏力，形体消瘦，皮肤干枯甲错。

【援物比类】

《灵枢·邪气脏腑病形第四》曰："脾脉……微急为膈中，食饮入而还出，后沃沫。"《灵枢·上膈第六十八》曰："气为上膈者，食饮入而还出。"《素问·阴阳别论篇第七》曰："三阳结谓之隔。"宋代严用和《严氏济生方·五噎五膈论治》曰："阳脉结，谓之膈……结于胸膈，则成膈气留于咽嗌，则成五噎。"明代张介宾曰："噎膈者，膈塞不通，食不能下，故曰噎膈……食不得下者，以气结不能行也……《内经》曰：三阳结谓之膈……观《内经》之言三阳者，乃止言小肠膀胱全与大肠无涉。盖三阳者太阳也，手太阳小肠也，足太阳膀胱也。小肠属火，膀胱属水，火不化则阳气不行而传导失职，水不化则阴气不行而清浊不分，此皆致结之由也……盖噎膈由于枯槁，本非实热之证。"

现代中医学文献则将此病分为痰气阻膈、瘀血阻膈、津亏热结、气虚阳微等类型而辨证论治，而根据上列《黄帝内经》等论述，总不外乎水火不济，因之气结而已。三阳与二阴（少阴）为表里，少阴为枢，枢折则脉有所结而不通。肾足少阴之脉，其直者，从肾上贯肝膈，调肾以治，针双太溪，得气有如鱼吞钩饵，吞咽功能立即改善，当日即能食用水饺，继续治疗5次后已可进食馒头。遂返西安，3个月后因恼怒郁闷等因，噎膈又作，于当地靠补液等维持2周后辞世。

按：疗效仿佛之案不再列举，仅此一例亦可说明应用针刺治疗噎膈之疗效。即使是食管癌也能使噎膈明显缓解一个较长的时期，岂不也很难能可贵吗？

（六十四）背肌筋膜炎

背肌筋膜炎又称"腰背肌损伤""腰背部纤维炎""腰背筋膜疼痛症候群"等，是指肌肉和筋膜的无菌性炎症反应，为临床常见病，为纤维结缔组织多发病之一，常涉及肌肉、筋膜、滑膜、肌腱、神经纤维膜等。本病发病率高，并不伤及生命，但严重影

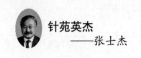

响生活质量。

【病因病机】

背肌筋膜炎属于中医"背部伤筋""痹证"范畴,是由于长期劳损或贪凉卧地,复感外邪,使血滞经脉,经脉痹阻背部而出现疼痛不适。《素问·长刺节论篇第五十五》曰:"病在筋,筋挛节痛,不可以行,名曰筋痹……病在肌肤,肌肤尽痛,名曰肌痹,伤于寒湿。"西医学认为,背肌筋膜炎是因外伤或慢性劳损而使背肌筋膜及肌组织发生水肿、渗出、局部微循环障碍及纤维性变的一种常见病、多发病,临床以肩背部疼痛、酸痛,局部肌肉变硬,有时可触及硬结或条索状物等为主要表现。本病常见的病因首先是各种损伤,因治疗不够彻底,遗留局部粘连,进而形成激痛点;其次是风寒湿和肌肉痉挛,人体受到风寒湿的影响,温度突降,体表血管收缩,深部血管扩张,导致液体渗出,积存在体内,引起疼痛,当肌肉痉挛,极度缺血时,会产生大量有害的代谢产物,刺激神经感受器而引起疼痛。

【病例】

赵某,女,46岁。3年来项背部酸痛、发僵,颈项活动不自如,劳累或天气变化时,症状加剧。于某医院诊为背肌筋膜炎,给予中西药物及理疗,病情好转,数日后疼痛又重,反反复复,2年不已,遂来针刺。

诉:项背部僵痛,颈项活动不自如,过劳及天气变化时,症状加重。

查:脉浮弦沉涩,舌淡,苔薄白。项背部肌肉僵硬,肩胛上部及两肩胛内上缘有明显压痛,沿骶棘肌向上,相当于肺俞处,可触及条索状改变。

【援物比类】

《素问·脉要精微论篇第十七》曰:"背者,胸中之府。"《素问·玉机真脏论篇第十九》曰:"冬脉……太过则令人解㑊,脊脉痛而少气不欲言。"《素问·举痛论篇第三十九》曰:"寒气客于背俞之脉则脉泣,脉泣则血虚,血虚则痛。"《灵枢·经脉第十》曰:"膀胱足太阳之脉……其直者,从颠入络脑,还出别下项,循肩髆内,夹脊抵腰中,入循膂,络肾属膀胱。"《灵枢·卫气第五十二》曰:"足少阴之本,在内踝下上三寸中,标在背腧与舌下两脉也。"《素问·阴阳应象大论篇第五》曰:"阴在内,阳之守也;阳在外,阴之使也……故善用针者,从阴引阳,从阳引阴,以右治左,以左治右,以我知彼,以表知里,以观过与不及之理,见微得过,用之不殆……审其阴阳,以别柔刚,阳病治阴,阴病治阳,定其血气,各守其乡。血实宜决之,气虚宜掣引之。"故为之针双太溪,以调坎中阴阳,未及10次,病已。

(六十五)腱鞘囊肿

腱鞘囊肿是关节附近的一种囊性肿块,临床上将手、足小关节处的滑液囊疝(腕背侧舟月关节、足背中跗关节等处)和发生在肌腱的腱鞘囊肿统称为腱鞘囊肿。本病以腕背、腕掌侧桡侧屈腕肌腱及足背发病率最高,其中以背面多见。手指掌指关节及近侧指间关节处也常见到。偶尔在膝关节前下方胫前肌腱膜上,也可发生这类黏液退行性变囊肿。

病因尚不清楚,好发于腕背及足背,可能与慢性外伤有一定关系。慢性损伤使滑膜腔内滑液增多而形成囊性疝出,腱鞘与关节囊的退行性变可能是发病的重要原因。受伤、过分劳损(尤其见于手及手指)、骨关节炎、一些系统免疫疾病,甚至是感染也有可能引起。一些需要长期重复劳损关节的职业如打字员、货物搬运或需要长时间计算机操作的行业从业者都会引发或加重此病。常见患处有手腕、手指、肩部等位置,女性及糖尿病患者会

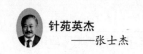

较易患上此病，患者会感到关节疼痛，通常关节晨僵的感觉在起床后最为明显，而症状并不会随着活动频繁而明显缓解，受影响的关节肿胀，甚至引起关节活动障碍。

【病例】

张某，女，36岁。2年前，右手腕部掌侧发现一肿物，黄豆粒大小，半球形，局部酸胀不适，握拳时略有痛感，数月后，肿块增大，经某医院为之囊内注射，每周1次，3次后肿块消失。半年后肿块复萌且日益增大，直径超过1cm，遂又经某医为之"围刺"10余次，明显好转，但不久又复发，遂要求针刺。

诉：右腕掌侧囊肿，疼痛不适，已反复3次。

查：右桡骨茎突内前方紧邻桡动脉之寸口部，可见一直径1cm余之半球形肿物，表面光滑，与皮肤无粘连，但附着于深部组织，基底固定，橡皮样硬度，调节关节位置时，可触及轻度波动且轻微压痛。

【援物比类】

《素问·五脏生成篇第十》曰："诸筋者皆属于节。"《灵枢·经脉第十》曰："肺手太阴之脉……循臂内上骨下廉，入寸口，上鱼。"《灵枢·经筋第十三》曰："手太阴之筋，起于大指之上，循指上行，结于鱼后，行寸口外侧，上循臂，结肘中。"《灵枢·根结第五》曰："太阴为开，厥阴为阖，少阴为枢……枢折则脉有所结而不通，不通者，取之少阴。"手足三阴三阳同气，气行则血行，气滞则血凝。肺主气，心主血脉。故为之针肾原太溪，脉会太渊，未及10次肿痛皆消，逾二载尚未复发。

（六十六）髌下脂肪垫损伤

髌下脂肪垫损伤又称髌下脂肪垫炎、脂肪垫肥厚、Hoffa痛，是某种因素刺激所造成的急、慢性髌下脂肪垫的无菌性炎症，可以累及相关的滑膜和肌腱。患者膝关节局部水肿、出血及粘连，出现膝关节疼痛、活动受限，严重者膝关节僵直、跛行等，在不同程度上影响患者的工作和日常生活。髌下脂肪垫具有衬垫和润滑关节的作用，防止关节面的摩擦，当脂肪垫受到某种因素刺激造成急、慢性损伤均可产生无菌性炎症而致疼痛、水肿、出血、渗出、增生、肥大、硬化及脂肪垫与髌韧带之间的纤维组织变性、粘连、机化、失去弹性，使伸膝活动受到限制。

此病多见于中青年女性，经常下蹲、步行者和登山运动员居多，患者自觉膝前部疼痛或酸痛，当膝关节过伸时，髌腱深面及两侧疼痛加剧。因此，患者不敢伸直膝关节行走。有时疼痛可向后放射到腘窝、小腿及踝部。晨起时，膝关节发僵、无力。关节活动一般无明显障碍，踢腿、跳跃、跑步及劳累后症状加重，休息后症状减轻，充分伸膝时疼痛加重，稍微屈膝减轻，穿半高跟鞋减轻，当脂肪垫嵌入股胫关节面之间时，则产生交锁，疼痛加剧，休息后可缓解。膝关节屈、伸活动不利或有紧张感。严重病例，膝关节不能伸直，足尖外撇，足底外侧着地或跛行。与健侧相比脂肪垫肥厚，双膝眼饱满。

造成脂肪垫损伤的主要原因：①急性损伤：主要是摔倒、跌倒等，如膝关节突然猛烈地过伸或旋转时，脂肪垫未来得及上移，而被嵌夹于股、胫关节面之间，引起急性嵌顿性损伤。②慢性劳损：若股四头肌力量较弱，肌肉收缩时脂肪垫向上移动不够，在膝关节屈、伸活动时，脂肪垫可受到股胫关节面的挤压，反复的夹挤动作则造成慢性劳损，如运动员、三轮车夫、搬运工人等易患本病；或继发于腰、臀部及膝部其他组织损伤，造成膝部动力平衡失调。③关节炎症：如滑膜炎，妇女经前水潴留，半月板损伤。④膝反张畸形：长期膝反张畸形导致纤维变。

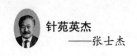

【病例】

王某，女，23岁。1年前运动时右腿摔伤，后膝关节疼痛，轻度肿胀，经手法治疗半月好转，遂转院，经X线等检查，诊为髌骨下脂肪垫损伤，服药及理疗好转即间断治疗。近两个月来，肿痛又作，服药痛减，肿胀依旧，故来诊。

诉：膝肿痛，过劳及下楼梯时加重。

查：脉沉弱微滑，舌淡，苔白微腻。右膝眼肿胀压痛，膝过伸试验阳性。

【援物比类】

《素问·阴阳应象大论篇第五》曰："肾主骨髓。"《素问·灵兰秘典论篇第八》曰："肾者作强之官。"《灵枢·决气第三十》曰："谷入气满，淖泽注于骨，骨属屈伸，泄泽补益脑髓，皮肤润泽，是谓液……液脱者，骨属屈伸不利。"肾者主液，少阳属肾，是主骨所生病，故为之刺肾之太溪，少阳之阳陵泉，阳明胃之犊鼻以助谷气，6次肿痛尽失，膝过伸试验阴性。

（六十七）股内收肌损伤

股内收肌群损伤后表现为患肢髋关节及膝关节稍屈曲、外旋，大腿内侧疼痛和抗阻力疼痛，行走时出现跛行，大腿内收、外展受限，"4"字试验阳性。急性损伤后局部可有明显肿胀及皮下瘀斑，完全断裂者在肌肉抗阻收缩时有异常隆起，并可触及断裂的凹陷。慢性损伤者局部一般无明显肿胀，多有股骨内侧的固定压痛点，大腿内侧近端活动时疼痛，有时可触及硬化变性的肌肉。

股内收肌群由股内侧5块肌肉构成，浅层由外向内依次为耻骨肌、长收肌和股薄肌。长收肌和耻骨肌的深面是短收肌，诸肌深面是大收肌，呈三角形。股内收肌群的主要功能是使髋关节内收及大腿外旋。两足站立时，股内收肌群的主要作用是稳定骨盆。在某些运动，如骑马、滑雪、攀登、蛙泳中，股内收肌群亦起重要作用。当髋关节突然遭受过度外展暴力时，常使骨内收肌群于其起点处受损，重者可致肌肉、肌腱部分或完全断裂。长期遭受反复牵拉、损害，又可导致股内收肌群的慢性损伤。由于股内收肌群多应用于髋关节内收及大腿外旋等运动性较强的动作，故该类损伤多见于运动伤，根据受伤当时的情况可分为急性损伤和慢性损伤。

【病例】

刘某，女，32岁。右大腿内侧及耻骨部疼痛1年，经服药、针灸、按摩等治疗好转后即间断治疗，近1个月来因受寒病又发作，在某医院诊为股内收肌损伤，治疗半个月，收效不大，要求针刺。

诉：大腿内侧、耻骨部疼痛，晨起稍活动后疼痛缓解，逾时又加剧。

查：脉沉弱，舌淡，苔薄白。内收肌上1/3及耻部压痛，肌紧张，髋关节外展及内收时，疼痛皆加剧。

【援物比类】

《灵枢·经筋第十三》曰："足太阴之筋……其直者，结于膝内辅骨，上循阴股，结于髀，聚于阴器……其病……阴股引髀而痛……足少阴之筋……并太阴之筋而上循阴股，结于阴器……其病……所过而结者皆痛……足厥阴之筋……上循阴股，结于阴器，络诸筋。其病……阴股痛转筋。"《灵枢·根结第五》曰："太阴为开，厥阴为阖，少阴为枢。"开阖如户扉，枢犹转纽，舍枢则不能开阖，舍开阖则无从运枢。少阴枢折则脉有所结而不通，为之调肾以治取太溪，得气有如鱼吞钩，1次痛减，3次痛已。

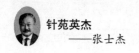

针苑英杰
——张士杰

（六十八）踝关节扭伤

踝关节扭伤是临床常见的疾病，在关节及韧带损伤中是发病率较高的疾病。踝关节是人体距离地面最近的负重关节，是全身负重最多的关节。踝关节的稳定性对于日常的活动和体育运动的正常进行起重要的作用。踝关节周围的韧带损伤都属于踝关节扭伤的范畴。踝关节扭伤可能导致的损伤包括外踝的距腓前韧带、跟腓韧带，内踝三角韧带，下胫腓横韧带等。

踝关节由胫骨腓骨远端和距骨构成。由内外踝和胫骨后缘构成踝穴，距骨上面的鞍形关节面位于踝穴中。距骨的鞍形关节面前宽后窄，背伸时较宽处进入踝穴，跖屈时较窄部进入踝穴，所以踝关节在跖屈位稍松动，其解剖和生理特点决定踝关节在跖屈时比较容易发生内翻外翻扭伤。又因为踝关节外踝腓骨较长，踝穴较深，而内踝胫骨较短，踝穴较浅，故踝关节更易发生内翻扭伤，外踝韧带包括距腓前韧带及跟腓韧带，损伤更常见。踝关节外翻扭伤虽不易发生，一旦出现却很严重。如发生断裂一般都会引起踝关节不稳，且多同时合并其他韧带损伤和骨折。

【病例】

朴某，女，26岁。1年前左踝部扭伤，疼痛剧烈，遂邀请某医为之"整骨"外敷及内服药物；翌日，左外踝明显瘀血肿胀。遂易医，经X线等检查并无骨折，只是韧带部分撕裂，为之外敷活血化瘀药物治疗，并嘱其切勿再揉捻。2周后，瘀斑消失，唯肿胀未能完全消退，疼痛亦未尽已。近1年虽未间断治疗，然非但肿痛未能尽消，而且还反复扭伤3次。

诉：踝扭伤1年余，仍肿痛，而且极易反复扭伤。

查：脉浮弦沉弱，舌淡，苔薄白，跛行，左足外踝前下方肿胀、压痛，足内翻时疼痛加剧。

第三章 "援物比类"古法针刺腧穴应用

【援物比类】

《素问·六节藏象论篇第九》曰:"肾者,主蛰,封藏之本,精之处也,其华在发,其充在骨,为阴中之少阴,通于冬气。"《素问·金匮真言论篇第四》曰:"北方黑色,入通于肾,开窍于二阴,藏精于肾,故病在溪。"肾主骨,骨连溪,溪者肉之小会而近于骨,肾气虚乏,溪骨失和乃至关节松弛,故易反复扭伤。为之刺太溪以固肾气。少阳为枢,枢折则足摇而不安于地,为之辅以足临泣,10次后肿痛皆消,已逾二载,未再扭伤。

(六十九)丹毒

丹毒是皮肤及其网状淋巴管的急性炎症。好发于下肢和面部。其临床表现为起病急,局部出现界限清楚之片状红疹,颜色鲜红,并稍隆起,压之退色。皮肤表面紧张炽热,迅速向四周蔓延,有烧灼样痛。伴高热畏寒及头痛等。丹毒虽以"毒"命名,却并不是由病毒感染引起的,而是由细菌感染引起的急性化脓性真皮炎症。

【病因病机】

西医学认为丹毒的病原菌为A族B型溶血性链球菌,偶由C型链球菌所致。多由皮肤或黏膜的破损处侵入,也可由血行感染,故鼻部炎症、抠鼻、掏耳、足癣等因素常成为丹毒的诱因,病原菌可潜伏于淋巴管内引起复发。其他如营养不良、过分饮酒、丙种球蛋白缺陷及肾性水肿等皆可为丹毒的促发因素。

丹毒,中医又名天火、丹熛、火丹等,命名繁多,因患部赤如涂丹,热如火灼,故名。该病之发多突然而起,发无定处。多因血分有热,火毒侵犯肌肤;或肝脾湿热下注,化火生毒,客于肌肤所致。若兼湿邪,郁蒸血分,经常复发,缠绵不愈。发于头面、上肢者,多为风热化火;发于下肢者,多兼湿热;或有因

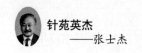

针苑英杰
——张士杰

外伤感染而引起者。初起,患部鲜红,边缘清晰,灼热,痛痒间作或并见,多迅速蔓延扩大。患者头痛口渴,恶寒壮热。甚者高热,神昏谵语,烦躁不安,恶心呕吐等,此即毒邪内攻之险证。

【病例】

李某,女,67岁。患脚癣多年且时感染,7年前再度感染后,继发左下肢丹毒,始而发热,全身不适,继而发现左下肢胫内侧皮肤有一片红肿,表面紧张,硬结光泽与周边正常皮肤境界分明,伴发水疱。住院按丹毒治疗一周好转,未几又发作,反反复复,迄来诊时已逾七载仍未痊愈,而且形成象皮肿。

查:脉沉涩,舌胖淡,苔白厚腻,左下肢变粗变形,小腿和足部尤为明显,皮肤过度角化,周径倍于右下肢,按之柔韧如橡皮,自内辅骨以下至内踝之上,有一大片突出皮表之紫暗疮面,附以鳞屑,部分皮肤已坏死,触之凹陷且有压痛。

【援物比类】

《灵枢·痈疽第八十一》曰:"肠胃受谷,上焦出气,以温分肉,而养骨节,通腠理。中焦出气如露,上注豁谷,而渗孙脉,津液和调,变化而赤为血,血和则孙脉先满溢,乃注于络脉,络脉皆盈,乃注于经脉。阴阳已张,因息乃行,行有经纪,周有道理,与天合同,不得休止……寒邪客于经络之中,则血泣,血泣则不通,不通则卫气归之,不得复反,故痈肿。寒气化为热,热胜则腐肉,肉腐则为脓……发于胫,名曰兔啮,其状赤至骨,急治之,不治害人也。(张志聪:'夫冲脉者十二经之海也,与少阴之大络起于肾,下出于气街,循阴股内廉,斜入腘中,循胫骨内廉,下入踝之后,此邪客于冲脉之中,则血泣不通,有如兔啮之微肿也')……营气稽留于经脉之中,则血泣而不行,不行则卫气从之而不通,壅遏而不得行,故热。大热不止,热胜则肉腐,肉腐则为脓，然不能陷于骨髓，骨髓不为焦枯，五脏不为伤，故命曰痈……痈者，其皮上薄以泽。此其候也。"《灵枢·本脏第四十七》曰："卫气者，所以温分肉，充皮肤，肥腠理，司开阖者也。"《灵枢·邪客第七十一》曰："卫气者，出其悍气之慓疾，而先行于四末、分肉、皮肤之间，而不休者也，昼日行于阳，夜行于阴，常从足少阴之分间，行于五脏六腑。"故为之取肾原太溪，针60次丹毒及象皮肿皆已。

（七十）讨论

《灵枢·九针十二原第一》曰："五脏有六腑，六腑有十二原，十二原出于四关，四关主治五脏，五脏有疾，当取之十二原。十二原者，五脏之所以禀三百六十五节气味也。五脏有疾也，应出十二原，而原各有所出，明知其原，睹其应，而知五脏之害矣。"于兹可见，十二原与脏腑经络四肢百骸之关系，以及在人之所以生，病之所以成，人之所以治，病之所以起中的重要作用。而肾者阴脏居阴位，虽为阴中之太阴，但寓水火于其中，乃先天之本，生气之源，受五脏六腑之精而藏，滋肝木，复贯中土而上济心肺，主液入心化赤而为血，流溢于冲任为经血之海，布散于外而养肌肉，生毫毛，主固密、作强而司技巧。若用"易"之承、乘、比、应、据、中之象以类之，则肾原太溪之主治，又绝非仅上列病而已。

1. 该穴之取法，又当参合十度之法，以《灵枢·本输第二》曰："太溪，内踝之后，跟骨之上，陷者中也"为准，盖"人经不同，络脉异所别也"（《灵枢·经脉第十》）。切不可拘泥于分寸，以失穴者空也之意。

2. 得气宜以鱼吞钩饵之状为佳，盖鱼吞钩者，有如鱼吞钩饵之沉浮也，有如鱼吞钩而欲挣脱之状也，非只针下沉紧也。

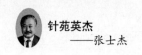

3. 太溪脉乃三部九候之一也，有则生无则死者，以明病之易起与难已也，为临床诊治之不可忽也。

受《易》《老子》《黄帝内经》《针灸大成》之启示，以援物比类之法，应用太溪治疗了上列疾病，不揣浅陋，公之于众。

二、援物比类应用"腕骨"和"昆仑"

由于腕骨、昆仑二穴分别为手太阳之原穴和足太阳之经穴，太阳为三阳，乃诸阳之长，又称巨阳。《素问·热论篇第三十一》曰"巨阳者，诸阳之属也。其脉连于风府，故为诸阳主气也"。"阳气者，柔则养筋"（《素问·生气通天论篇第三》）。"膀胱足太阳之脉……是主筋所生病者"（《灵枢·经脉第十》）。而腕骨为手太阳所过之原，属木，其柔筋等作用自不待言。昆仑，"足太阳根于至阴……注于昆仑"（《灵枢·根结第五》），为足太阳所行之经穴，属阳火，原独不应五时，以经合之，其气正盛。太阳为津水之发源，星宿之海，上通于天，天气下降，气流于地，地气上升，气腾于天，上下相召，升降相因。因此，此二穴为古人所极重视并以之治疗诸多疑难复杂之病证。

《针灸甲乙经》曰："偏枯，臂腕发痛，肘屈不得伸，手五指掣不可屈伸，腕骨主之。"验之于临床，莫不应手。而《灵枢·口问第二十八》之"邪之所在，皆为不足。故上气不足，脑为之不满，耳为之苦鸣，头为之苦倾，目为之眩；中气不足，溲便为之变，肠为之苦鸣；下气不足，则乃为痿厥心悗。补足外踝下留之。"对此段文字中"补足外踝下留之"虽有人以为系衍文，但应用援物比类之法刺此津水之发源，上通于天而为星宿之海，属阳火的足外踝下之经穴昆仑，确实可对该上、中、下三气不足之疾产生良好疗效。若结合手足太阳经脉所过和经别，经筋之所及，将其引而伸之，触类而长之，则可分别用腕骨和昆仑二穴，治疗诸多肌肉、肌腱、筋膜、关节囊、韧带、腱鞘滑液囊、椎间盘纤维环、关节软骨盘及周围神经等组织疾病，或由直接、间接外力作用或长期劳损所导致的软组织损伤。兹列举验案数例如下。

（一）重症肌无力（眼肌型）

眼肌型重症肌无力（oGM）指肌无力症状局限于眼外肌，是神经肌肉接头传递功能障碍的自身免疫性疾病。眼肌型重症肌无力任何年龄均可起病，而相对的发病高峰是＜10岁的儿童和＞40岁的男性，超过50%的GM患者以眼肌型重症肌无力起病，其中10%～20%可以自愈，20%～30%始终局限于眼外肌，剩下的50%～70%，绝大多数可能在起病2年内发展为全身型重症肌无力（gGM）。中医临床表现多诊为"睑废""视歧""痿证"范畴。眼肌型重症肌无力以眼睑下垂、眼外肌麻痹而有斜视、复视等见于临床。

【病因病机】

目前本病病因及发病机制尚不清楚，西医学无特效疗法。中医学认为本病多由于脾虚不能上提、血虚不能养筋、风邪乘虚中络而致。先天者由于禀赋不足，肾气虚弱，命门火衰，以致后天脾阳不足，"脾主肌肉"失职而致。后天者由于脾虚中气不足，筋肉失养致眼肌无力；又或肝虚血少，风邪外袭，客于眼睑，阻滞经络，筋脉失和，血气运行不畅而致。

总之，本病发病与脾、肾、肝三脏关系密切，病性以虚为主，病因病机有外感、内伤、劳倦或先天禀赋不足，致先天、后天之本亏虚，脾虚水谷精微不能濡养肌肉，肝肾亏虚经血不足，不能填髓健骨养筋，渐成睑废视歧、肌肉痿废不用之虚损证候。

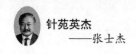

针苑英杰
——张士杰

【病例】

祁某，女，62岁。双眼睑下垂2年半，始为左眼，继而右眼。1983年10月及1984年8月分别于两家医院均诊断为重症肌无力（眼肌型），X线片示上纵隔未见肿块影，遂给予新斯的明、阿托品、枸橼酸钾、复合B族维生素、维生素E等药物治疗，始则有效，继而无效，因此于1985年初来我院要求针刺。来诊时症见双眼睑下垂，右轻左重，晨起症减，日晡加剧。双目调节反射迟钝，无复视，亦无吞咽障碍、鼻腔反溢、声嘶及肢体肌群之症、征，深反射正常。脉沉弱，舌暗红，苔白微腻。

【援物比类】

《灵枢·大惑论第八十》曰："肌肉之精为约束。"张志聪《黄帝内经灵枢集注》曰："约束者，目之上下纲。太阳为开为目之上纲，阳明为阖为目之下纲。"双上睑下垂者乃太阳经气虚乏之征。膀胱足太阳之脉，其直者，从巅入络脑，还出别下项，约束者裹撷筋骨血气之精而与脉并为系，上属于脑，后出于项中，故可取膀胱经之腧穴以为治。援物比类用上病取下法针双昆仑穴，得气有如鱼吞钩，双眼裂立即增大，未及20次，恢复如常。

（二）外隐斜

外隐斜是眼位有向外偏斜的倾向，但能被融合反射所控制而不出现偏斜，并能保持双眼单视。一般外隐斜如超过5△可出现症状，但也要看患者的融合功能而定，如有人看近虽有10△隐斜，由于融合性辐辏好，可无症状；反之，有人看近外隐斜4△，属正常范围，但融合性辐辏差，反而出现视力疲劳。临床表现为近距离工作不久就发生前额疼痛，眼睛酸痛，阅读不能持久，视物不清，串行、重叠、复视等症状，必须闭眼休息片刻再继续阅读，但不久又出现上述症状。严重者不能继续学习和工作。临床上，有时按屈光不正、青光眼或神经衰弱进行一系列检查，佩戴矫正眼镜，但症状仍未解除。严重隐斜患者可发生睑缘炎。

【病例】

王某，女，30岁，干部。平素体弱，1982年某日，待欲读书时，突感不适。此后每逢阅读书刊及影视剧时，即左偏头作痛及心慌、恶心，继而右眼不能向内眦移动，且伴有水平复视。经北京某医院诊为双辐辏功能不足，双屈光不正，右外隐斜。遂服药及功能锻炼，时近二载仍不已，因而来我院求治。脉浮弦沉缓，舌淡而有痕，苔薄白。

【援物比类】

《灵枢·经筋第十三》曰："足太阳之筋……其支者为目上纲。"《灵枢·癫狂第二十二》曰："目眦外决于面者，为锐眦；在内近鼻者为内眦，上为外眦，下为内眦。"故目之上纲亦属外眦，皆为足太阳所主，又与足少阳之结于目外眦之筋相合。《灵枢·大惑论第八十》曰："肌肉之精为约束，裹撷筋骨血气之精而与脉并为系，上属于脑，后出于项中。故邪中于项，因逢其身之虚，其入深，则随眼系以入于脑，入于脑则脑转，脑转则引目系急，目系急则目眩以转矣。邪其精，其精所中不相比也，则精散，精散则视歧，视歧见两物。"《灵枢·寒热病第二十一》曰："足太阳有通项入于脑者，正属目本，名曰眼系……入脑乃别。阴跷阳跷，阴阳相交，阳入阴，阴出阳，交于目锐眦。"《素问·热论篇第三十一》曰："巨阳者，诸阳之属也，其脉连于风府，故为诸阳主气也。"阳气者，柔则养筋，太阳之气衰，筋失所养而内眦纵缓，则目睛外斜而不能内转也。就目眦而论亦外为阳内为阴也。

阴病治阳，按《灵枢·口问第二十八》曰："故邪之所在，皆

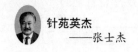

为不足。故上气不足,脑为之不满,耳为之苦鸣,头为之苦倾,目为之眩。"补足外踝下留之,左针右病,针左昆仑,病立已。此气反者病在上取之下,补上下者从之之法也。盖因阳气者,起于足五趾之表也。

(三)坐骨神经痛

此病是指在坐骨神经通路及其分布区内,即自臀部沿大腿后侧、小腿外侧向远端放射的疼痛。病因可分为原发性和继发性。原发者如坐骨神经炎,主要是神经间质炎,与受凉及病灶感染有关。继发者,系由该神经邻近结构的病变引起,按其受损部位又可分为以下2种。

1. 根性坐骨神经痛,如腰椎间盘突出、肥大性脊柱炎、腰椎滑脱、腰椎结核、腰脊膜神经根炎和马尾或圆椎部位肿瘤等原因均可导致。

2. 干性坐骨神经痛,为腰骶神经丛及坐骨神经干邻近病变所引起,如骶髂关节炎、子宫附件炎、髋关节炎、肿瘤、怀孕等均可导致。

【病因病机】

此病中医辨证属痹证范畴,病位在膀胱经。《灵枢·经脉第十》曰:"膀胱足太阳之脉……是动则病……脊痛腰似折,髀不可以曲。腘如结,踹如裂……是主筋所生病者……项背腰尻腘踹脚皆痛。"此段描述与本病极为相似,故可谓其病位于膀胱经。《灵枢》有风痹,《伤寒论》有湿痹,《素问·痹论篇第四十三》认为:"风寒湿三气杂至,合而为痹也。"其机转则为"风寒湿气,客于外分肉之间,迫切而为沫,沫得寒则聚,聚则排分肉而分裂也,分裂则痛,痛则神归之。神归之则热,热则痛解,痛解则厥,厥则他痹发"(《灵枢·周痹第二十七》)。故此,痹虽为三气杂合但以一气为主病者是。其中，风气胜者，其人易已，而寒气胜之痛痹，则因寒为阴邪，客于肌肉筋骨之间，凝结不散，致使阳气不行，痛不可当，以及湿气胜之着痹，因湿邪流连，重着不移，或为疼痛，或为顽麻不仁，均属难已之疾。而坐骨神经痛却大都属于寒夹湿痹。至于本病之治疗，则可根据"循脉之分，各有所发，各治其过，则病瘳也"（《素问·痹论篇第四十三》）之原则，采取《灵枢·厥病第二十四》曰"足髀不可举，侧而取之，在枢合中，以员利针，大针不可刺"，而首选太阳少阳相合之髀枢穴（环跳）。刺则用援物比类之法，参照《灵枢·周痹第二十七》曰"痛从上下者，先刺其下以遏之，后刺其上以脱之"，先刺昆仑，后刺环跳。以下举原发性和继发性坐骨神经痛各1例，以讨论之。

【病例1】

王某，男，25岁，干部。1967年冬某日，突感下背部酸痛及腰部僵直，旋即出现沿左臀部向下至大腿后侧、腘窝，小腿外侧并向远端放射之剧烈疼痛，伴小腿外侧和足背部阵发加剧之烧灼感及针刺样疼痛，不能稍事运动及用力，睡眠时只能健侧向下而微屈患侧之髋膝关节。于北京某医院诊断为坐骨神经炎，并为之治疗2周，除小腿外侧及足背部之烧灼感已消除外，余证如前，遂邀余往诊。查：患者站立时身体向健侧倾斜，下肢则在髋膝关节处微屈，足跟不敢着地，脊柱凸向健侧，左坐骨切迹、股后、腘窝、腓骨小头及外踝后和腓肠肌部均有明显压痛，直腿抬高征（+），而于直腿抬高时屈曲膝关节则可使疼痛消失，小腿肌力轻度减退，踝反射明显减弱。

诊为足太阳膀胱经之寒夹湿痹。为之先刺昆仑，后刺环跳，寒者热之，用《黄帝内经》有关针下热法，分天地人三部，因呼内针，轻而徐入，至人部行九阳之数；而后，紧按慢提3次，寒

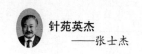

则留之,故静以久留。待补者必然若有所得,亦即气调,因吸而疾发针,如气迟至或不应则无问其数,以待"补则益实,实者脉大如其故而益坚也"(《灵枢·终始第九》)为止。所以然者,盖因此例为多喜、多怒,数怒易解之重阳而颇有阴之人,敌其阴阳之离合难,神不能先行,气至亦迟,共为之针刺16次,病痊愈。

【病例2】

吴某,男,56岁,店员。1983年秋末,因弯腰搬重物引起下背部痛,腰酸及腰部僵直。经某医院诊断为脊椎关节病,为之用药物及理疗2个月,病非但不减,疼痛反而自腰部向下放射至大腿后侧、小腿外侧和足踝部,每当咳嗽、喷嚏、用力或弯腰时则加剧,卧位时疼痛可缓解,坐位时加重,甚至较诸行走时更为不适,遂来我院就诊。查:第四、第五腰椎水平的棘突间隙及横突均有按痛,腰椎前凸消失,骶棘肌痉挛,背部运动受限,腰椎弯向病侧,直腿抬高征(+),小腿外侧及足背部有皮肤感觉减退,足背及踇趾背伸或跖屈肌力减弱,踝反射消失,坐骨神经经路轻微压痛。

为之诊为肾阳虚乏,火不生土,土不制水,水湿凝滞于膀胱经之寒夹湿痹。用前例之方法,为之针10余次,病虽有所缓解,但仍时轻时重,考其乃因未付诸出针即养之故,令其休息之后,针未10次,而诸症皆失。

(四)颈椎病

颈椎是脊柱中活动最多的部位之一,神经血管分布稠密,是人体神经中枢最重要的部位,是心脑血管循环的必经之路,是人体易损伤的部位。一旦患了颈椎病,必会影响心脑血管和中枢神经,造成各种颈源性疾病症状。颈椎病包括颈椎间盘退变及其继发的一系列病理改变,如椎节失稳、松动,髓核突出或脱出,骨刺形成，韧带肥厚和继发的椎管狭窄等，刺激或压迫了邻近的神经根、脊髓、椎动脉及颈部交感神经等组织，并引起各种各样的症状和体征的症候群。因此该病也被称为"颈椎骨关节病""颈椎综合征"等。其主要表现为头晕头痛、肌肉萎缩、上肢麻木、颈肩痛、行走困难，甚至四肢麻痹，大小便障碍，乃至出现瘫痪。

【病因病机】

肝、脾、肾在本病发生过程中至关重要。

肝藏血，血属阴，故血虚则肝阴不足，阴不制阳，肝阳上亢，亢极化风，上扰头目，发为本病。

脾气虚则清阳不振，清气不生；生血无力，血虚则脑失所养；气虚则运血无力，瘀血阻络，血不能荣于头目；脾为生痰之源，脾虚则痰湿中阻，清阳不升，清空之窍，失其所养，所以头目眩晕，发为本病。

肾为先天之本，主骨藏精生髓，肾精不足，无以生髓，脑髓失充，故导致本病的发生。

总之，年老体衰、肝肾不足、筋骨失养；或久坐耗气、劳损筋肉；或感受外邪、客于经脉，或扭挫损伤、气血瘀滞经脉痹阻不通都可致病。

【病例1】

徐某，女，48岁。2年来，一过性头晕，频频发作，来诊之日发作剧烈，颈部不敢转动，动则欲呕，伴项背部强痛。经耳及神经等科检查，怀疑为颈椎病所致。X线片示：第5椎体前缘轻度增生，第4、第5、第6颈椎相应的项后韧带钙化，颈椎左斜位片示椎体3、4后缘及5后下缘有唇样增生，相应之椎间孔变窄，结合临床表现考虑为颈椎病。

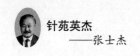

【援物比类】

《灵枢·经脉第十》曰:"膀胱足太阳之脉……其直者,从颠入络脑。"

《灵枢·经筋第十三》曰:"足太阳之筋……其直者,结于枕骨,上头下颜。"

《灵枢·口问第二十八》曰:"目眩头倾,补足外踝下留之。"

援物比类为之针双昆仑,晕立已。

【病例2】

王某,男,54岁。颈部活动有弹响多年,近1个月来,颈项部持续疼痛并向肩胛、肩、前胸、上臂外侧、前臂桡侧放射,拇、食指麻木,咳嗽及喷嚏时加重,夜难安寐。X线诊断为颈神经根综合征。

【援物比类】

《灵枢·经脉第十》曰:"大肠手阳明之脉,起于大指次指之端……循臂上廉,入肘外廉,上臑外前廉,上肩,出髃骨之前廉,上出于柱骨之会上。"《素问·阴阳应象大论篇第五》曰:"故善用针者,从阴引阳,从阳引阴,以右治左,以左治右,以我知彼,以表知里。"

阳明为阖,太阳为开,以表治里,刺腕骨,症状立即减轻,未及10次而诸症皆失。

(五) 落枕

本病是以睡后一侧颈项疼痛、酸胀、活动不利为主要表现的肢体痹病类疾病。以胸锁乳突肌、肩胛提肌痉挛为主,最早见于《素问·骨空论篇第六十》,又名"失颈""失枕",属中医"筋伤"范畴,多由睡卧姿势不当,颈部感受风寒或外伤引起颈部气血不和、筋脉拘急所致。该病症见颈部酸痛不适,俯仰转动不灵,轻者经 2～3 天休息可自愈;重者疼痛延及侧肩、背及上肢,头向一侧歪斜,伴侧颈部压痛,并可向后脑部及肩臂部放射导致筋膜炎。前者多发于青壮年,后者常见于中老年。此症若治疗及时一般都可痊愈,但也有迁延日久难愈者,具有潜在颈椎病的可能,严重影响患者的工作、学习和生活。

【病因病机】

西医学认为,落枕主要是由于夜间睡眠姿势不良,头颈长时间处于过度偏转的位置;或因睡眠时枕头过高、过低或过硬,使头颈处于过伸或过屈状态,从而引起一侧肌肉紧张,使颈椎小关节扭错,时间较长即可发生静力性损伤,使伤处肌筋强硬不和,气血运行不畅,导致局部疼痛不适、活动明显受限等。

中医学则认为该病多因感受风寒,使颈背部气血凝滞,筋络痹阻,以致僵硬疼痛,活动不利。在《素问·骨空论篇第六十》称为失枕,曰:"失枕在肩上横骨间。"清代胡廷光《伤科汇纂·旋台骨》载:"有因挫闪及失枕而项强痛者。"此病乃平常缺乏筋骨锻炼,身体衰弱,气血不足,循环不畅,舒缩活动失调,复因严冬受寒或盛夏贪凉,风寒外袭,致经络不舒,肌筋气血凝滞而痹阻不通,僵硬疼痛而发本病。

【病例】

张某,男,48 岁。因睡眠时颈部位置不当,加之当风,晨起即感左项强硬,疼痛,头向健侧倾斜,不得俯仰和旋转。患侧胸锁乳突肌上部及肩胛内上角处明显压痛。

【援物比类】

《灵枢·经脉第十》曰:"小肠手太阳之脉,起于小指之端,循手外侧上腕……其支者,从缺盆循颈上颊……是动则病嗌痛颔肿,不可以顾,肩似拔,臑似折。"

《灵枢·经脉第十》曰:"膀胱足太阳之脉,起于目内眦……

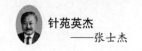

其直者,从颠入络脑,还出别下项,循肩髆内,夹脊……是动则病冲头痛……项似拔……是主筋所生病者。"

《灵枢·杂病第二十六》曰:"项痛不可俯仰,刺足太阳;不可以顾,刺手太阳也。"

援物比类,用巨刺法,针右昆仑、腕骨,病立已。

(六)肩部软组织损伤

肩部软组织损伤是指各种急性外伤或慢性劳损,以及自己疾病病理等原因造成肩部关节软组织损伤,包括肌肉、肌腱、韧带、筋膜、脂肪垫、软骨和血管的损伤,但无骨折、脱臼和皮肉破损,属于伤筋。其临床表现为肩部疼痛,肿胀、畸形,功能障碍。临床还有新伤、陈伤之分。新伤大多肿胀、疼痛,相应部位皮肤可见青紫,并伴关节功能障碍,大多可找到压痛点。陈伤一般肿胀不明显,关节疼痛,活动受阻。

【病因病机】

多由剧烈运动,或负重不当、跌仆、闪挫、牵拉或扭转过度,或长期固定一种姿势等原因,引起气血壅滞、经脉闭阻而成颈肩部关节及筋脉损伤。

【病例1】

吕某,女,42岁。左肩峰大结节部疼痛,且向颈、肩、肘、前臂及手指放射,肩关节外展70°始痛,120°以上缓解。岗上肌腱抵止部之大结节处明显压痛,痛点可随肱骨头的旋转而移动。诊断为冈上肌腱炎。

【援物比类】

《灵枢·经筋第十三》曰:"足太阳之筋……上夹脊上项……其支者,从腋后外廉,结于肩髃……其病……项筋急,肩不举。"援物比类,为之针右昆仑,患者关节立即可外展至100°。

【病例2】

夏某，女，52岁。右肩部疼痛向上臂、前外侧放射2个月，夜间痛甚，只能取健侧卧位，肩部外展、抬举及旋转皆障碍，三角肌轻度萎缩。诊断为肩周炎。

【援物比类】

《灵枢·经脉第十》曰："小肠手太阳之脉……上循臑外后廉，出肩解，绕肩胛，交肩上。"

《灵枢·经脉第十》曰："膀胱足太阳之脉……是主筋所生病者。"手足太阳经同气。

援物比类，为之针左腕骨，疼痛立即减轻，功能亦有改善。

（七）尺神经损伤

尺神经位于腕骨的外侧穿屈肌支持带的浅面和掌腱膜的深面进入手掌。尺神经在臂部损伤时，主要表现为屈腕能力减弱，屈4、5指的远节指骨不能屈曲及拇指内收力弱，小鱼际肌及骨间肌明显萎缩，各指不能互相靠拢，各掌指关节过伸，第4、5指的指间关节弯曲，称为"爪形手"，其感觉障碍则以手内侧缘为主。尺神经损伤后小指及环指尺侧半感觉消失，夹纸试验即Froment征阳性。

【病因病机】

1. 一般挤压伤在临床中最为常见，为直接暴力致伤，往往神经损伤严重，常伴有神经缺损。

2. 牵拉伤如肘部肱骨内髁骨折，前臂尺桡骨双骨折，腕掌骨骨折都可直接牵拉尺神经致伤。

3. 在肘部，尺神经可受直接外伤或为骨折脱臼合并伤。

4. 腕部及肘部切割伤较常见。

5. 全身麻醉或酒醉时如不注意保护，使手臂悬垂床边，可因

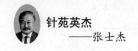

压迫而引起瘫痪。

6. 在颈肋或前斜角肌综合征，以尺神经受损为最多。

【病例】

吴某，女，44岁。右手第4、5指末节不能屈曲半年余，因骨间肌瘫痪，手指内收、外展功能皆丧失，小鱼际肌已萎缩，呈爪形手，小指之感觉完全消失。

【援物比类】

《灵枢·经筋第十三》曰："手太阳之筋，起于小指之上，结于腕，上循臂内廉，结于肘内锐骨之后。"援物比类，为之针腕骨，18次病已。

（八）肱骨外上髁炎（网球肘）

肱骨外上髁炎亦称肱桡关节滑囊炎、肱骨外髁骨膜炎，因网球运动员较常见，故又称"网球肘"。研究显示，手腕伸展肌，特别是桡侧腕短伸肌，在进行手腕伸直及向桡侧用力时，张力十分大，容易出现肌肉筋骨连接处的部分纤维过度拉伸，形成轻微撕裂。中医名为"臂痹"，骨诊疗法中叫作"桡骨后移"。

肱骨外上髁软组织劳损分原发和继发两种。因急慢性损伤引起附着点肱骨外上髁肌群无菌性炎症病变，引起肘外方痛与延伸肌群的传射疼痛不适感，为原发性肱骨外上髁软组织劳损。但不少患者是因冈下肌或前斜角肌劳损的传射痛持久不愈，也在外上髁附着处继发无菌性炎症病变，为继发性肱骨外上髁软组织劳损。

【病因病机】

多因慢性劳损致肱骨外上髁处形成急、慢性炎症所引起的。肱骨外上髁是前臂腕伸肌的起点，由于肘、腕关节的频繁活动，长期劳累，使腕伸肌的起点反复受到牵拉刺激，引起部分撕裂和慢性炎症或局部的滑膜增厚、滑囊炎等变化。多见于特殊工种，如砖瓦工、木工、网球运动员等。

中医学认为本病多由气血虚弱，血不荣筋，肌肉失于温煦，筋骨失于濡养，加上肱骨外上髁腕伸肌附着点慢性劳损及牵拉引起的。患病后，局部筋膜劳损，体质较弱，气血虚亏，血不养筋为其内因。肱骨外上髁炎、肱骨内上髁炎、鹰嘴滑囊炎均属劳损为主的病变，只是发病部位不同。本病起病缓慢，初起时在劳累后偶感肘外侧疼痛，延久则有加重，如提重物甚至扫地等动作均感疼痛乏力，疼痛甚至可向上臂及前臂放射，致影响肢体活动，但在静息时多无症状。局部多不红肿，较重时局部可有微热，压痛明显，病程长者偶有肌萎缩，肘关节伸屈旋转功能虽正常，但做抗阻力的腕关节背伸和前臂旋后动作可引起患处疼痛，治疗上同滑膜炎治疗方法一样。

【病例】

李某，女，46岁。右侧肘部肱骨外上髁之背侧，肱桡关节之后疼痛2个月，屈肘端物及手腕旋转时痛剧，患手乏力，肱骨外上髁及桡骨头部压痛明显。

【援物比类】

为之针刺腕骨，得气至五指抖动乃发针，疼痛立刻减轻，功能亦有改善，共针6次，病已。

（九）原发性肌筋膜综合征

原发性肌筋膜综合征是一种较为复杂的临床常见疾病，多发生于骨骼肌，导致颈肩背痛、软组织痛及关节周围痛等，其发病率随着年龄增长而上升，且呈年轻化趋势。通常有长期固定姿势工作或劳动强度较大。常见症状包括局部肌肉疼痛、酸胀、沉重、麻木感。疼痛呈持续性，晨起加重，活动后减轻，过度活动

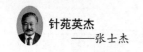

后加重。亦可因感染、疲劳、潮湿等因素而加重,遇热可减轻,有时出现弹响感。压迫压痛明显点会引发相应区域的牵涉痛。

【病因病机】

本病是颈肩背等部位的软组织遭受长期慢性劳损或持续性负荷过重等原因所造成的,与持续性的姿势不良、不正常的咬合习惯、缺乏运动、营养失衡等有关。肌肉、筋膜等在上述致病因素作用下产生不同程度的创伤性无菌炎性反应,其中肌腱和筋膜附着处多为牵拉应力的集中部位,更易受到损伤而产生疼痛。随着年龄增长,筋膜弹性逐渐下降,以及焦虑、交感兴奋或睡眠剥夺导致的肌紧张和肌疲劳等,均可诱发此病。

中医学将此病归为"痹证"范畴,《素问·痹论篇第四十三》认为"风寒湿三气杂至,合而为痹也"。内因是正气不足,如劳伤气血或素体虚弱;外因为病邪作用时间过久、过强,如久卧寒冷潮湿之地或涉水冒寒,以致风寒湿邪乘虚侵犯人体,留滞于关节、肌肉之间,致使气血闭阻不通、经络阻滞而出现诸症。

【病例】

刘某,女,45岁。因工作姿势为经常弯腰操作,近2年来,腰背部疼痛,现虽已改变劳作姿势,但痛仍不已,腰背部活动功能无明显障碍,沿骶棘肌走向,可触及数处条索状肥厚之肌肉及筋膜,无明显压痛。

【援物比类】

《灵枢·经筋第十三》曰:"足太阳之筋……上夹脊上项。"为之针双昆仑,痛日益减轻,共针12次,病已。

(十)急性腰部损伤

急性腰扭伤俗称"闪腰""扭腰",多因活动不慎或因抬搬运重物,腰骶部突然扭闪而致腰骶部肌肉、筋膜、韧带、关节囊等软组织的局部损伤,是骨伤科常见病、多发病,属于中医学"腰部伤筋"范畴。急性腰扭伤多发于青壮年,20～60岁体力劳动者多见,男性多于女性。

【病因病机】

弯腰做重体力劳动时,用力过猛引起某一韧带或肌肉的撕裂伤,同时导致相关筋膜的损伤。当单手提取重物时,如用力过猛,运动姿势不协调,身体失去平衡,导致部分肌肉强烈收缩扭曲而发生扭伤。也可因腰骶部各种先天性畸形。

【病例】

王某,女,32岁。晨起突感"闪腰",随即腰痛,翌日痛剧,不得俯仰转侧,行走困难,腰部肌肉明显发硬,第14、第15椎棘间,棘突及其两侧压痛明显,腰部活动受限。

【援物比类】

腰为肾之府,"膀胱足太阳之脉……循肩髆内,夹脊抵腰中,入循膂,络肾属膀胱"(《灵枢·经脉第十》)。为之针双昆仑,病立衰大半,2次痊愈。

(十一)梨状肌综合征

由于各种原因所致臀部梨状肌部位肌肉紧张、痉挛、疼痛或反射下肢痛者,称为梨状肌综合征。梨状肌为臀部深层的一块似梨形的小肌肉。它起于盆内骶骨前面2、3、4骶前孔的外侧,向外下穿过坐骨大孔到臀部,以肌腱止于股骨大粗隆的后内侧,是髋关节的外旋肌。梨状肌受第1～2骶神经支配,其上方有臀上血管穿出,下方有臀下血管及神经穿出,而坐骨神经就在其稍外侧痛过。由于梨状肌在臀部深层,与坐骨神经干紧密相邻的特殊关系,再加解剖上的变异,容易损伤,导致疼痛、麻痹。

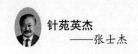

【病因病机】

1. 遭受风寒湿：因风寒湿邪侵犯，如久坐卧湿地，致使梨状肌痉挛、炎症改变。

2. 外伤：如髋部扭伤，特别是髋关节的急剧内收内旋，使梨状肌遭受突然的牵拉而损伤等因素，即可引起该肌肉紧张、痉挛，造成局部组织充血、水肿、挛缩。

3. 腰椎间盘突出症继发：腰椎间盘突出症导致坐骨神经根性压迫，坐骨神经营养障碍或疼痛痉挛，牵涉梨状肌损伤，产生症状。

4. 盆腔炎、腹膜炎、髋关节或骶髂关节炎等蔓延到梨状肌，造成梨状肌炎性改变。

【病例】

潘某，男，28岁。自外地来京旅行结婚，因行房姿势不当，自觉下肢闪扭，且感受风邪，随即突发左侧臀部深在性酸胀疼痛并沿臀向小腹部及大腿外侧放射。会阴部不适，阴囊及睾丸亦觉疼痛且阳痿不举。梨状肌走行部有明显压痛，直腿抬高至60°以前疼痛明显，超过60°反觉轻快。

【援物比类】

"膀胱足太阳之脉……其支者，从腰中下夹脊贯臀"（《灵枢·经脉第十》）。"足太阳之正……其一道下尻五寸，别入于肛，属于膀胱，散之肾"（《灵枢·经别第十一》）。为之针患侧之昆仑，痛立已。

（十二）腓总神经损伤

腓总神经损伤为病症名，属周围神经损伤的一种。腓总神经是坐骨神经的分支，自坐骨神经分出后，沿股二头肌内侧缘斜向外下，穿过腘窝外上方，到达股二头肌腱和腓肠肌外侧头之间，经腓骨长肌深面绕过腓骨颈,分为腓深神经及腓浅神经两终支。腓浅神经于腓骨长、短肌间下行,小腿下 1/3 穿出深筋膜至足背内侧和中间。腓深神经于趾长伸肌和胫前肌间,贴骨间膜下降,与胫前动、静脉伴行,于踇长伸肌、趾长伸肌见之足背。支配腓骨长短肌、胫前肌、长伸肌、趾长伸肌、短伸肌、趾短伸肌及小腿外侧和足背皮肤感觉。腓总神经易在腘部及腓骨小头处损伤,导致小腿前外侧伸肌麻痹,出现足背屈、外翻功能障碍,呈内翻下垂畸形,以及伸踇、伸趾功能丧失,呈屈曲状态,与小腿前外侧和足背前、内侧感觉障碍。

【病因病机】

腓总神经是坐骨神经的分支,由于腓总神经在腓骨颈部,位置表浅,并在骨的表面,周围软组织少,移动性差,易在该处受损。如夹板、石膏压伤及手术误伤;膝关节韧带损伤合并腓总神经损伤亦非罕见;危重患者长期卧床,下肢在外旋位也可压伤。

【病例】

何某,男,38 岁。因下蹲位于田间劳动时间过久,右下肢突发垂足畸形,足和足趾不能背伸及外展、外翻,行走呈跨越步态。足背及小趾前外侧感觉丧失。来诊时病程近 1 周。

【援物比类】

阳气者,柔则养筋,下气不足,则为痿厥。为之刺昆仑,1 次见效,3 次病已。

(十三)腘窝囊肿

腘窝囊肿指腘窝深部滑囊肿大或膝关节滑膜囊向后膨出的统称,引起膝后部疼痛和发胀,并可触及有弹性的软组织肿块。

【病因病机】

腘窝囊肿可分为先天和后天两种,前者多见于儿童,后者可

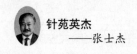

由滑囊本身的疾病如慢性无菌性炎症等引起。有部分患者是并发于慢性膝关节病变。老年人发病则多与膝关节病变如骨性关节炎、半月板损伤等有关。

常见的腘窝囊肿系膨胀的腓肠肌、半膜肌肌腱滑囊，该滑囊经常与后关节囊相通，临床上多见于中年以上患者，男性多于女性，导致机械性伸膝和屈膝受限，疼痛较轻，紧张膨胀感明显。

【病例】

杜某，女，56岁。素有膝肿痛，经X线检查为骨性病变，近4个月来，于右腘窝处又发现肿物，呈椭圆形，如鸡卵大，表面光滑，伸膝时肿物境界不清，不时有沿股神经放射性疼痛。

【援物比类】

"足太阳之筋……上循跟，结于腘"（《灵枢·经筋第十三》），"是动则病……腘如结"（《灵枢·经脉第十》）。为之针昆仑，未及10次，囊肿及疼痛均消失。

（十四）腕关节挫伤

手腕常见的软组织损伤为腕背部腱鞘囊肿、桡骨茎突狭窄性腱鞘炎、腕尺侧副韧带劳损、手指屈肌腱鞘炎等，多见于手工劳动者和家庭女性。长时间的手工劳动造成肌腱之间、肌腱与腱鞘之间相互摩擦和韧带牵拉过度，产生无菌性炎症。

【病例】

杨某，女，30岁。半年前腕部扭伤，当时有肿痛、瘀斑。经X线检查无骨折，予口服及外敷药物治疗，肿胀及瘀斑消退，唯疼痛未根除，每逢劳累及天气变化时疼痛加剧，活动不利，故要求针刺。

诉：右尺骨茎突部疼痛，运动不随意。

查：脉沉涩，舌质淡，苔薄白。尺骨茎突部有轻微压痛。

【援物比类】

《灵枢·经脉第十》曰:"小肠手太阳之脉,起于小指之端,循手外侧上腕,出踝中,直上循臂骨下廉,出肘内侧两骨之间。"《灵枢·经筋第十三》曰:"手太阳之筋,起于小指之上,结于腕。"太阳为诸阳之主气,故为之针手太阳原穴腕骨,1次痛减,3次痛已。

(十五)桡骨茎突狭窄性腱鞘炎

桡骨茎突狭窄性腱鞘炎是由于拇指或腕部活动频繁,使拇短伸肌和拇长展肌腱在桡骨茎突部腱鞘内长期相互反复摩擦,导致该处肌腱与腱鞘产生无菌性炎症反应,局部出现渗出、水肿和纤维化,鞘管壁变厚,肌腱局部变粗,造成肌腱在腱鞘内的滑动受阻而引起的临床症状。其临床表现主要为桡骨茎突部隆起、疼痛,腕和拇指活动时疼痛加重,局部压痛。本病多见于中年以上,女多于男(约6∶1),好发于家庭女性和手工操作者(如纺织工人、木工和抄写员等),哺乳期及更年期妇女更易患本病。起病缓慢。本病经非手术治疗,多能获满意效果。

【病例】

李某,女,36岁。患右桡骨茎突部疼痛3年,始而局部肿胀、压痛,每遇风寒或洗碗等活动时,疼痛加剧。于某医院诊断为桡骨茎突狭窄性腱鞘炎,并予以药物及理疗,一度好转,1年后肿痛又剧,断续治疗,迄来诊时未愈。故要求针刺。

诉:右腕桡侧疼痛,提重物时乏力且疼痛加剧,不能从侧面提物如提暖水瓶等。

查:脉浮弦沉涩,舌淡暗,苔薄白。局部腱鞘增厚、隆起,可触及豌豆大小之结节,压痛明显,持物无力,活动受限,握拳尺屈试验阳性。

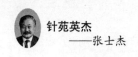

【援物比类】

《素问·阳明脉解篇第三十》曰:"四支者诸阳之本也。"《素问·阴阳应象大论篇第五》曰:"清阳实四支。"《素问·五脏生成篇第十》曰:"掌受血而能握,指受血而能摄。"气为血帅,血随气行。"阳气者,精则养神,柔则养筋。"(《素问·生气通天论篇第三》)《素问·热论篇第三十一》曰:"巨阳者,诸阳之属也,其脉连于风府,故为诸阳主气也。"腕骨乃手太阳所过之原,属木。故为之取腕骨穴,得气有如鱼吞钩,使其五指及腕皆抖动。亦即开、阖、枢皆因之而调动,间日1次,共针6次,肿痛皆失,活动亦不受限,持物有力,握拳尺偏试验转阴,唯腱鞘局部仍较健侧稍厚。1年后,双侧对照,基本对称。

(十六)指屈肌腱狭窄性腱鞘炎

指屈肌腱鞘炎是由于指屈肌腱与掌指关节处的指屈肌腱纤维鞘管反复摩擦,产生慢性无菌性炎症反应,局部出现渗出、水肿和纤维化,鞘管壁变厚,肌腱局部变粗,阻碍了肌腱在该处的滑动而引起的临床症状。当肿大的肌腱通过狭窄鞘管隧道时,可发生一个弹拨动作和响声,故又称为扳机指或弹响指。其临床表现主要为手掌部疼痛、压痛和患指伸屈活动受限。本病多见于家庭女性及手工操作者(如纺织工人、木工和抄写员等),亦可见于婴儿及老年人,好发于拇指、中指和环指,起病缓慢。本病经非手术疗法,多能获良好疗效。

【病例】

郑某,女,56岁。患右中指屈肌腱狭窄性腱鞘炎3年,曾数度接受封闭治疗,当时有效,数月后复发。1995年春再度复发时,经治医生示意:封闭次数不宜过多,并建议针刺治疗。

诉:右中指关节不能伸屈且疼痛,被动伸屈时有弹响。

查：右中指第二节不能屈伸，远侧掌横纹深部掌骨头上可触及一碗豆大小之结节，压痛明显，被动伸屈患指时，于此结节下尚可触及另一移动之结节，弹响由其发出。

【援物比类】

《灵枢·经筋第十三》曰："手心主之筋，起于中指……其病当所过者支转筋。"《灵枢·经脉第十》曰："心主手厥阴心包络之脉，起于胸中……下臂，行两筋之间，入掌中，循中指出其端；其支者，别掌中，循小指次指出其端。"《灵枢·经筋第十三》曰："手少阳之筋，起于小指次指之端，结于腕。"《素问·五脏生成篇第十》曰："诸筋者皆属于节。"《灵枢·终始第九》曰："手屈而不伸者，其病在筋。伸而不屈者，其病在骨。在骨守骨，在筋守筋。"太阳是主筋所生病，少阳是主骨所生病。太阳为开，少阳为枢，枢犹转纽，舍枢则不能开阖。手足三阳同气，故为之刺太阳腕骨，少阳中渚，均得气有如鱼吞钩，共6次，疼痛消失，活动自如。

此外，如下颌关节紊乱症、腕关节劳损，针刺腕骨，皆可收效。股内收肌损伤、髋关节扭挫伤、股二头肌劳损、腓肠肌劳损、踝关节扭伤等，针刺昆仑亦可获效。

附注

1. 取穴

《灵枢·本输第二》曰："昆仑，在外踝之后，跟骨之上。"此穴《资生经》引《明堂》有上昆仑、下昆仑之说，今虽已不详，但亦说明此穴可上可下，临床时通过循按恰于外踝高点之上与跟腱之间易找到凹陷，刺之气感较好。

2. 得气

刺腕骨应使三阳之开、阖、枢，皆气至而五指抖动，即鱼吞钩之状，最低限度也要使小指或小指及环指抖动为佳。刺昆仑亦

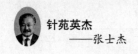

要使之有若鱼吞钩饵之沉浮或鱼吞钩而欲挣脱之状。

3. 手法

若参合天地开阖之气,用左旋九阳数外行诸阳之法为宜。否则按"道可道,非常道","道常无为而无不为",不强求某种术式,而以自己习惯,亦即较为自然之术式也非不可,只要能"吞钩",疗效就更好。

另,手足太阳同气,上列刺腕骨之疾,刺昆仑亦可获效,刺昆仑之疾刺腕骨亦然。

第四章
"援物比类"古法针刺疾病论治

张士杰治病独具特色,在诊断上四诊合参,援物比类;在治疗上遵循古法,取穴稀疏,主张气调而止,善于因人制宜,古法针刺得心应手。本章介绍他运用援物比类古法治疗中风、痿证及诸多疑难杂症的临床经验,给人以启迪。

第四章 "援物比类"古法针刺疾病论治

一、援物比类论治中风

(一)概说

中风为一常见而危害较重之疾病,对其发病,如今似多强调"肝风内动"等内因而忽视或否定外因,实际临床则表明,是证之发于外风者,为数颇多,故笔者不揣浅陋,拟就古今有关中风之主要论述,结合临床实际,试探讨如下。

中医学是以古代的唯物认识论和辩证方法论为理论基础,将人体置于整体运动和动态平衡中,采用抽象思维和综合分析的方法进行研究的一门科学,它综合运用了与人体有关的多门自然科学知识,因而不论是中医的生理、病理、诊断、治疗乃至方药,莫不渗透天文、地理、气象、历法等因素,如"人以天地之气生,四时之法成"(《素问·宝命全形论篇第二十五》),"天有四时五行,以生长收藏,以生寒暑燥湿风,人有五脏化五气,以生喜怒悲忧恐。故喜怒伤气,寒暑伤形"(《素问·阴阳应象大论篇第五》),"夫邪之入于脉也,寒则血凝泣,暑则气淖泽,虚邪因而入客"(《素问·离合真邪论篇第二十七》),以及"天气通于肺,地气通于嗌,风气通于肝,雷气通于心,谷气通于脾,雨气通于肾……故天之邪气,感则害人五脏"(《素问·阴阳应象大论篇第五》)等论述,就分别从人与天地相参之角度论证了病因、病机。从而进一步提出"故阴阳四时者,万物之终始也,死生之本也。逆之则灾害生,从之则苛疾不起"(《素问·四气调神大论篇第二》)及"九针之玄,要在终始;故能知终始,一言而毕,不知终始,针道咸绝"之箴言,这些寓援物比类于其中之理论无疑对包括中风在内的所有疾病皆具重要意义,唯其旨之奥秘,诚可谓古老的边缘学科,奈难寻味,因此,对其只有首先全面继

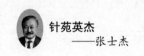

承，再为探究，进而将此等源出于实践之理论，再经过实践之检验，以为取舍，方不失为科学态度。

（二）中风一词之起源及沿革

中风一词，始见于《素问·风论篇第四十二》，如"入房汗出中风，则为内风"等，继而《伤寒论·辨太阳病脉证并治上第五》及《金匮要略·中风历节病脉证并治第五》也分别载有"太阳病，发热，汗出，恶风，脉缓者，名为中风"及"夫风之为病，当半身不遂，或但臂不遂者，此为痹。脉微而数，中风使然"等。此等中风所致之病虽异，但同为风邪入客则同。因此，唐代以前对中风均以内虚邪中立论，至宋元以降，才出现了诸如"心火暴甚""正气自虚""痰湿生热"乃至"非风"之说，直至清代，叶天士方发现了与《素问·风论篇第四十二》所载名同实异之内风。清代姜礼又以"一如天地间之疾风暴雨，故命曰风"立论。

基于金元以来诸家之论述，而今对中风病因、病机之认识见诸文献者，大多为"素体气血亏虚，心肝肾三经之阴阳失衡，加以忧思恼怒，或饮酒饱食，或房事劳累等因，导致了阴陷于下，肝阳暴张。阳化风动，血随气逆，夹痰、夹火，横窜经隧，则㖞辟不遂，蒙蔽清窍，则突然昏仆，不省人事，形成上实下虚，阴阳互不维系之证，即中风"，并以之为辨治中风之准绳。此等摒除外风论中风，以及只强调肝阳暴张，而无视阳乏于上之论点实难令人诚服。《景岳全书·非风》之阴陷于下，固属可以导致肝阳暴张而中风。但该篇中之"盖其阴亏于前，而阳伤于后，阴陷于下，而阳乏于上，以致阴阳相失，精气不交"，从而导致中风者，如基底动脉供血不足和脑血栓形成等，又实为临床所常见。此外，论治中风也更不能无视心通夏气，肝通春气，以及风伤筋，湿伤肉，热伤皮毛，寒伤血等五脏、五体与五气之关系，以及阴阳离合、开、阖、枢等援物比类之论断。

不论古人，抑或现代，有关内因卒中之论述，虽因门户而有所异同，但皆为致病之因而无可非议，而一概排除外因，或以其起病急，多似风之善行数变，故古人命之曰中风而论定中风，则值得商榷。

（三）《黄帝内经》有关中风病因之论述

早在《黄帝内经》成书之年代，古人业已认识到"夫百病之始生也，皆生于风雨寒暑，阴阳喜怒，饮食居处，大惊卒恐"（《灵枢·口问第二十八》）。而在当时论卒中时，仍然强调其中之部分为风邪入中则说明中风之与外风绝非因善行数变之相似而命曰中风，而是确有因风而致是证者。现代临床实际也证明，由于风寒等因，邪壅于外，里气不宣，因之郁而为热，夹痰、夹火，横窜经隧而卒中者，绝非少见。就连西医学也认为因风寒等因素影响血液流变状态，使血流紊乱、迟缓，皆可导致卒中；反之，血循环若处于稳定状态，血管虽有病变而不发生功能障碍者，亦不乏其人。何况《黄帝内经》中有关卒中之论述，也不仅是强调内虚邪中而排除其他因素，如《素问·生气通天论篇第三》曰："阳气者，大怒则形气绝，而血菀于上，使人薄厥。有伤于筋，纵，其若不容。汗出偏沮，使人偏枯。"《素问·通评虚实论篇第二十八》曰："凡治消瘅、仆击、偏枯、痿厥……肥贵人，则高梁之疾也。"就分别指出因情志或膏粱厚味等，皆可导致卒中，但却未将此等因素命之曰内风，可见早已知其非风。

综上所述，可见早在《黄帝内经》成书之年代，对中风之病因、病机已有明确认识，而又正是在此明确认识的基础上，仍然强调"风中五脏六腑之俞，亦为脏腑之风，各入其门户所中，则为偏风"（《素问·风论篇第四十二》）。则外风之于中风，可想而知。故此，元代王履《医经溯洄集·中风辨》之"因于风者，真

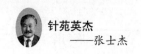

中风也。因于火、因于气、因于湿者,类中风而非中风也……辨之为风,则从昔人以治。辨之为火、气、湿,则从三子以治"论断就较为贴切,即便不冠以真中、类中之名,而承认中风之内外因素,用以指导辨证施治也极具意义。

(四)《黄帝内经》论风及其中人之途径

《灵枢·九宫八风第七十七》曰:"风从其所居之乡来为实风,主生长养万物;从其冲后来为虚风,伤人者也,主杀,主害者。"《灵枢·刺节真邪第七十五》曰:"邪气者,虚风也,虚风之贼伤人也。"这就说明虚风亦即邪气,而"邪之中人也,无有恒常,中于阴则溜于腑,中于阳则溜于经……中于面则下阳明,中于项则下太阳,中于颊则下少阳,其中于膺背两胁亦中其经"(《灵枢·邪气脏腑病形第四》)。若"虚邪偏客于身半,其入深,内居荣卫,荣卫稍衰,则真气去,邪气独留。发为偏枯"(《灵枢·刺节真邪第七十五》)。虚风邪气之伤人,不仅有如上述因所客之部位而表现为不同证候之区别,而且有因骨节皮肤腠理之坚疏,而"有一脉生数十病者"(《灵枢·刺节真邪第七十五》)之差异。因此,同为风邪客表,如发热、汗出、恶风、脉浮缓者,即为《伤寒论》之太阳中风;若寸口脉浮而紧,紧则为寒,风木生于寒水之气,若未化热,其性多寒,浮则为虚,寒虚相搏,邪在皮肤,浮者血虚,络脉空虚,贼邪不泻,或左或右,邪气反缓,正气即急,正气引邪,㖞僻不遂,则为《金匮要略·中风历节病脉证并治第五》"风之为病,当半身不遂"之中风。前者治宜桂枝汤而后者之初期则用《千金》之小续命汤,以疏散外风,扶正祛邪,若风中五脏六腑之腧,则因证施宜。故大可不必以《伤寒论》之中风为外风,而对《金匮要略》风之为病,当半身不遂之外风既回避,却又按其"邪在于络,肌肤不仁;邪在于经,即重不胜;邪入于腑,即不识人;邪入于脏,舌即难言,口吐涎"（《金匮要略·中风历节病脉证并治第五》），循毫毛而入腠理之层次辨证分型。

生于风雨寒暑之疾，虽必循毫毛而入腠理，其或复还，或留止。一时遇风，同时得病，或病此，或病彼，奇邪淫溢，不可胜数，盖因骨节皮肤腠理之坚疏而异，然亦必犯者得之，倘虚邪贼风，避之有时，加之正气内存，则邪不可干，正所谓卒逢疾风暴雨而不病者，盖无虚也，两虚相得乃中风病因之一也。

（五）机体条件、生物节律、时空与中风

《灵枢·岁露论第七十九》曰："人与天地相参也，与日月相应也。故月满则海水西盛，人血气积，肌肉充，皮肤致，毛发坚，腠理郄，烟垢著，当是之时，虽遇贼风，其入浅不深。至其月郭空，则海水东盛，人气血虚，其卫气去，形独居，肌肉减，皮肤纵，腠理开，毛发残，膲理薄，烟垢落，当是之时，遇贼风则其入深，其病人也卒暴。"于兹可见，生物节律与中风之发病也密切相关。故而，凡乘年之衰，逢月之空，失时之和，也同样是中风的重要因素。

以下仅就临床病例中个人认为是内虚邪中者，举3例，以探讨外风之所致者。

【病例1】

王某，男，75岁，退休工人。平时无不适，1984年3月10日（农历二月初八）晨起，因汗出且未着外衣又外出洒扫，顷刻，觉风袭且自脊之两侧向下有洒淅动形，起毫毛，发腠理之感。遂入室，始则右上肢不随意，继而右口角下垂并流涎，语稍謇涩且吞咽发呛，右下肢尚无明显异常，当即前往某医院，诊断为脑血栓形成，用中西药物治疗1周，非但上列症状未获改善，而且右下肢亦不能步履，遂来诊。

查：脉浮弦微滑，舌淡红，苔白微厚，血压为170/95mmHg，

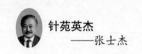

针苑英杰
——张士杰

语謇,右鼻唇沟变浅,嘴角牵向健侧,右上肢上臂内收,肘部屈曲,手亦呈屈曲旋前位,下肢强直内收,足向跖面屈曲,跖面内翻;肌力:右上肢1级,下肢2级。患肢之肌张力增高,肘及膝腱反射均亢进,霍夫曼征及掌颏反射皆呈阳性。

【援物比类】

《素问·上古天真论篇第一》曰:"男不过尽八八……而天地之精气皆竭矣。"患者年已近耋,却不谨候虚风而避之,致使虚邪沿太阳之经入客而为偏风。《灵枢·岁露论第七十九》曰:"贼风邪气之中人也,不得以时,然必因其开也,其入深,其内极病,其病人也卒暴。"患者腠理开而汗泄当风,故发病卒暴,本应内极病,而尚能言,志不乱,病在分腠之间,一则为受邪时,适值天地俱生,万物以荣,发陈之春三月;二则,发病之日正值农历二月初八,乃海水起汐,卫气方盛之时,故亦未极病。

《灵枢·根结第五》曰:"太阳为开,阳明为阖,少阳为枢,故关折则肉节渎而暴病起矣,故暴病者取之太阳……阖折则气无所止息而痿疾起矣,故痿疾者取之阳明……枢折即骨繇而不安于地,故骨繇者取之少阳。"据此等援物比类之理论,仿《甲乙经·阳受病发风第二》曰:"偏枯,臂腕发痛,肘屈不得伸……五指挈不可屈伸,战栗,腕骨主之。"为之首刺太阳之腕骨,气调至五指皆能伸展、肘亦略能伸乃发针。肾足少阴之脉,循喉咙,夹舌本。足太阳之筋,其支者,别入结于舌本。胃足阳明之脉,是主血所生病者,口㖞。肾者,胃之关,其脉上贯中土。"胃缓则廉泉开,故涎下。补足少阴"(《灵枢·口问第二十八》)。"少阴为枢……枢折则脉有所结而不通,不通者,取之少阴"(《灵枢·根结第五》)。"病偏虚为跛者,正月阳气冻解,地气而出也,所谓偏虚者,冬寒颇有不足者,故偏虚为跛也"(《素问·脉解篇第四十九》)。肾主冬令主寒,冬失其藏,至春则易发偏枯之病。故此例语謇、口㖞、流涎等症,均可刺肾原太溪以调之,伴如鱼吞钩饵之针感，内收之下肢随之而外展且能对抗地心引力抬离床面，舌本活软，涎能略收持乃发针；足胫纵缓则足向跖面屈曲及跖面内翻，乃枢折骨摇而不安于地之候，因而为之刺少阳胆原丘墟以调，于针刺之际，使之足跗能背屈，跖面不内翻乃发针。如是，共为之针刺6次，除语尚稍謇外，诸症皆近已，生活能自理，且可独自步行数里之遥。

【病例2】

赵某，男，58岁，建筑工人。自称平素体健，嗜酒及膏粱厚味，人肥胖，熇熇蒿蒿，言语善疾，举足善高，乃重阳之人，每日业余尚为人敷药治病至深夜。《素问·上古天真论篇第一》曰："七八，肝气衰，筋不能动。八八，天癸竭，精少，肾脏衰，形体皆极。"患者年逾七八，本应食饮有节，起居有常，不妄作劳，使形与神俱而尽终其天年。却违其道而行，致使精气愈益耗伤。遂于1984年1月6日（农历腊月初四）骑车上班途中，自觉因风吹袭而左半身麻木且轻度不随意，但尚能勉强骑车，至日晡病笃，遂于翌日来诊。

查：脉浮弦而数，舌微红，苔白微厚，血压140/90mmHg，左嘴角下垂，左上肢呈软瘫，不能旋展及抬举，手不能握，左下肢稍强直内收，足微向跖面屈曲，跖面稍内翻。肌力：左上肢1级，左下肢2级，患肢肘腱反射减弱，膝腱反射亢进，未引出病理反射。

【援物比类】

《素问·四气调神大论篇第二》曰："冬三月，此谓闭藏，水冰地坼，无扰乎阳，早卧晚起，必待日光，使志若伏若匿……去寒就温，无泄皮肤，使气亟夺，此冬气之应，养藏之道也。逆之则伤肾。"病者违乎此道，加之膏粱厚味，脾肾俱伤，以致肉不坚，腠理疏，固密无权，因为虚邪偏客于身半而致是证。少阳为

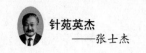

枢,行身之侧,三阳之气互相出入于经脉皮肤及形身脏腑之外内,开阖如户扉,枢犹转纽,舍枢则不能开阖,舍开阖则无以运枢,故首刺其手足少阳之会翳风,气调至足能背屈,五指能微握乃发针,辅以手阳明之原合谷,以调气无所止息之上肢软瘫,足少阳之原丘墟,以矫正因骨摇而致之足向跖面屈曲及跖面内翻,依前方共为之治疗5次,除行路过多时患跖外侧尚偶蹭地外,诸症皆大减,又继续治疗10次,一如常人而上班工作。患者之摄生,既如前述,为虚邪所客,本应邪入深而病卒暴,而未如是者,乃受邪之日,适逢月始生,血气始精,卫气始行之时,加之天明卫行于阳之故耳,其收效之速则与其乃重阳之人,阳气滑盛而扬,其神易动,其气易往有关也。

【病例3】

刘某,女,82岁,赋闲。时发头晕,嗜睡半年,1984年7月19日,因自觉疲劳而欲较早入睡,但因天气炎热故未关门闭户,至夜半欲更衣时,突感右侧肢体失灵且语謇,当即被家人送往医院,诊为基底动脉供血不足,右侧偏瘫,给予曲克芦丁及环扁桃酯等药物后返家,至晨九时许发现右半身全瘫并失语,遂邀余往诊。

查:两脉浮大沉涩,右关尤甚,舌淡红、苔白厚,舌向右侧偏斜而不能伸出唇外。血压130/70mmHg,右上下肢皆呈软瘫,肌力0级,腱反射消失,掌颏反射阳性,其余霍夫曼征及巴宾斯基征等皆未引出。

【援物比类】

《素问·大奇论篇第四十八》曰:"胃脉沉鼓涩,胃外鼓大,心脉小坚急,皆隔偏枯……其从者喑,三岁起。"胃为水谷之海,乃生气之源,谷入于胃,以传于肺,五脏六腑,皆以受气,右关脉,外以候胃,内以候脾,沉取鼓涩,涩为少气无血;浮取鼓大，大则为虚。脾胃俱虚，血脉不充，则肾无以受五脏六腑之精而藏，肾者主蛰乃封藏之本，肾无所藏则固密无权，加之发病时为夜半，卫行伏冲，汗出当风，而直入少阴，少阴为枢，枢折则脉有所结而不通，肺主声，心主言，肝主语，然皆由足少阴肾气之所发，其有声而语言不清或不能言语者，当责之心肝，不能言语而又无声者，乃肾气之逆。少阳属肾，行身之侧，故为是证。肾脉上贯中土，为胃之关，其所受于天之真气与谷气并而充身，故为之首刺太溪，迄舌能伸出且能发声，乃发针。少阳属肾为三阳之枢，故继刺其手足少阳之会翳风，气调至患肢已能对抗地心引力抬离床面，乃发针。按前方共针 5 次，患侧肢体恢复如常，唯失语未获改善，更方刺太溪、通里、廉泉、翳风、哑门等穴 20 次，也只能发出部分单音节词。

中风失语，确属疑难，但不论缺血性抑或出血性脑血管病所致者，如其年龄较轻而且发病伊始即获相应之治疗，其语言功能恢复之可能尚较大，恢复的程度也较好，但亦难收速效；而延误治疗或年龄较大，则三岁而不起者，颇有人在。但临床中也有部分病例之失语却可突然好转而迅速恢复，其构音、口语表达及语法结构之恢复，均较运动性（Broca's）失语大为完善，但却多缄默，故有人认为这是一种有别于运动性失语之特殊失语，即一种因左侧大脑前动脉分支供应区的梗死而致之左额叶内侧面运动辅区梗死之言语障碍，因而命之曰丧动力性失语，即一种上言语中枢失语，而这种失语又与《素问·脉要精微论篇第十七》"心脉搏坚而长，当病舌卷不能言；其耎而散者，当消渴自已"之失语颇为类似，于兹亦可见中医精粹之一斑。

本文初步探讨了外风、天光、机体条件、开阖枢等与中风之关系，并对中风之失语，亦试陈管见。

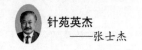

二、援物比类治疗痿痹

痿者,四肢痿弱,举动不能,其病或因七情内伤,或因外感湿热,或因饮食劳倦。中医学认为肺主身之皮毛,心主身之血脉,肝主身之筋膜,脾主身之肌肉,肾主身之骨髓,五脏皆可致痿,故又分皮肉脉筋骨五痿,痹者尤甚,论见文中援物比类治疗痿痹之验案。

(一)敌敌畏中毒

刘某,女,27岁。1982年9月7日初诊。患者1982年7月27日晨起,因悲愤服未经稀释之敌敌畏50mL,旋即昏迷,经公社及县医院抢救,于翌日晨苏醒,住院治疗1周,除脘部尚感嘈杂堵闷外,余无不适,因而出院。5日后,自觉双下肢痿软乏力,踹部肌肉疼痛,继而上肢亦然,遂又住县医院,经注射等治疗,症状无改善,而且双手至肘,双足至膝皆感麻木,且伴肌肉瞤动,继而两手及双足背呈下垂状,遂于9月7日来我院要求针刺治疗。

查:两脉浮濡沉弱,舌质淡红,苔白微腻,舌体胖大而震颤,双侧前臂及小腿肌肉触痛,肌张力减低,双肘及双膝腱反射消失,双手背之蚓状肌及骨间肌和手掌之小鱼际肌,均轻度萎缩,双手下垂,双足不能背屈,肢端皮肤光滑菲薄,且有色素沉着,未引出病理反射。症、征符合县医院"有机磷中毒继发之多发性神经炎"之诊断。

【援物比类】

《素问·五脏别论篇第十一》曰:"胃者,水谷之海,六腑之大源也。五味入口,藏于胃,以养五脏气。"患者口服大量敌敌畏,无疑首先损伤了胃并破坏了上述机转。阳明为阖,宗气者,阳明之所出，上出于喉以司呼吸而行于四肢，故阖折则气无所止息，而痿疾起矣。根据《素问·痿论篇第四十四》曰"阳明者，五脏六腑之海，主润宗筋，宗筋主束骨而利机关也。冲脉者，经脉之海也，主渗灌溪谷，与阳明合于宗筋，阴阳总宗筋之会，会于气街，而阳明为之长，皆属于带脉，而络于督脉，故阳明虚则宗筋纵，带脉不引，故足痿不用也"，《灵枢·动输第六十二》曰"冲脉者，十二经之海也，与少阴之大络，起于肾下，出于气街……循胫骨内廉，并少阴之经……注诸络，以温足胫"，其上者，"并少阴之经……至胸中而散"（《素问·骨空论篇第六十》）等援物比类之论述，为之着重选取了手足阳明和手足少阴之经穴足三里、曲池、太溪、通里，自9月7日至10月末，共为之针28次，诸症皆已。

（二）煤气中毒

刘某，男，39岁，本院职工家属。1982年春节前自农村来京，因入寐前封火不当而煤气中毒，翌晨被人发现时已昏迷，经某医院抢救1周苏醒，而并发之肢体障碍，虽经月余治疗，右上肢肱二头肌仍挛缩坚硬如石，肘部屈曲，五指不能伸展，遂来我院就诊。

查：脉沉弱，舌红，苔白厚，右上肢上臂内收，肘部屈曲，手及五指亦呈屈曲位，右手骨间肌、大小鱼际肌及蚓状肌，均轻度萎缩，指甲干枯。

【援物比类】

《灵枢·经筋第十三》曰："手心主之筋，起于中指，与太阴之筋并行，结于肘内廉，上臂阴，结腋下……其病当所过者支转筋。"《灵枢·根结第五》曰："少阴为枢……枢折则脉有所结而不通，不通者，取之少阴。"手足少阴同气，心主代心行事，故而为之首选内关。针5次后肱二头肌处之硬结已见活软，唯余症无

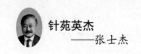

明显改善。考《素问·痿论篇第四十四》曰:"肝主身之筋膜,脾主身之肌肉……筋膜干则筋急而挛,发为筋痿……肌肉不仁,发为肉痿。"援物比类又用巨刺法为之配用了对侧之阳陵泉和三阴交,每次针后患肢之屈肌即感舒展,共为之针刺20余次,肢体伸屈自如,肱二头肌之硬结消失,诸般萎缩之肌肉亦丰满如初。

(三)多发性神经炎

刘某,女,18岁,学生。平素善悲易怒,3个月前感冒后,双手足即有蚁走感及刺痛,经公社及北京某医院诊断为多发性神经炎,治疗2个月罔效。近2周来手足麻木刺痛有增无减,沿手足向肘膝部扩展,手足腕踝及肘膝均感乏力,手腕及足踝部皮肤发紫干燥而发凉。

查:双足均轻度下垂,双侧肘及膝腱反射均消失,手之骨间肌、蚓状肌、大小鱼际肌均轻度萎缩,手及足部皮肤变嫩,光滑,有色素沉着,肌肉压痛呈阳性。

【援物比类】

肺为脏之长,为心之盖,平素有所失亡,所求不得则心志不宁而火气上炎,金受火刑,则肺热叶焦,复感外邪客于肺所主之皮毛,则皮毛愈益虚弱急薄,因著而生痿躄,肺主气以行营卫,治阴阳,肺热叶焦,津液无从输布,五脏因之而热,故五脏皆可因肺热叶焦而发为痿躄。此例之临床表现,亦说明因五脏之热而致五脏所主的皮肉脉筋骨皆可致痿。援物比类为之针刺太溪、太冲、太渊、神门及太白,未及20次病衰大半,30次而痊愈。

(四)癔症性瘫痪

《素问·痿论篇第四十四》曰:"心气热,则下脉厥而上,上则下脉虚,虚则生脉痿,枢折挈,胫纵而不任地也。"心为五脏六腑之大主而总统魂魄意志。《灵枢·口问第二十八》曰:"悲哀愁忧则心动,心动则五脏六腑皆摇。"因而情志不遂,七情内动均可导致心气热之脉痿。治痿独取阳明,而阳明与冲脉会于气街却起于肾,心肾又水火互济。故针刺肾原太溪即可起到滋水济火,渗灌溪谷,润宗筋,温足胫之作用。因此,不仅对心气热之脉痿可收立竿见影之功,而且对所有痿证,参合形症,辅以配穴,皆有卓效。

杨某,女,56 岁,某小学教员。1975 年因忧愁恐惧等因而患癔症性瘫痪,治疗半载方愈。1977 年复因情志不遂而双下肢瘫痪,两脉沉弱而数,舌红,苔薄白,诊为脉痿,为之针刺双太溪穴,气至如鱼吞钩饵,乃发针,立即能步履,唯尚乏力。继续为之调治 2 次,恢复如常,此后未再发作。

(五)外伤性截瘫

符某,女,33 岁,本院职工。素患精神分裂症,1982 年 10 月 18 日,闻姑母患癌症,遂痛不欲生,因而坠楼,当即截瘫。住某医院检查:腰椎正侧位像示 L3 椎体呈粉碎样骨折,相邻椎体有错位,左胫骨下 1/2(包括踝关节)正侧位像示左胫骨下段粉碎样骨折,内踝骨折。触诊 L2 平面以下感觉障碍,双膝腱及跟腱反射均消失,肱二头肌反射正常,巴彬斯基征(-),未引出踝阵挛,诊断为 L3 粉碎性骨折合并双下肢完全性截瘫,左胫骨下段骨折。入院 4 天后,在全麻下行椎体切开复位,Harringtonrod 内固定术,术中见 L3 发出的神经部分断裂,椎管内有碎骨嵌入,神经严重受挤压。术后 14 天拆线,因伤口长期不愈,故又经钢丝缝合后植皮,共住院 5 个月,出院诊断为 L3 粉碎骨折合并双下肢完全截瘫。遂于 1983 年 3 月 28 日邀余往诊。

查:两脉沉弱,舌淡红,苔薄白,双下肢完全截瘫,大便秘结,小便潴留,证乃外伤损及皮肉筋骨。

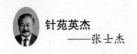
针苑英杰
——张士杰

【援物比类】

肝主筋与胆相表里，因而为之取筋会阳陵以荣筋。肾主作强，主骨生髓又主二窍，脾主肌肉，命火生脾土，故又为之选取太溪。任督冲一源三歧与阳明会于气街，而阳明为之长，故治痿独取阳明，因而又为之配以足三里。鉴于久病必虚，故均用补之手法，虽反复施术，而终未获针下凉热及酸麻胀重之感，但针下却较方入针时沉紧，其中又以双太溪之沉紧为著，因而发针后令其试活动时，双下肢均可稍屈曲，而且患者之肛门亦可收缩。三诊后患者能自动翻身，左下肢已可对抗地心引力而抬离床面，右下肢屈曲度亦增加，且能用力排出部分尿液。至5月30日，共为之针刺20次，双下肢之肌力及活动功能均明显改善，尿液及粪便亦可大部排出。因患者之精神病复发而中断治疗。1984年1月又为之连续治了12次后，可独立站立及扶杖行走近10步。此后，时断时续又针刺20次，扶杖步履已较自如，且能踱步至室外。

根据文献记载，莫论神经断裂，即使是神经受严重挤压超过12小时，亦无复苏之望。而此例外伤截瘫已近半载，方为之针刺，且毫无神经感传，但伴随针下之日益沉紧而疾患也日益向愈，岂非经络之作用乎？

（六）周期性麻痹

王某，男，37岁，农民。1991年5月11日来诊。诉：四肢无力，不能行走1日。患者于1982年夏用井水冲凉后，次日晨起始而多汗，继而双下肢无力，肌肉酸痛，不能行走，在当地用针灸等治疗后缓解。其后，每因受凉左腿髀部即酸麻，近日来京旅途疲劳，且进食高糖食物较多，复感寒凉，双下肢沉重无力又作，自服追风透骨丸罔效，四肢无力进行性加重，至今日晨起双下肢完全瘫痪，不能行走，双上肢运动亦不自如。脉浮弦沉弱，关尺尤甚，舌暗红，苔黄根腻。

查：左上肢肌力3级，左下肢肌力1级，右上肢肌力3级，右下肢肌力1级，双膝腱反射消失，霍夫曼征阳性，巴彬斯基征阳性。查血：K^+ 2.00mmol/L、Na^+ 140mmol/L、Cl^- 96mmol/L。心电图示：T波改变，$T_{II、III}$、F、$V_4\sim V_6$低平有切迹。

【援物比类】

《灵枢·本神第八》曰："脾藏营，营舍意，脾气虚则四肢不用……肾藏精，精舍志，肾气虚则厥。"《灵枢·热病第二十三》曰："痱之为病也，身无痛者，四肢不收，智乱不甚，其言微知，可治，甚则不能言，不可治也。"脾藏智，外主四肢，患者素体脾肾双虚，加之风之为病，善行数变，风木之邪贼伤中土，故四肢不收而痱。为之针双太溪，针后双下肢痿软明显减轻，患者可缓慢行走。

（七）急性脊髓炎

徐某，女，16岁，学生。参加长跑，外感发热，热退后3日，出现双下肢瘫痪，尿潴留，旋即入院。诊为急性感染性脊髓炎，予激素及中药治疗1个月，罔效。会诊时双下肢肌力仍为0级，肌张力低下，深反射及跖反射均不能引出。脉浮弦沉弱而数，舌红，苔厚腻而黄。

【援物比类】

《素问·痿论篇第四十四》曰："有所远行劳倦，逢大热而渴，渴则阳气内伐，内伐则热舍于肾，肾者水脏也，今水不胜火，则骨枯而髓虚，故足不任身，发为骨痿。"肺根于肾，根深叶茂，本固枝荣。肾之水不胜火，"故肺热叶焦，则皮毛虚弱急薄，著则生痿躄也"。

《灵枢·动输第六十二》曰："冲脉者，十二经之海也，与少阴之大络，起于肾下，出于气街……并少阴之经……注诸络，以

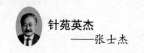

温足胫。"任督冲一源三歧，源于肾，与阳明会于气街，故法当调肾以治，为之针双太溪，得气有如鱼吞钩，肌力立即增至2级，共针7次，已可扶杖步履，继而由所住医院之医者为之针刺月余，基本痊愈。

（八）进行性肌营养不良症（假肥大型）

吴某，男，8岁。将近3周岁方能步履且步态蹒跚，易跌倒，无力登高，站立时腰椎过度前凸，经沈阳某医院诊为进行性肌营养不良症，服药罔效。

来诊时检查：自仰卧位欲起立时，必先俯转，用两手支撑抬起头部，再屈曲双膝呈膝胸位，蹲位之后，再逐渐将两手移近两足，循下肢上移，始可勉强起立。骨盆带与腰肌群及股四头肌，均明显无力且萎缩，腓肠肌假性肥大，肩胛带之肌群亦受累。

【援物比类】

痿者，痿弱无力，举动不能，其病虽有因内，因湿，因热等而致之皮肉脉筋骨五痿，但五脏所主之痿却总于肺热叶焦，金燥水亏。论治则虽有《灵枢·根结第五》曰"阖折则气无所止息而痿疾起矣，故痿疾者取之阳明"的独取阳明之说，引而申之，触类而长之，实乃任督冲一源三歧，会于阳明之气街，而源出于肾之故，肾者又系胃之关，故用调肾之法以为治，取双太溪，立竿见影。患儿当即可自如起立，共针3次，日益好转，因患儿之母亦系医者，遂返乡继续为之治疗，因未追访，效果不得而知，但通过3次之治疗，毕竟说明了针刺对此疑难病是有效的。

此患儿因系独生，家族性无从可考，而且也未发现明显之遗传因素，但出生伊始即较痿弱，显系先天不足，元气败伤，精虚不能灌溉，血虚不能养筋之故。《灵枢·本神第八》曰："故生之来谓之精，两精相搏谓之神。"《灵枢·决气第三十》曰："两神相搏，合而成形，常先身生，是谓精。"太极动而生阳，静而生阴，阴阳二气，各有其精。所谓精者，天之一，地之六也，天以一生水，地以六成之，而为五行之先。故万物初生，其来皆水。"水生咸，咸生肾，肾生骨髓……恐伤肾。"(《素问·阴阳应象大论篇第五》)"肾者，主蛰，封藏之本，精之处也。"(《素问·六节藏象论篇第九》)"怵惕思虑者则伤神，神伤则恐惧，流淫而不止……恐惧而不解则伤精，精伤则骨酸痿厥，精时自下。"(《灵枢·本神第八》)逢此等男女，媾精所成之形，能无患乎？《灵枢·天年第五十四》曰："人之始生……以母为基，以父为楯，失神者死，得神者生也。"人之生也，合父母之精而有其身。父得乾之阳，母得坤之阴，阳一而施，阴两而承，楯劣基优，肖由乎父，楯优基劣，变成乎母，楯基皆得而阴阳失序者，虽育无成。《素问·金匮真言论篇第四》曰："北方黑色，入通于肾，开窍于二阴，藏精于肾，故病在溪。""肉之大会为谷，肉之小会为溪，肉分之间，溪谷之会，以行荣卫，以会大气。"(《素问·气穴论篇第五十八》)"溪谷属骨。"(《素问·阴阳应象大论篇第五》)这些前人之论述，难道还不足以说明此病在溪谷的进行性肌营养不良患儿的病因、病机和病能吗？！此等理论虽似模糊，但总会给人以启示吧！

（九）感染性多发性神经炎

朱某，男，58岁。1992年3月，因野外作业劳累且发热故较早入睡，翌日晨起先感全身乏力，继之手脚发麻，肌力愈益减退并逐渐向远端扩展，双手不能持重，双下肢抬举困难。遂往昆明某医院急诊，诊为吉兰-巴雷综合征，予包括针灸的各种治疗，至5月中旬，可下床活动，但至7月中旬来诊时，双手指仍麻木，尤以食指及中指为重，双手之蚓状肌、骨间肌及大小鱼际肌皆轻度萎缩，左手颤抖，不能持物，双足麻木下垂，呈鸡步，

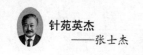

脉浮弦沉弱，舌紫暗苔白中心腻而微黄。

【援物比类】

《灵枢·热病第二十三》曰："痱之为病也，身无痛者，四肢不收，智乱不甚，其言微知，可治，甚则不能言，不可治也。"痱者，风热之为病也。身无痛者，邪入于里也。风木之邪，贼伤中土，脾藏智而外属四肢，故四肢不收。迄未痊愈者，启脾未及肾也。肾者主液，入心化赤而为血，流灌于冲任为经血之海，布散于外而养肌肉，生毫毛，滋肝木，复温煦脾土。故为之针太溪，30次病已。

（十）重症肌无力

李某，男，30岁。平素体健，爱好运动，近两个月来，每逢午后即复视，双睑下垂时又无力紧闭，翌日晨起症状消失，于抚顺市某医院诊为重症肌无力，予西药等治疗，始则有效，继而无效，迄来诊之日，已感咀嚼无力、吞咽困难，食物常进入鼻腔或喉内、发音嘶哑、语言低微伴重鼻音、呈苦笑貌、仰头及上下肢运动亦感乏力，于北京某医院检查发现胸腺有肿物，收住院为之行深度X线照射继而拟手术，但于照射过程中，患者因完全不能进食而来我院要求针刺，以解燃眉。

查：两脉沉弱，舌淡有齿痕，苔白厚而腻，此乃痱之为病也。

【援物比类】

《素问·脉解篇第四十九》曰："所谓入中为喑者，阳盛已衰，故为喑也。内夺而厥，则为喑俳，此肾虚也，少阴不至者，厥也。"为之针双太溪，得气有如鱼吞钩，双眼肌力立增，复视消失，翌日来诊诉已可进食，针3次，诸症皆大减，胸腺之肿物亦明显见消。这无疑给X线照射及手术创造了条件。

（十一）闭锁综合征（痱）

痱者风病也，见《说文》。《灵枢·热病第二十三》及《素问·脉解篇第四十九》均有关于此病之记载，属卒中范畴，其病因、病机、病能，与痿有诸多相似，可资鉴别者，唯智与言耳。兹举一例与痱尤为相类之闭锁综合征（locked-in syndrome）以讨论之。

钱某，男，47岁，医师。1984年5月16日所住医院病历摘要如下。

主诉：全身软瘫伴失语及吞咽障碍4个月，意识清楚，可用目之开阖表达意向。

现病史：患者于1984年1月17日，由于过度疲劳，于外出途中不由自主地从自行车上跌下，右侧身体着地，无外伤，经较长时间方挣扎而起，继续骑行，约10分钟后又突感眩晕、耳鸣，遂立即下车并以左手示意右半身失灵，继而右侧全瘫且失语，当即由同伴打车送往医院。于急诊检查时，患者突然抽搐，意识不清，全身呈僵直性瘫痪，气管伴有大量分泌物，当即予以气管插管并做CT检查，临床诊断为基底动脉血栓，闭锁综合征。收入院，给脱水剂、补液及抗生素治疗；次日，行气管切开，痰液极多，以右侧卧位尤甚，伴38.5～39℃高热。三日后，全身转为软瘫，所有反射消失；一周后，再次CT检查，桥脑部透明度增加，符合原诊断。此后，又反复出现上、下消化道出血，经对症处理，应用西咪替丁及输血而暂获控制。入院半月后又出现左侧少量胸腔积液且持续高热，疑为肺部微小梗塞。应家属要求而转至某医院。经胸穿证实为脓胸，X线胸片显示肺部感染及包裹性脓胸，予抗生素及多次定位穿刺，体温降至正常，脓及痰培养主要为克雷白杆菌，以后混合感染铜绿假单胞菌、金黄色葡萄球菌、链球菌及厌氧菌。脓胸基本控制后，改服中药控制感染，至

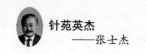

3个半月,冷、温、痛觉恢复并能以瞬目表示意向,且能引出桡骨膜反射及霍夫曼征,其余各种反射不能引出。

既往史:有慢性腹泻,诊断为结肠气囊症。1983年秋,因多发性神经炎住院治疗,好转后出院。1年前因疑似冠心病、心肌炎不除外等因,亦曾住院治疗。因患神经衰弱曾长期服用水合氯醛及甲喹酮等药品。此次发病前三周以来,一过性头晕伴意识障碍多次发作,并因而数度摔倒。

个人史:无烟酒嗜好。

家族史:母患动脉硬化,因脑血栓死亡。父早丧,死因不详。

体格检查(发病4个月后,针刺前):营养发育尚可,神清,表情淡漠,面色潮红,失语,血压120/80mmHg,心率88~104次/分,偶有间歇,呼吸20次/分,腹式呼吸,能以瞬目示意,双眼颤,闪动,向左同向偏斜,右侧瞳孔大于左侧,右瞳孔对光反射迟缓,右眼睑闭合不完全,双眼均无明显下陷,头震颤并向左侧倾斜,双侧颞及颌部肌肉轻度萎缩陷落,张力及收缩力均明显减低,不能做张口及咀嚼动作,角膜反射(−),下颌反射亢进,右鼻唇沟较左侧平坦,流涎,目轮匝肌反射(+),眼面及皮质面反射均亢进,双侧软腭下垂,颊内及咽部有大量痰及唾液,舌肌震颤且向左偏斜,左侧舌肌轻度萎缩,不能伸舌,进流质食物则从鼻腔反溢,右甚于左,咽反射(−),口面部及舌之自动性功能存在,并有轻度释放现象,表现为有时可用舌舔唇及强迫性哭笑,吸吮,颈伸展,下颌及掌颏反射皆亢进,甲状腺不大,气管切开放置套管,胸部两侧对称,呼吸音正常,腹软,肝右肋下可及边,中等硬度,脾(−),四肢肌张力低下,肌力0度,明显肌萎缩,被动运动无阻力,关节松弛,双手腕下垂,五指屈曲,双侧肱二头肌、三头肌及股四头肌腱反射均不能引出,霍夫曼征(+),腹壁反射(−),提睾反射(−),肛门反射(−),踝阵挛

第四章
"援物比类"古法针刺疾病论治

(−)，复合感觉(−)。周身皮肤表层枯晦，左侧无汗，指、趾甲端角化过度，变脆起峭。

主要化验检查：略。

入院时，CT检查结果：1984年1月17日，未见出血及明显软化灶，右侧脑室较对侧稍小，右侧半球脑沟较左侧少，无脑室移位。1984年1月24日，脑干部片状低密度影，右侧为著，余同前。

诊断：①基底动脉血栓；②闭锁综合征；③包裹性脓胸，胸膜肥厚粘连。

中医检查，两寸口脉浮弦沉弱而数，且时结代，舌胖淡而颤，左侧轻度萎缩，苔白厚腻，双太溪及趺阳脉一似寸口之象。

【援物比类】

患者发病之前因多发性神经炎而住院治疗，以后又多次晕厥。《灵枢·本神第八》曰："脾藏营，营舍意，脾气虚则四肢不用，五脏不安……肾藏精，精舍志，肾气虚则厥。"于兹可见该患者素体脾肾两虚当属无疑。《灵枢·热病第二十三》曰："偏枯，身偏不用而痛，言不变，志不乱，病在分腠之间，巨针取之，益其不足，损其有余，乃可复也。痱之为病也，身无痛者，四肢不收，智乱不甚，其言微知，可治，甚则不能言，不可治也。病先起于阳，后入于阴者，先取其阳，后取其阴，浮而取之。"此两者皆风邪之为病，虚邪偏客于身半，其入深，内居荣卫，荣卫稍衰，故真气去，邪气独留而为偏枯，此病发于阳者也，外为阳，内为阴，风之为病，善行而数变。脾藏智，外属四肢，风木之邪贼伤中土则四肢不收，甚则邪入于脏而不能言，亦即《素问·脉解篇第四十九》曰"所谓入中为喑者，阳盛已衰，故为喑也。内夺而厥，则为喑俳，此肾虚也，少阴不至者，厥也"之意。可见患痱者乃素体脾肾两虚，复因风热，病发于阳及于里阴脾肾之危候，故古人认为甚则不能言，不可治也。明代张景岳亦云："痱犹

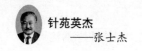

言废也。"然而不论是《素问·风论篇第四十二》曰"病甚则言不可快"之心风，抑或《素问·大奇论篇第四十八》之"其从者喑，三岁起"，皆未言不可治，而唯独强调痱之不能言为不可治，则不难想象此不能言者当系一组类似西医学之急性延髓综合征。因限于时代条件，无法维持其生命，故谓不可治，而此例由于及时应用了气管插管及鼻饲等现代医疗手段，已使其生命维持4个月之久，因此也给中医治疗创造了条件。

治疗：病先起于阳，后入于阴者，先取其阳，《灵枢·根结第五》曰"太阳为开，阳明为阖，少阳为枢，故关折则肉节渎而暴病起矣……枢折即骨繇而不安于地"，故为之首刺手足少阳之会翳风及太阳少阳相合之髀枢穴。《灵枢·根结第五》曰"太阴为开……少阴为枢。故开折则仓廪无所输膈洞……故开折者气不足而生病也……枢折则脉有所结而不通，不通者，取之少阴"，肺主声，心主言，肝主语，然皆足少阴之所发，故继刺肾原太溪，肾结廉泉及脾结太仓；舌乃声之机为脾所主，为肾所系，为心之苗，心者五脏六腑之大主而总统魂魄意志。《灵枢·经脉第十》曰："手少阴之别，名曰通里……循经入于心中，系舌本，属目系……虚则不能言。"故又为之针刺通里，此所拟治痱之方也。

八风蕴热，五脏消灼，传邪相受之候，亦即合并症，则尤当循法守度，援物比类，循上及下以为治。病者脉浮而弦者，肾不足也。《素问·水热穴论篇第六十一》曰："少阴者冬脉也，故其本在肾，其末在肺，皆积水也。"患者腹式呼吸，肌肉萎缩乃《素问·示从容论篇第七十六》之"怯然少气者，是水道不行，形气消索也"。形气消灼则津液凝滞而咳嗽烦冤之脓胸生焉；此肾之逆也，故其消化道出血之因仍在脾肾。其脉之结代亦为心肾不交，水火不济之候。《素问·阴阳类论篇第七十九》曰："二阴至肺，其气归膀胱，外连脾胃。"水道不通调，蕴热于膀胱则为尿路感染。肾者，胃之关，关门不利故聚水以从其类，上下溢于皮肤而为胕肿。肾主二窍，邪在肾则大便难。《灵枢·口问第二十八》曰："胃中有热……则胃缓，胃缓则廉泉开，故涎下。补足少阴。"因而上列诸症亦皆可通过上列诸穴尤其是太溪以调治。

应用上列诸穴，在第 1 次针刺时只有双太溪穴于提插旋捻几尽 10 分钟方得气有如鱼吞钩，余穴既无感传亦无针下沉紧；至第 5 次针刺时，不但太溪较前易于得气而且在针刺髀枢时不只有沿经向下感传之体表反应，而与其表里之肝经径路下肢之肌群亦均抽动，而且是针刺一侧而双侧皆然。针刺翳风时，非但同侧及对侧肘部及足背皆可屈曲，而且均有沿经肌群之抽动。如是，共为之针刺 20 次。表情已较前丰富。双眼震颤减轻，向左同向偏斜消失，双目可自主向上下左右转动。右瞳孔虽仍大于左瞳孔，但对光反射较前灵敏，右睑已能闭合，头震颤亦稍减轻且能较为自如地向左右移动，双侧颞及颌部肌肉亦较前丰满，张力及收缩力亦均较前增进，能微张口及咀嚼，角膜反射已可引出。舌胖大及向左偏斜均轻度好转，舌虽尚震颤但已能伸及门齿之外。右鼻唇沟亦不似前之平坦，流涎亦减。下颌反射虽仍亢进但目轮匝肌、眼面及皮质面反射均不似前之亢进。软腭虽仍下垂但吞咽功能有改善，鼻腔反溢亦减少。咽反射仍未引出，颈伸展，角膜下颌及掌颏反射皆不似前之亢进。周身已皆有汗出，皮肤也较前光泽，指、趾甲亦不似前之过度角化，周身肌肉较前明显丰满，张力增加，双上肢被动运动均已有阻力，左大于右，双手五指第 2 节及末节仍屈曲，双侧肱二头肌反射（+），肱三头肌（-），双下肢被动运动虽尚无明显阻力但股四头肌腱反射已可引出，右强于左，霍夫曼征（+），腹壁及提睾反射皆可引出但较微弱，肛门反射（-），两点辨别觉等复合感觉已可引出，且于嘱其运动肢体时，四肢皆可见肌纤维或肌束收缩之自主运动。当针刺至第 22 次时嘱其运动肢体，发现右上肢之几组肌群同时明显收缩，继而左上肢亦有相同之随意运动，唯尚不能移动。合并症在中西药物

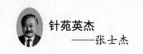
针苑英杰
——张士杰

及针刺之相互配合下，亦相对稳定，唯便秘不已，因而某医者曾为之应用紫雪、至宝数剂，便虽通而腹泻大作，待泻止，肢体之微弱随意运动亦消失，便秘却依旧。此后又为之断续调治至第40次时，上述随意运动恢复而且右上肢亦能于床上做水平主动运动。继续针刺数次，可能因服用性味偏温之活血化瘀中药之故，消化道又反复出血，加之天气渐凉，恐其再复感寒邪，因而于1985年9月末暂停针刺治疗。此后又由患者本院之医者为之针刺，病情继续好转，直至1987年年底死于心肌梗死。

【讨论】

1966年Plum和Posner曾提出此病。此后Noragren又提出本病的诊断依据：①患者除眼睑和眼球活动外，全身运动瘫痪。②通过眼部运动示意。继而国内文献亦有报道，但例数均不多。后熙德称此病为封锁综合征（locked-in syndrome），又名传出径路切断状态，认为系由脑桥腹侧的局限性病变，特别是基底动脉血栓形成，其次为脱髓鞘病变、感染和肿瘤等引起两侧皮质脊髓束和皮质延髓束损害，传导的输出系统被阻断，运动性输出功能全部丧失。临床表现为四肢瘫痪、不语、睁眼，眼球可随物体活动，多数病例眼球仅保留垂直运动，可凭瞬目和眼球的随意运动来表达意识活动的一种疾病。

根据国内外文献报道，此病患者大多于短期内死亡，鲜有如此例竟生存达两年半而死于心肌梗死之先例。于兹可见某医院应用西医学手段之杰出医护，而使之运动性输出功能得到部分恢复，不但引出了皮质感觉而且使右上肢能于床面上做主动运动，除自然代偿功能外，毕竟和40余次针刺有关，这无疑是经穴的作用，如以感传角度看尤以太溪、翳风和髀枢之传导为著。如此例自第3次起，每逢针刺太溪时均可使同侧下肢排除地心引力抬高并屈伸，而不论是捏掐或针刺除髀枢外的任何部位，均不能引出三重屈曲，因而不能认为针刺太溪所导致的下肢运动是脊髓自动反射，况且其动作的方式和部位也与三屈反射不同。如果说针刺翳风和髀枢特别是翳风之沿双侧上下肢表里经之感传和运动是病理性联带运动之表现，而应用各种伴随运动检查法又都不能获得阳性结果，因此也不能认为是病理性联带运动。

以痱为援物比类之基础，用针刺之方法，治疗了一例极为少见而又比较典型、发病已4个月的闭锁综合征，在4个月的期间内，为之共针刺了40余次，而使其运动性输出功能得到了部分恢复，可见针刺治疗此病是有效的。此外也体会到其病虽较为典型，但临床表现、体征和发病部位之关系也不是尽相一致的。

三、援物比类验案拾遗

《素问·阴阳应象大论篇第五》曰："阴阳者，天地之道也，万物之纲纪，变化之父母，生杀之本始，神明之府也，治病必求于本。"

《素问·示从容论篇第七十六》曰："于此有人，头痛筋挛骨重，怯然少气，哕噫腹满，时惊不嗜卧，此何脏之发也？脉浮而弦，切之石坚，不知其解，复问所以三脏者，以知其比类也……夫浮而弦者，是肾不足也。沉而石者，是肾气内著也……一人之气，病在一脏也。若言三脏俱行，不在法也……夫圣人之治病，循法守度，援物比类，化之冥冥，循上及下，何必守经。"

《素问·疏五过论篇第七十七》曰："善为脉者，必以《比类》《奇恒》《从容》知之，为工而不知道，此诊之不足贵。"

上列古法明示，凡将用针，必原始反终而有者求之，无者求之，别异比类，以"先得其道，稀而疏之"（《灵枢·官能第七十三》），以"治之极于一"（《素问·移精变气论篇第十三》），切不可"受师不卒，妄作杂术，谬言为道，更名自功，妄用砭石，后遗身咎"（《素问·征四失论篇第七十八》），蹈"不知比

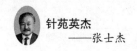
针苑英杰
——张士杰

类,足以自乱"(《素问·征四失论篇第七十八》)之覆辙。

兹将笔者效仿古法"援物比类"针刺之验案,再举例数则,供同道及先辈指正。

(一)肾病综合征

于某,男,14岁。1991年3月24日患感冒,一周后经治医生发现患儿脸肿,遂转往区级医院,查尿蛋白(++++),给服中药10余剂,罔效。继而又就诊于某医院,按肾炎予以注射治疗,水肿及高血压好转而尿蛋白依旧,因而又就诊于某大医院,诊为肾病综合征,收入儿科病房,治疗3个月,血尿、水肿及尿蛋白皆消失,遂出院,按医嘱每日服用激素12片。一周后患急性阑尾炎,往儿童医院手术,术后11天出院。1992年10月,因水肿复发又往某医院,按肾病综合征住院治疗两个月好转出院。出院记载:"于某,男,9岁。住院号(311PP5)。入院情况:咳1周,发热3天,全身浮肿3天。入院检查:浮肿貌,咽充血,双扁桃体Ⅱ°肿大,双肺呼吸音粗糙,心(-),腹膨隆,移动性浊音(+),阴囊、下肢水肿。主要诊断:肾病综合征。其他诊断:胸腔积液,腹腔积液,上呼吸道感染。根据重症水肿,大量蛋白尿,高胆固醇血症,无高血压、血尿、肾功能损害而诊断。根据胸腹部B超,患儿合并胸腹腔积液,入院后用青霉素抗感染,对症利尿,于第2日开始用激素60mg/d,第29天,原量隔日顿服,服用28天后减为55mg,此间血压正常,尿蛋白阴性,肾功能正常,血胆固醇、A/G均正常。出院情况:目前口服泼尼松55mg,隔日顿服,血压不高,尿量不少,全身无水肿,查体心肺腹正常,故准予带药出院。出院诊断:肾病综合征。其他诊断:胸腔积液,腹腔积液,上呼吸道感染。出院医嘱:泼尼松50mg×200#/55mg隔日顿服。补骨液10瓶/10mL tid,每周复查2次尿常规。若阴性,可每周减服激素5mg。(住院期间,曾因臀部注射而化脓22天）。"

1996年10月，水肿又作，尿蛋白（++），至1997年2月6日，服某医院中药80余剂，水肿及蛋白尿依旧。其间曾断续针刺，且每于针刺翌日水肿及尿蛋白即有所改善，而服中药后，尿蛋白反而增重，于是停服中药，自1997年3月22日始，单纯针刺。

查：全身表皮蜡样苍白，头发干枯，呼吸粗糙，双目、下颌、阴囊、包皮皆水肿，腹壁明显增厚，睁眼费力，脉沉濡，舌淡苔白厚。

按：《中医病证诊断疗效标准》认为，肾病综合征属中医"水肿"范畴，乃由外感风邪或邪毒入侵，导致肺、脾、肾功能失调，水道不利，水湿溢于肌肤而致全身水肿。从而将此病分为"阳水"、"阴水"、风水相搏、湿热内蕴、脾虚湿困、脾肾阳虚、肺脾气虚等类型。

【援物比类】

《素问·水热穴论篇第六十一》曰："肾者牝脏也，地气上者属于肾，而生水液也，故曰至阴。勇而劳甚则肾汗出，肾汗出逢于风，内不得入于脏腑，外不得越于皮肤，客于玄府，行于皮里，传为胕肿，本之于肾，名曰风水。"《素问·评热病论篇第三十三》曰："邪之所凑，其气必虚，阴虚者阳必凑之，故少气时热而汗出也。小便黄者，少腹中有热也。不能正偃者，胃中不和也。正偃则咳甚，上迫肺也。诸有水气者，微肿先见于目下也……水者阴也，目下亦阴，腹者至阴之所居，故水在腹者，必使目下肿也。"《素问·平人气象论篇第十八》曰："颈脉动喘疾咳，曰水，目裹微肿如卧蚕起之状，曰水……面肿曰风。足胫肿曰水。"《素问·水热穴论篇第六十一》曰："肾者至阴也，至阴者盛水也，肺者太阴也，少阴者冬脉也，故其本在肾，其末在肺，皆积水也……肾者胃之关也，关门不利，故聚水而从其类也。上

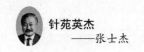

下溢于皮肤,故为胕肿。胕肿者,聚水而生病也。"

肾脉上贯中土,肾和膀胱,膀胱者津液之腑也。少阳属肾,肾上连肺,故将两脏。故为之取肾原太溪以温脾土,以通调水道,以调此自阳而阴久治不愈之顽疾,间日1次,日益向愈。自1997年3月22日始,迄8月初止,水肿尽消,尿检正常,停服激素已半载,一如常人。为慎重起见,每周仍为之针太溪1次,持续半年,停止针刺。逾二载仍未复发。

(二)前列腺炎

宇某,男,30岁。新婚不久,于1994年秋派中国台湾高雄工作,曾冶游一次,当时心态既惶恐惭疚而又未能自制,1周后,发现尿道口红肿发痒,刺痛,翌日始尿频、尿急,排尿时尿道口剧痛灼热,尿毕痛减,且于晨起尿道口有分泌物溢出,会阴、腰骶及睾丸亦坠胀不适,经当地医院诊为淋病,治疗1周后龟头及尿道口之红肿消退,分泌物亦较前稀薄,量亦减少,症状虽已减轻但未消失,继续治疗3周,症仍不减,且于排尿或大便时,偶有白色分泌物自尿道排出,时而遗精。遂前往深圳做中西医结合治疗月余,仍罔效。遂又去日本诊治,经前列腺液检查,Ureaplasma Urealyticum(解脲支原体)阳性。治疗1个月,仍(++)～(+++),病情时轻时重,仍不已。患者因曾为笔者做过日文翻译,故前来北京执意要求为之针刺治疗。

诉:腰酸腿软,会阴及睾丸酸痛重坠,勃起不坚,精时自出,伴头晕,失眠,健忘,易惊恐,少自信。

查:精神萎靡,面色萎黄,脉沉微滑,舌淡红,苔白微腻。

【援物比类】

《素问·六节藏象论篇第九》曰:"肾者,主蛰,封藏之本,精之处也。"《素问·阴阳应象大论篇第五》曰:"肾生骨髓……在志为恐。恐伤肾。"《灵枢·本神第八》曰:"恐惧而不解则伤精,精伤则骨酸痿厥，精时自下。"《灵枢·五癃津液别第三十六》曰："五谷之津液，和合而为膏者，内渗入于骨空，补益脑髓，而下流于阴股。阴阳不和，则使液溢而下流于阴，髓液皆减而下，下过度则虚，虚故腰背痛而胫酸。"为之调肾以治，针双太溪，30次诸症皆已，解脲支原体亦消失，并于翌年喜得一女。

按：根据有关文献，此病大多由支原体性尿道炎引起，也可与淋病混合感染，此例即属混合感染，淋病已瘥，因解脲支原体而致前列腺炎虽应用了红霉素、罗红霉素、泰利必妥等药却久治不愈，而用针刺却能使其解脲支原体消失而痊愈。就此事实，用西医学机理，限于条件和水平笔者虽无能为力，但以心身相关的中医理论来认识，为之针刺治愈此已形成心身疾患之例，与用针刺治愈由疟原虫而致之疟疾和部分由幽门螺杆菌引起之消化性溃疡一样，也就不足为奇了。

（三）带状疱疹

傅某，男，66岁。1997年8月末某日，觉发热、全身不适，右臂内侧疼痛，3日后，沿腋窝至腕内侧出现红色丘疹，翌日形成状如绿豆大小之成簇水疱，基底红晕，伴剧烈疼痛及烧灼感，此时，就诊医院方明确诊断为带状疱疹。3日后水疱内容物开始浑浊且含血液，继续中西医治疗1周后干燥结痂，但剧痛不已。辗转来京，经数家医院诊治罔效，遂往某疼痛专科门诊，用多种方法治疗1周，仍痛不堪忍，甚至整夜不能入睡。经健康医药分台介绍于10月25日来诊。

查：右上肢自腋窝沿尺侧至腕部仍可见密集成簇之紫暗斑痕，脉浮弦沉弱，舌质紫暗，苔白厚。

【援物比类】

《素问·六节藏象论篇第九》曰："肺者，气之本，魄之处也，其华在毛，其充在皮。"《灵枢·本脏第四十七》曰："卫气

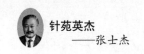

者,所以温分肉,充皮肤,肥腠理,司开阖者也……卫气和则分肉解利,皮肤调柔,腠理致密矣。"《灵枢·邪客第七十一》曰:"卫气者,出其悍气之慓疾,而先行于四末、分肉、皮肤之间,而不休者也,昼日行于阳,夜行于阴,常从足少阴之分间,行于五脏六腑。"《灵枢·本输第二》曰:"肾合膀胱,膀胱者,津液之腑也。少阴属肾,肾上连肺,故将两脏。"故谓之调肾以治,用巨刺法,针左太溪,1次疼痛大减,3次痛已。

(四)白塞病

张某,女,30岁。患白塞病10余年,虽未间断治疗但不已,怀孕3次非宫外孕即流产。1986年7月来诊。诉:10余年前时发口腔及阴部溃疡,双目亦时而发炎,伴心悸、失眠、腰酸膝痛、四肢乏力、月经不调、腹痛腹泻及食纳呆滞。

查:脉浮濡沉涩,舌淡有痕,苔白微腻;左颊黏膜、舌缘、齿龈及唇之右内侧,可见不规则或圆形溃疡多处,深浅不一,边缘清楚,基底红晕,底面中央有黄色坏死,伴剧痛,阴道及阴唇亦有类似之溃疡数处;眼科表现为复发性虹膜睫状体炎伴前房积液。

西医学认为此病病因不明,近来虽有人提出此病与免疫异常有关,但尚缺少充分依据,致使病名也难统一,因其累及多器官而出现多种症状,故尚有称之为白塞综合征者,也有称之为口-生殖器-眼三联征者。

中医典籍亦未见有关此病之详尽记载,只是《金匮要略·百合狐惑阴阳毒病证治第三》有如下一段文字:"狐惑之为病,状如伤寒,默默欲眠,目不得闭,卧起不安,蚀于喉为惑,蚀于阴为狐,不欲饮食,恶闻食臭……初得之三四日,目赤如鸠眼。"于是就有人将白塞病与之相类。权且不论"目赤如鸠眼"究属狐惑

第四章 "援物比类"古法针刺疾病论治

抑或阴阳毒,仅就狐惑之蚀喉而论就和白塞病有所差异。白塞病之口腔溃疡是见于颊黏膜、舌、齿龈及唇,而非蚀于喉。早在仲景以前之典籍中即有口腔器官之解剖概念,因此仲景绝不会以喉概括口腔之诸多解剖部位,何况类似蚀于喉之疾病而今也见于临床及文献,如由肠道病毒所致的疱疹性咽峡炎,就只见于咽峡及软腭,也就是《金匮要略》所谓之喉,而不是颊黏膜、舌、齿龈及唇。若将狐惑之"其面目乍赤、乍黑、乍白。蚀于上部则声喝(一作嗄)……蚀于下部则咽干……蚀于肛者"等,以及与蚀喉或蚀阴同时发生的"状如伤寒,默默欲眠,目不得闭,卧起不安"等症与白塞病两相对照,其差异又何止毫厘。《中医病证诊断疗效标准》将白塞病分为湿热毒结、肝肾阴虚、脾肾阳虚三类,并因之而论治,这也就避免了因牵强附会而致之流弊。

【援物比类】

此例根据《素问·示从容论篇第七十六》曰"循法守度,援物比类,化之冥冥,循上及下,何必守经"之古法,按卫气失调为之诊治。盖"卫气者,出其悍气之慓疾,而先行于四末、分肉、皮肤之间,而不休者也,昼日行于阳,夜行于阴,常从足少阴之分间,行于五脏六腑"(《灵枢·邪客第七十一》)是也。足少阴肾乃先天之本,受五脏六腑之精而藏之,滋肝木复贯中土而上济心肺,假卫气以温分肉,充皮肤,肥腠理而司开阖,故为之针刺肾原太溪,用因呼内针,轻而徐入,左旋行九阳数乃至老阳数,得气有如鱼吞钩饵之沉浮,亦即气调,乃因吸而发针,疾闭气孔之古法,间日1次,未及一载诸症皆已,且于翌年,喜得一子,随访逾十载未复发。

按: 西医学文献,均认为此病当避免注射及针刺,而且将针刺反应阳性列为本病诊断标准之一。此例于针刺初期也的确是于所刺之处出现红色丘疹,甚至脓疱,两三日后方消退,乃至不得

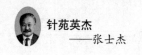

不时而用肾经之邻近穴位透刺太溪，但十数次后，即不再发生该阳性反应。

（五）病毒性脑炎后遗失语及肢体障碍

刘某，男，7岁。1997年10月13日，因病毒性脑炎住院，1997年10月27日出院，出院通知书载："因精神萎靡3周，头痛3天，吐2天住院，经CT及腰穿脑脊液检查，诊为病毒性脑炎，查疱疹病毒抗体 IgG 1∶20，IgM 1∶50，予阿昔洛韦抗炎、甘露醇、地塞米松、清开灵等治疗，2周后患儿颈抵抗转阴性，头痛症状缓解，意识反应较入院时好转，同意出院恢复及康复治疗。出院情况：遗有语言功能障碍及肢体活动障碍，出院时查CT为脑萎缩，建议3个月后复查。"

出院后立即就诊于某中医院，服中药及针刺治疗1个月，肢体障碍略有好转，但失语依旧，故于1997年11月20日前来要求为之诊治。

查：脉沉弱，舌淡且轻度萎缩，不能伸至唇外，苔白微腻，面色萎黄，神情呆滞，除哭叫外，不能发出其他声音。右上肢平举、抬高、外展、外旋、背屈皆障碍，肘、腕及五指关节屈曲，嘱其用右手试持物时，前臂及手五指强烈震颤，尤其于接近目标时震颤愈益粗大，静止时震颤消失。行走时摇动不稳，状似醉态，跨步较大，足着地轻重不等，有向患侧倾跌趋势，于转弯时尤为显著，两手摇摆不自然，右肘屈曲，快复动作笨拙而快慢不齐。指鼻试验右指于闭目时明显误差，翻手试验右手旋转过度，内收拇指朝向下方，右上肢反冲力消失，振子样运动，误指试验均呈阳性反应，右肱二头肌张力增高，反射活跃。股四头肌反射有小腿向前后振荡数次之振子样现象，跟膝胫试验由于辨距困难，双下肢动作性震颤强烈而不时滑向小腿外侧，尤以右下肢为剧，起身试验时臀部躯干联合屈曲从而两腿明显抬高。

【援物比类】

胃为水谷之海，乃生气之原，谷入于胃，以传于肺，五脏六腑，皆以受气。患儿素体脾胃虚弱，血气不充，致使肾无以受五脏六腑之精而藏之。肾者主蛰，乃封藏之本，肾失所藏则固密无权，是以感邪而发是病。《灵枢·忧恚无言第六十九》曰："咽喉者，水谷之道也。喉咙者，气之所以上下者也。会厌者，音声之户也。口唇者，音声之扇也。舌者，音声之机也。悬雍垂者，音声之关也。颃颡者，分气之所泄也。横骨者，神气所使，主发舌者也……人卒然无音者，寒气客于厌，则厌不能发，发不能下至，其开阖不致，故无音……足之少阴，上系于舌，络于横骨，终于会厌。两泻其血脉，浊气乃辟，会厌之脉，上络任脉，取之天突，其厌乃发也。"故为之首选双侧肾原太溪、肾之结廉泉以代天突以治失语。少阴为枢，枢折则脉有所结而不通，少阳属肾，行身之侧，少阳枢折则骨繇而不安于地，故辅足临泣以治少阳枢折之骨繇而不安于地。阳气者，精则养神，柔则养筋。巨阳者诸阳之属也，其脉连于风府，故为诸阳之主气。《灵枢·经脉第十》曰："膀胱足太阳之脉……是主筋所生病者。"《灵枢·终始第九》曰："手屈而不伸者，其病在筋……在筋守筋。"手足太阳同气，故又为之刺手太阳之腕骨，以调肘腕及五指之屈曲。用上列穴位及同前之手法，除廉泉外，皆使之得气有如鱼吞钩。至第4次时，右手虽尚震颤，但已能伸展且能持物，双下肢步态亦好转，舌亦可伸出唇外且能发声叫"爸"。第6次后，已能发出部分双音节词，唯极费力且字音含混。第12次后，语言暴发已明显缓解且能复诵多音节词汇，上下肢之症状和体征也大为改善。共针40次，语言恢复如常，肢体之症、征亦尽皆消失，脑CT复查亦近正常。

（六）突发性耳聋

半田某，男，9岁，日本籍。1996年7月7日，觉周身关节疼痛，7月8日高热，继而结膜充血，口唇糜烂，并迅速扩展至

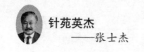
针苑英杰
——张士杰

全身，遂于7月9日入院，诊为"多形浸生性红斑、流泪、感音性难听"，予对症治疗，10天后热退。住院20天，因左耳失聪及流泪不止而转院，诊为多形糜烂性红斑（Stevens-Johnson Syndrome）后遗难听及流泪。住院1个月，其间于8月22日发现血尿，诊为长期高热及皮肤渗出等因，水分丧失过度而致之肾结石，遂予大量输液使结石排出。但耳聋、流泪及腰膝关节疼痛仍无改善，遂出院前往日本某著名耳科专家处治疗，时逾半载，非但左耳听力无改善，右耳听力亦下降，遂来中国于沈阳某学院用针刺及中药治疗半月仍未收效，因而于1997年7月来京就医。

诉：1997年5月12日在日本诊断为"左耳中程度难听，右耳进行中"。现左耳鸣、耳聋，只能用右耳听人讲话，整天流泪不止，腰膝酸软疼痛，懒言嗜卧。

查：脉沉弱，舌淡，苔薄白，面色晦暗，语声低微，精神萎靡。

【援物比类】

肾者主蛰，封藏之本，精之处也，肾者主为外，使之远听，视耳好恶，以知其性。《灵枢·口问第二十八》曰："目者，宗脉之所聚也，上液之道也……液者，所以灌精濡空窍者也，故上液之道开则泣。"《素问·解精微论篇第八十一》曰："泣下水所由生。水宗者积水也，积水者至阴也，至阴者肾之精也。宗精之水所以不出者，是精持之也，辅之裹之，故水不行也。"肾者主骨生髓乃作强之官，故此例之诸般症、征实为肾虚之所致也，为之调肾以治，针双太溪，用同前之手法，使之得气有如鱼吞钩，10次后，已能用左耳听电话，22次后，双耳听力均已恢复，经北京协和医学院听力康复部纯音听力测定，双耳听力正常。

（七）小脑橄榄萎缩

小脑橄榄萎缩，又称原发性小脑实质变性。病变主要累及小脑蚓部，发病年龄较晚（33～57岁），主要症状为进行性小脑性共济失调，表现为步态不稳、走路蹒跚、双上肢动作笨拙，字迹拙劣，指鼻、跟膝胫试验（+）及快复动作不准，吟诗样语音，眼球震颤，肌张力低，意向性震颤，膀胱括约肌功能障碍，少数患者智能减退，CT见小脑蚓状沟加宽，第四脑室正常。

金某，于沈阳某医院被诊为小脑橄榄萎缩。北京某医院诊为遗传性共济失调拒治后，又经中药、针灸治疗数月罔效。

《灵枢·九针十二原第一》曰："夫善用针者，取其疾也，犹拔刺也，犹雪污也，犹解结也，犹决闭也，疾虽久，犹可毕也。言不可治者，未得其术也。"

【援物比类】

《素问·阴阳应象大论篇第五》曰："肾生骨髓。"

《素问·脉要精微论篇第十七》曰："骨者髓之府，不能久立，行则振掉，骨将惫矣。"

《素问·平人气象论篇第十八》曰："藏真下于肾，肾藏骨髓之气也。"

故治疗首选肾原太溪。《灵枢·根结第五》曰"少阳为枢……枢折即骨繇而不安于地"，次针临泣，再针三里以调《灵枢·根结第五》曰"气无所止息"，继取上肢开阖枢之腕骨、中渚、曲池。最后，取风池及肾之结穴廉泉，以调音声之机。

《素问·阳明脉解篇第三十》曰："四肢者诸阳之本也，阳盛则四肢实，实则能登高也。"

《素问·生气通天论篇第三》曰："阳气者，精则养神，柔则养筋。"故用温补之法。

《灵枢·邪气脏腑病形第四》曰："刺此者，必中气穴，无中肉节。中气穴则针游于巷，中肉节即皮肤痛，补泻反则病益笃。中筋则筋缓。"

该患者治疗3次后，明显见效。经过20次治疗，语言较前清晰，意向性震颤、共济失调步态、膀胱括约肌障碍等全面好转。此患者已经可以独立行走，搭乘公共交通工具也不需要他人陪同。

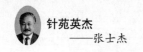

（八）鱼鳞病

鱼鳞病为先天遗传角化障碍性皮肤病，以皮肤干燥、粗糙伴鱼鳞状鳞屑为特征。儿时发病，随年龄增长而加剧，四肢及躯干均可波及，并常伴掌跖角化或皮纹显著，头皮亦有糠秕状脱屑。此病至青春期最为显著，之后可停止发展，入夏轻，冬日重。

中医称之为蛇皮癣，并将之分为血虚风燥、瘀血阻滞等型，药用十全大补、复方丹参内服及大枫子油、蛋黄油、甘草油混匀外涂。针刺则用血海、风池、肾俞、曲池、阴陵泉等穴治疗。与用西药维生素A、维生素E一样，皆收效甚微。

陈某，女，35岁，本系面瘫患者。为之治疗面瘫时，发现上述症状。

【援物比类】

《灵枢·本脏第四十七》曰："卫气者，所以温分肉，充皮肤，肥腠理，司开阖者也。"《灵枢·邪客第七十一》曰："卫气者，出其悍气之慓疾，而先行于四末、分肉、皮肤之间，而不休者也，昼日行于阳，夜行于阴，常从足少阴之分间，行于五脏六腑。"应用援物比类之法，开阖枢之理，针太溪、临泣、足三里、曲池、中渚、腕骨治疗此病，无不短期内奏效。

为之共治疗20次，今冬无明显发作。皮肤光泽，鳞屑明显减少。

（九）多发性硬化（MS）

此病是以中枢神经系统白质脱髓鞘性病变为特点的自身免疫性疾病，可能是遗传易感个体与环境因素作用而发生的自身免疫过程。在世界上分布广泛，各地的发病率不同。此病的脱髓鞘病变可累及大脑半球、视神经、脑干、小脑和脊髓，以白质受累为主。急性期脊髓病变可见节段性肿胀，长期病程的慢性期可见脊髓节段性萎缩变细。多急性或亚急性起病，病程中的缓解—复发是本病的重要特点。首发症状多为肢体力弱、单眼或双眼的视力减退或失明、感觉异常、肢体疼痛或麻木、复视、共济失调、智力或情绪改变等。体征有肢体瘫痪、视力障碍、眼球震颤、眼肌麻痹及其他颅神经受损，还有感觉障碍等。此病灶散在多发，症状千变万化，常为大脑、脑干、小脑、脊髓和视神经病变的不同组合构成其临床症状谱。

贾某，女，40岁。病发之初，出现肢体瘫痪、视力障碍、眼球震颤、眼肌麻痹及共济失调等症状。在某医院诊断为多发性硬化。用激素等治疗症状缓解，唯束带感及下肢麻木、乏力未缓解。来我处求治。

【援物比类】

《素问·阴阳应象大论篇第五》曰："肾生骨髓。"《素问·脉要精微论篇第十七》曰："骨者髓之府，不能久立，行则振掉，骨将惫矣。"《素问·平人气象论篇第十八》曰："藏真下于肾，肾藏骨髓之气也。"《素问·阳明脉解篇第三十》曰："四肢者诸阳之本也，阳盛则四肢实，实则能登高也。"《素问·生气通天论篇第三》曰："阳气者，精则养神，柔则养筋。"《素问·解精微论篇第八十一》曰："夫心者，五脏之专精也，目者其窍也……厥则目无所见。"《灵枢·口问第二十八》曰："心者，五脏六腑之主也；目者，宗脉之所聚也，上液之道也；口鼻者，气之门户也。故悲哀愁忧则心动，心动则五脏六腑皆摇，摇则宗脉感，宗脉感则液道开，液道开，故泣涕出焉。液者，所以灌精濡空窍者也，故上液之道开则泣，泣不止则液竭，液竭则精不灌，精不灌则目无所见矣，故命曰夺精。"

故，治疗首选肾原太溪。肾为水脏，受五脏之精而藏，上济心肺，肾之精为瞳子，目之无所见者，实乃肾精不上注于目也。次针临泣，再针三里，继取上肢开阖枢之腕骨、中渚、曲池。

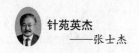

针刺 20 次后，诸症缓解，四肢开始有力。激素减至原来剂量之 1/6。半年后，因工作过度劳累及感受风寒等因，病又复发，再次经过针刺，又明显缓解。此病诚属疑难，但针刺能够有效，也可说明中医阴阳离合、开阖枢、援物比类理论之精粹。

（十）婴儿型进行性脊肌萎缩

此病又名急性型脊肌萎缩症、恶性脊肌萎缩症、脊肌萎缩症Ⅰ型。目前认为，为常染色体隐性遗传，患儿的双亲常有亲近血缘关系。其中，婴儿期发病表现为婴儿出生时正常，但约有 1/3 出生时肌张力过低，出生后数月至 1 年内（平均 4 个月）发病；表现为肌体无力、肌萎缩、肌张力低下和腱反射消失，关节被动活动时呈过伸位。病变局限于前角细胞，很少累及延髓运动神经核。偶尔累及延髓者，可见舌肌萎缩和肌束颤。对环境反应良好，智力正常。最后，呼吸肌受累，多死于病后 1～2 年。

患者马某，4 岁。9 个月开始发病，经多方诊断，定为进行性脊肌萎缩。虽经多方治疗，罔效，到我处求治。来诊时，四肢肌力 0 级，因脂肪肥厚未见肌束震颤，深浅反射皆未引出。

【援物比类】

《素问·阴阳应象大论篇第五》曰："肾生骨髓。"《灵枢·本脏第四十七》曰："卫气者，所以温分肉，充皮肤，肥腠理，司开阖者也。"《素问·阳明脉解篇第三十》曰："四肢者诸阳之本也，阳盛则四肢实。"《素问·生气通天论篇第三》曰："阳气者，精则养神，柔则养筋。"取穴太溪、丘墟、足三里、腕骨、曲池、肝俞、脾俞、肾俞、命门、上仙。经过 3 个月治疗，患儿已可自行翻身，治疗 1 年，四肢、颈项肌力大增，已可随意运动，皮下脂肪有所消减，肌张力明显提高，但仍未能站立。